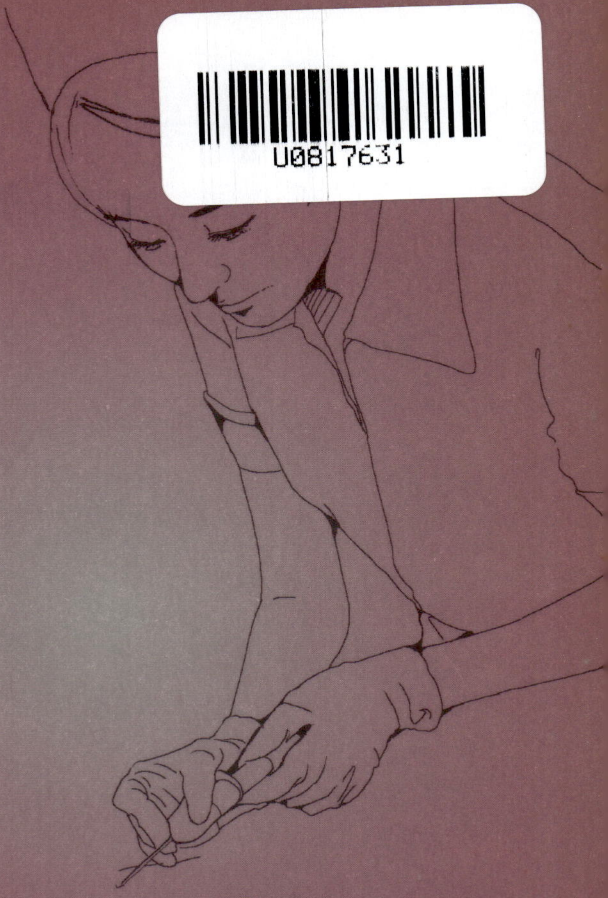

以心灵沟通心灵

用生命温暖生命

——与学习护理的同学共勉

"十二五"职业教育国家规划教材
经全国职业教育教材审定委员会审定
国家职业教育护理专业教学资源库配套教材

HULIXUE DAOLUN

护理学导论

主编　李丽娟　邢爱红

高等教育出版社·北京

内容提要

本书为“十二五”职业教育国家规划教材，亦是国家职业教育护理专业教学资源库配套教材。内容按不同认知领域划分为5个单元：单元1认识护理学专业；单元2认知护理学的支持理论；单元3认知护理学理论；单元4认知护理职业道德与文化；单元5认知岗位职业能力。单元下分设10章，共计33节的教学任务。每节教学任务以任务目标和学习目标为引导而展开学习，结合知识链接，拓展知识面。

本书主要供高职高专及5年制高职护理专业及相关专业的教师和学生使用，也可作为从事护理工作人员的参考用书。

图书在版编目（CIP）数据

护理学导论 / 李丽娟，邢爱红主编. -- 北京：高等教育出版社，2015.1（2016.12重印）
ISBN 978-7-04-041202-4

Ⅰ. ①护… Ⅱ. ①李…②邢… Ⅲ. ①护理学－高等职业教育－教材 Ⅳ. ①R47

中国版本图书馆CIP数据核字（2014）第296102号

策划编辑 夏 宇　　责任编辑 夏 宇　　封面设计 杨立新　　责任印制 田 甜

出版发行	高等教育出版社	咨询电话	400-810-0598
社　　址	北京市西城区德外大街4号	网　　址	http://www.hep.edu.cn
邮政编码	100120		http://www.hep.com.cn
印　　刷	北京铭传印刷有限公司	网上订购	http://www.landraco.com
开　　本	787mm×1092mm 1/16		http://www.landraco.com.cn
印　　张	17.25		
字　　数	350千字	版　　次	2015年1月第1版
插　　页	1	印　　次	2016年12月第4次印刷
购书热线	010-58581118	定　　价	30.00元

物 料 号 41202-00

《护理学导论》编写人员

主　编

李丽娟　邢爱红

副主编

吴　蓉　高　川

编　者（按姓氏汉语拼音排序）

陈丽羚　（福建医科大学附属第二医院）
董云青　（山东医学高等专科学校）
高　川　（上海医药高等专科学校）
郝庆娟　（黑龙江护理高等专科学校）
黄琛琛　（漳州卫生职业学院）
黄利全　（金华职业技术学院）
李凤霞　（滨州职业学院）
李丽娟　（漳州卫生职业学院）
李佟玲　（重庆医药高等专科学校）
刘　洋　（黔南民族医学高等专科学校）
吴　蓉　（黔南民族医学高等专科学校）
邢爱红　（山东医学高等专科学校）
张　玲　（商丘医学高等专科学校）

国家职业教育护理专业教学资源库建设院校

（按首字笔画排序）

上海医药高等专科学校	大庆医学高等专科学校
山东医学高等专科学校	广西卫生职业技术学院
天津医学高等专科学校	长春医学高等专科学校
四川中医药高等专科学校	乐山职业技术学院
宁波卫生职业技术学院	永州职业技术学院
江西护理职业技术学院	江苏建康职业学院
安徽医学高等专科学校	苏州卫生职业技术学院
沧州医学高等专科学校	武汉大学医学职业技术学院
昌吉卫生学校	金华职业技术学院
贵阳护理职业学院	重庆三峡医药高等专科学校
重庆医药高等专科学校	泉州医学高等专科学校
济南护理职业学院	泰州职业技术学院
盐城卫生职业技术学院	聊城职业技术学院
廊坊卫生职业学院	商丘医学高等专科学校
淄博职业学院	雅安职业技术学院
黑龙江护理高等专科学校	湖北职业技术学院
滨州职业学院	福建卫生职业技术学院
漯河医学高等专科学校	漳州卫生职业学院
黔南民族医学高等专科学校	襄阳职业技术学院

出版说明

教材是教学过程的重要载体，加强教材建设是深化职业教育教学改革的有效途径，推进人才培养模式改革的重要条件，也是推动中高职协调发展的基础性工程，对促进现代职业教育体系建设，切实提高职业教育人才培养质量具有十分重要的作用。

为了认真贯彻《教育部关于“十二五”职业教育教材建设的若干意见》（教职成〔2012〕9号），2012年12月，教育部职业教育与成人教育司启动了“十二五”职业教育国家规划教材（高等职业教育部分）的选题立项工作。作为全国最大的职业教育教材出版基地，我社按照“统筹规划，优化结构，锤炼精品，鼓励创新”的原则，完成了立项选题的论证遴选与申报工作。在教育部职业教育与成人教育司随后组织的选题评审中，由我社申报的1 338种选题被确定为“十二五”职业教育国家规划教材立项选题。现在，这批选题相继完成了编写工作，并由全国职业教育教材审定委员会审定通过后，陆续出版。

这批规划教材中，部分为修订版，其前身多为普通高等教育“十一五”国家级规划教材（高职高专）或普通高等教育“十五”国家级规划教材（高职高专），在高等职业教育教学改革进程中不断吐故纳新，在长期的教学实践中接受检验并修改完善，是“锤炼精品”的基础与传承创新的硕果；部分为新编教材，反映了近年来高职院校教学内容与课程体系改革的成果，并对接新的职业标准和新的产业需求，反映新知识、新技术、新工艺和新方法，具有鲜明的时代特色和职教特色。无论是修订版，还是新编版，我社都将发挥自身在数字化教学资源建设方面的优势，为规划教材开发配备数字化教学资源，实现教材的一体化服务。

这批规划教材立项之时，也是国家职业教育专业教学资源库建设项目及国家精品资源共享课建设项目深入开展之际，而专业、课程、教材之间的紧密联系，无疑为融通教改项目、整合优质资源、打造精品力作奠定了基础。我社作为国家专业教学资源库平台建设和资源运营机构及国家精品开放课程项目组织实施单位，将建设成果以系列教材的形式成功申报立项，并在审定通过后陆续推出。这两个系列的规划教材，具有作者队伍强大、教改基础深厚、示范效应显著、配套资源丰富、纸质教材与在线资源一体化设计的鲜明特点，将是职业教育信息化条件下，扩展教学手段和范围，推动教学方式方法变革的重要媒介与典型代表。

教学改革无止境，精品教材永追求。我社将在今后一到两年内，集中优势力量，全力以赴，出版好、推广好这批规划教材，力促优质教材进校园、精品资源进课堂，从而更好地服务于高等职业教育教学改革，更好地服务于现代职教体系建设，更好地服务于青年成才。

高等教育出版社

2014年10月

序

为了更好地贯彻《国家中长期教育改革和发展规划纲要(2010—2020年)》关于“大力发展职业教育”的精神，根据《关于全面提高高等职业教育教学质量的若干意见》(教高〔2006〕16号)中“不断推进教学资源的共建共享”的要求，来自全国示范性高职院校、骨干高职院校等30余所高职高专院校的护理专业带头人及这些院校所在地的护理行业专家共同组成建设团队，自2010年起开展国家职业教育护理专业教学资源库建设。在护理专业教学资源库建设初具规模之际，全国高职高专医药类专业教学资源建设专家委员会共同携手，以多种形式积极推广资源库建设成果，不断扩大资源库项目影响力，深入发掘资源库的内在价值，有力地促进护理专业的教学改革和教学模式转变。而建设教学资源库配套教材，即是此项工作的关键一环。现在，我们欣喜地看到，在专家委员会强有力的规划指导和整体部署下，在高等教育出版社的统筹组织下，经过所有编者的不懈努力，“国家职业教育护理专业教学资源库配套教材”即将完成。

根据高职高专院校护理专业教学的实际需要，专家委员会在资源库建设的课程体系框架和强大项目团队的基础上，为本套教材总计规划了33种选题，遴选了62位主编，最终由38所院校分别牵头，400余位来自院校的专业骨干教师和来自医疗单位的资深行业人士作为编者，共同完成了全套教材的编写。

本套教材的建设理念与护理专业教学资源库建设一脉相承，其以临床护理岗位任务引领为出发点，以技术应用为重点，注重临床技术与教学过程有效对接，教学资源与教学内容有效对接，打破传统教学的固定思维，努力改变护理职业教育的教学形态，是护理职业教育教学改革的一次创新体验。我们真诚地希望，通过本套教材的建设和使用，与全国护理职业院校分享教学经验与改革成果，继续为医药卫生职业教育的教学改革、内涵建设和人才培养水平提升贡献力量。

国家职业教育护理专业教学资源库建设项目组

2012年6月于上海

前　言

护理学导论是高职高专教育护理类专业的专业基础理论课程。它集系统的护理学理论、护理技巧方法和护理艺术为一体，是一门引导学生进入护理领域，培养学生树立良好的职业道德行为规范，具有现代护理理念、科学思维和法律意识，以及具有职业安全防护、健康教育、职业生涯规划等职业能力，并能运用相关理论知识于护理领域，指导、分析、解决职业生涯中相关问题的一门课程。

本教材内容既有严密的理论体系，又有灵活的方法指导；既有案例引导、思维实练，又融理论、知识趣味链接和思维创新于一体，旨在提高学生专业理论知识、职业认知能力、职业适应能力、自我提升能力和职业发展能力。本教材具有以下几个特点。

1. 构建课程模块框架，优化整体组合体系。根据职业岗位的知识需求，按照专业特性，重新构筑课程体系，增加人类生命与护理的关系、多元文化与护理、职业安全与防范、科学思维能力、职业生涯规划能力等内容。

2. 铺垫学习基础，内容循序渐进。从专业能力、社会能力和方法应用能力综合考虑，循序渐进地引导学生从认识护理专业的性质，护理专业与人类生命、与健康保健的内在联系；到认知护理的相关理论支持、护理学理论；再到岗位职业能力意识建立和职业能力可持续发展能力应用等几个模块，整合和序化了相关护理领域的理论、知识和能力等内容，培养职业情感和应用能力，树立职业角色意识，为学习基本护理技术课程铺垫基础。

3. 课程单元模块化，突出专业特性。按不同认知领域划分为5个单元：单元1认识护理学专业；单元2认知护理学的支持理论；单元3认知护理学理论；单元4认知护理职业道德与文化；单元5认知岗位职业能力。全书共10章，分为33节学习任务。每节以任务目标和学习目标为引导展开学习，并结合知识链接，拓展知识面。

4. 以"案例"为载体，可读性、适用性强。全书以"案例"为载体，以"学习任务"为主线，通过案例分析，根据案例特征提出问题，根据问题引出需要完成的学习任务。简练的文字与图表结合，内容简洁明了；课后小结及思考训练的设置，培养学生逻辑思维和科学思维能力。

5. 以资源库为依托，与护士执业资格考试相连接。以护理专业教学资源库为依托，以高效、优质培养为目的，以科学、精练为重点，内容涵盖执业资格考试大纲。

本教材由全国9所护理院校、1家医院的13位教师共同参与编写。

吴蓉、刘洋编写第一章；邢爱红、李丽娟编写第二章第一节；李凤霞编写第二章第二节；黄利全编写第三章第一、二节；李丽娟编写第三章第三节、第七章第一节、第八章、第十章第二及第三节；李佟玲编写第三章第四节；郝庆娟编写第三章第五节、第十章第一节；黄琛琛编写第四章；张玲编写第五章；董云青编写第六章、第九章；高川编写第七章第二、三节；陈丽羚参与本书的指导。

本书在编写过程中，得到有关领导和同人的关心与支持，在此致以诚挚的谢意。由于编者水平和时间有限，书中难免存在疏漏之处，希望本书使用者惠予指正。

李丽娟

2014 年 7 月

目　录

单元 1　认识护理学专业

单元 2　认知护理学的支持理论

单元 3　认知护理学理论

单元 4　认知护理职业道德与文化

单元 5　认知岗位职业能力

单元 1　认识护理学专业

第一章　人类生命与护理的关系

【案例】

患者，女，25 岁。已婚，因停经 6 周，恶心、呕吐、食欲减退 3 天，于 2011 年 11 月 20 日到医院就诊。检查：T 37.1℃，P 90 次/min，R 20 次/min，BP 120/70 mmHg。心肺正常；尿 HCG(＋)；B 超：子宫前位，宫体增大，宫腔内见 2.03 cm×1.31 cm 妊娠囊，见少量胚芽，未见原始心管搏动。双侧附件区未见明显异常。门诊诊断为“早孕”，胎龄 6 周大小，建议 1 周后复查。

【案例分析】

1. 案例特征　服务对象有停经史及早孕反应，查体一般情况正常，实验室检查结果显示妊娠。建议 1 周后复查。

针对案例，能给予哪些护理帮助？

2. 需解决的问题

(1) 通过对案例的分析，理解在生命孕育、诞生、成长、终结的过程中护理的作用和意义。

(2) 理解健康、疾病及保健的概念。熟悉影响健康的因素及护士在健康保健中的作用。

(3) 掌握护理学的性质，熟悉护理工作范畴及工作方式。

3. 需完成的学习任务

(1) 人类生命过程与护理

(2) 人类健康保健与护理

(3) 护理学专业

第一节　人类生命过程与护理

任务目标

通过学习，理解人类生命过程与护理的关系，明确护理学是为人类健康服务的一门综合性应用科学，属于生命科学的范畴。

学习目标

1. 理解孕育、诞生、成长、濒死、死亡的概念并能正确叙述。

2. 了解护理对生命孕育、诞生、成长、终结各个阶段的意义。

教学活动方式

案例分析、多媒体展示、讲授、小组讨论、互相评议、考核等。

生、老、病、死是生命的自然过程,也是生命的一种状态,在人类生命的各阶段都离不开护理。护理学是为人类健康服务的一门学科,护理服务对象是人,是从生命孕育到终结的各阶段的人。

一、生命孕育与护理

生命的孕育是一个神奇的过程,在精卵结合的瞬间,一个新的生命由此形成,经过细胞分裂使受精卵分化成胚胎到形成胎儿,生命在不断成长发育。

(一) 孕育的概念

孕育即怀胎生育,亦称妊娠,是胚胎和胎儿在母体内发育成长的过程。卵子受精是妊娠的开始,胎儿及其附属物自母体排出是妊娠的终止。

(二) 护理对生命孕育的意义

十月怀胎,一朝分娩。生命孕育是人类不断繁衍、生生不息的主题,孕育的本质是实现健康生命的延续。生命孕育从精卵结合到胎儿娩出,其过程既神奇又充满艰辛,受精卵最后能否以健康胎儿娩出,期间受许多因素影响,要实现健康生命的延续离不开护理。

妊娠期护理的目的是为了明确孕妇及胎儿的健康状况,保证孕妇和胎儿安全。妊娠期正常情况下可出现焦虑、体液过多、便秘、自我形象紊乱、知识缺乏等健康问题,异常情况可有流产、异位妊娠、胎儿畸形、前置胎盘、胎盘早剥、胎膜早破、妊娠高血压综合征、早产、过期妊娠、高危妊娠、妊娠合并心脏病、妊娠合并糖尿病、妊娠合并肝炎等。通过产前检查等护理评估方法可明确孕妇及胎儿健康状况,及时发现和处理异常情况,采取心理护理、症状护理、健康指导等护理措施,使孕妇获得孕期保健知识,维持孕母和胎儿健康状态。

二、生命诞生与护理

生命的诞生神圣而艰辛,其过程生死相依,护士作为生命的守护神,有责任保护母婴的安全,迎接新生命的到来。

(一) 诞生的概念

诞生亦称分娩,指妊娠满 28 周以后胎儿及其附属物从临产发动至从母体内全部娩出的过程。

(二) 护理对生命诞生的意义

分娩的过程是一个自然的过程,也是一个充满风险的过程,分娩是否顺利平安受许多因素影响。影响分娩的因素包括产力、产道、胎儿及待产妇的心理状态。若各因素均正常并能相互适应,胎儿就能顺利自然娩出。正常分娩常见的健康问题有疼痛、焦虑、产后出血等，异常分娩可出现难产、新生儿窒息、子宫破裂、产后大出血、感染等，处理不恰当、不及时可危及母婴生命安全。分娩期护理的目的是保护产妇顺利分娩，无并发症，产妇及新生儿没有产伤，新生儿健康，母子平安。

三、生命成长发展与护理

成长发展贯穿于人的生命全过程，人在每一个成长阶段都有不同的特点和特殊问题需要解决。护理对象包括了各个年龄阶段的人，护士应根据不同年龄阶段护理对象的心理特点、行为特征及基本需要提供适合于服务对象的护理服务。

(一) 成长发展的概念

生命成长发展包括了成长与发展两个方面含义，是人在整个生命历程中一个自然而不断变化的过程。

1. 成长　又称生长，是指由于细胞增殖而产生的生理方面的改变，表现为各器官、系统的长大和形态改变，是量的变化。

2. 发展　又称发育，是生命过程中有顺序、可预测的功能改变，包括身、心两方面，表现为细胞、组织、器官功能的成熟和机体能力的演进，是质的变化。生命成长包含了生长发育两方面的变化。

(二) 护理对生命成长发展的意义

人的生命过程可分为八个阶段，即婴儿期、幼儿期、学龄前期、学龄期、青春期、青年期、中年期、老年期。不同年龄阶段有不同的特点和基本需要，如婴儿期的特点是生长发育迅速，对各种营养物质的需求特别高；青春期的特点是体格发育进入第二高峰，性器官和第二性征逐渐发育成熟，心理上既有儿童期的某些痕迹又出现成人期的某些心理特征，具有幼稚与成熟、独立与依赖并存等特点；老年期的特点是各器官系统功能减退，心理上有孤独、空虚、固执、多疑、抑郁、悲观、自卑等特点。生命各阶段的生理、心理需要不同，这些需要不能满足，会影响生命的成长发展。护理为不同阶段生命个体提供服务，满足其基本需要，促进生命成长发展。

四、生命终结与护理

生、老、病、死是每个人都要面临的生命过程，而死亡是生命过程的最后阶段，是构成完整生命历程的重要组成部分。随着健康观念的转变，人们越来越关注临终患者的生命质量。因此，帮助临终患者及其家属坦然地正视并接受死亡，尽可能地减轻临终患者生理上的痛苦，以及患者与家属心理上的创伤，使临终患者有尊严、安详地度过人生的最后旅程，是护理人员应尽的义务和责任。

(一) 临终的概念

临终又称濒死，一般指由于疾病或损伤造成人体主要器官功能趋于衰竭，经积极治疗后病情仍加速恶化，各种迹象显示生命活动即将终结的状态。濒死是生命活动的最后阶段。

（二）死亡的概念

死亡是生命活动不可逆的终止，是人的本质特征的永久消失，是机体完整性的破坏和新陈代谢活动的永久停止。

（三）临终护理的意义

临终患者在生命活动的最后阶段各器官系统功能逐渐衰退，心理上经历否认、愤怒、协议、忧郁、接受五个反应阶段。临终护理就是尽可能地满足临终患者各种生理需要，控制症状，缓解肉体痛苦，提供心理支持，缓和患者对死亡的恐惧和不安，提高临终患者的生命质量。临终护理还包括死亡后尸体的护理。尸体护理是对临终患者实施完整临终护理的最后步骤，做好尸体护理不仅是对死者的尊重，更是对死者家属的安慰，体现了对家属精神和心灵上的慰藉。对临终患者家属在患者临终阶段及死亡后的关怀是临终护理的重要组成部分，给予临终患者家属心理支持和疏导，缓解他们的身心痛苦，促进其心理健康。临终护理是社会进步的标志，符合人类追求生命质量的客观要求，体现了护理职业道德的崇高。

【小结】

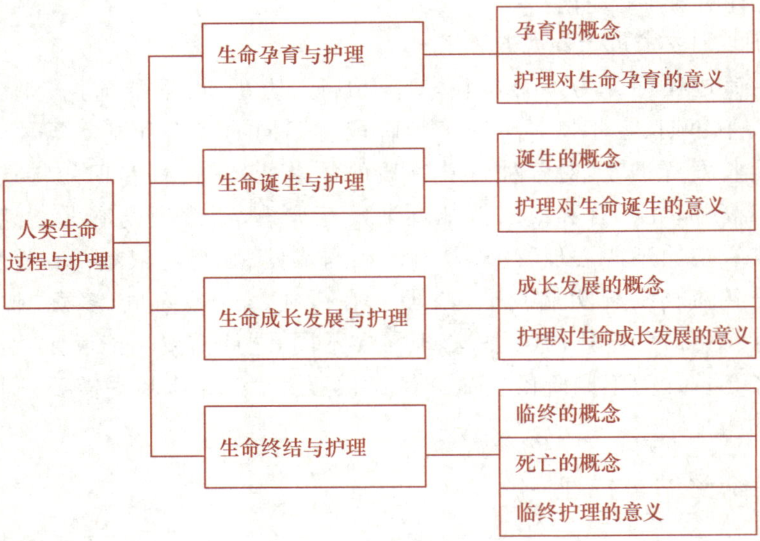

【思考训练】

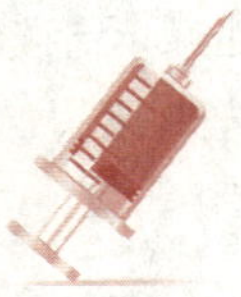

1. 陈述生命孕育、诞生、成长、终结的概念。
2. 叙述护理对生命孕育、诞生、成长、终结各个阶段的意义。

第二节 人类健康保健与护理

任务目标

通过学习明确促进健康和预防疾病是护理人员的职责。

学习目标

1. 掌握健康、亚健康、疾病、保健和患者角色的概念。
2. 掌握患者角色的基本特征、患者角色适应中的问题。
3. 熟悉影响健康和疾病的因素,患者角色适应的因素。
4. 熟悉疾病对人类的影响及护理人员在健康保健中的作用。

教学活动方式

多媒体展示、讲授、小组讨论、评议、理论考核等。

一、人类对健康的需求

健康是人类共同追求的目标,是事业成就、家庭幸福的前提和保证,是社会进步、民族兴旺、国家富强的基础和标志。随着社会的进步和经济、文化的发展,人类对健康的追求更高,促进健康和预防疾病成为护理人员的重要职责。

(一) 健康的概念

世界卫生组织(WHO)1946 年成立时,在其宪章中对健康的含义做了科学的界定:"健康乃是一种在身体上、心理上和社会适应方面的完好状态,而不仅仅是没有疾病和虚弱的状态。"1989 年,WHO 关于健康的概念有了新的发展,把道德修养纳入了健康的范畴,对健康的定义为:"健康不仅是躯体没有疾病,还要具备心理健康、社会适应良好和有道德"。新的健康观念说明了人们对健康的理解越来越科学,越来越完善,对自身健康要求越来越高。

(二) 亚健康

亚健康理论是国际医学界的医学新思维。苏联著名学者 N · 布赫曼于 20 世纪 80 年代中期提出亚健康这一医学新概念,把健康与疾病之间存在的一种非健康也非疾病的中间状态称之为亚健康。

1. 亚健康含义 具体指无临床症状和体征,或者有病症感觉而无临床检查证据,但已有潜在发病倾向,处于一种机体结构退化和生理功能减退的低质与心理失衡状态。

亚健康是一种临界状态,处于亚健康状态的人,虽然没有明确的疾病,但却出现精神活力和适应能力的下降,如果这种状态不能得到及时的纠正,非常容易引起心身疾病。

2. 亚健康症状 包括倦怠、注意力不集中、心情烦躁、失眠、消化功能不好、食欲减退、腹胀、心慌、胸闷、便秘、腹泻、感觉很疲惫,甚至有欲死的感觉,然而体格检查并无器官上的问题,主要是功能性的问题。据世界卫生组织一项全球性调查结果表明,全世界约75%的人处于亚健康状态。亚健康状态具有动态性和两重性，其结果是回归健康或转向疾病。

【知识链接】

亚健康研究之父

苏联著名学者N·布赫曼教授对处于激烈竞争环境的现代人的健康状况进行了深入的研究，提出了亚健康的新概念。他研究发现现代人中，有的人情绪容易紧张，容易暴怒；有的人心情郁闷、食欲减退；有的人容易头痛头晕；有的人皮肤特别容易干燥，特别容易衰老。N·布赫曼教授认为，虽然以上这些症状并非就是患病，各种身体检查和化验结果也查不出数据确切的健康异常现象，但是对人的健康影响极大。于是，提出了亚健康的概念，将亚健康定义为人处于健康与疾病之间的一种生理功能低下的非健康状态，又称之为慢性疲劳综合征或第三状态。亚健康新概念的提出，引起了国际社会的密切关注和动态跟踪，使亚健康的研究成为全社会、全人类共同关心的热点问题。亚健康理论的提出，使人们发现了长期遭受莫名痛苦的根源，并有了解除这种痛苦的希望。因此，N·布赫曼教授被人们尊称为亚健康研究之父。

（三）影响健康的因素

人类的健康受多种因素的影响和制约。目前，人们认为影响健康的主要因素有四种，即：生理心理因素、环境因素、生活方式及卫生保健服务因素。其中生活方式和卫生保健服务因素均属于环境因素中的社会环境因素，但由于这两种因素对人类健康具有突出的影响，所以将其置于突出的位置并与生理心理因素和环境因素相提并论。

1. 生理心理因素

（1）生理因素：主要指的是人的生物学属性，包括遗传结构、年龄、性别、种族等。生物遗传因素是人类在长期生物进化过程中所形成的遗传、成熟、老化及机体内部的复合因素，直接影响人类健康，它对人类诸多疾病的发生、发展及分布具有决定性影响。常见的遗传病有血友病、白化病、蚕豆病、β-地中海贫血等，而高血压、精神分裂症、糖尿病等常见疾病也与遗传有关。

（2）心理因素：心理因素对健康的影响主要通过情绪、情感起作用。心理因素与疾病的产生、防治有密切关系，消极心理因素能引起许多疾病，积极的心理状态是保持和增进健康的必要条件。医学临床实践和科学研究证明，消极情绪如焦虑、怨恨、悲伤、恐惧、愤怒等可以使人体各系统机能失调，可以导致失眠、心动过速、血压升高、食欲减退、月经失调等。积极的、乐观的、向上的情绪，有益于健康。心理健康对于预防精神疾病、心身疾病和恶性事故的发生有重要的意义。总之，心理状态是社会环境与生活环境的反映，是影响健康的重要因素。

2. 环境因素 是指其直接或间接地影响人类生活的各种自然因素和社会因素之

总和。因此，环境因素包括自然环境因素和社会环境因素。

（1）自然环境：又称物质环境，是指围绕人类周围的客观物质世界，如水、空气、土壤及其他生物等。自然环境是人类生存的必要条件。

在自然环境中，影响人类健康的因素主要有生物因素、物理因素和化学因素。①生物因素包括动物、植物及微生物。一些动物、植物及微生物为人类的生存提供了必要的保证，但另一些动物、植物及微生物却通过直接或间接的方式影响甚至危害人类的健康。② 物理因素包括气流、气温、气压、噪声、电离辐射、电磁辐射等。在自然状况下，物理因素一般对人类无危害，但当某些物理因素的强度、剂量及作用于人体的时间超出一定限度时，会对人类健康造成危害。③ 化学因素包括天然的无机化学物质、人工合成的化学物质及动物和微生物体内的化学元素。一些化学元素是保证人类正常活动和健康的必要元素；一些化学元素及化学物质在正常接触和使用情况下对人体无害，但当它们的浓度、剂量及与人体接触的时间超出一定限度时，将对人体产生严重的危害。

（2）社会环境：又称非物质环境，是指人类在生产、生活和社会交往活动中相互间形成的生产关系、阶级关系和社会关系的总和，包括政治、经济、文化、教育、职业、家庭、风俗习惯、社交、社会福利等。在社会环境中，有诸多的因素与人类健康有关，如社会制度、经济状况、文化教育水平等。这些因素会直接或间接地影响着人们健康和疾病的发生、发展与转归，并在很多方面对健康起着决定性的作用。

3. 生活方式　生活方式是指人们在特定环境中形成的生活习惯和生活意识。生活方式受社会经济、文化教育、民族风俗、社会规范、个人特征，以及家庭的影响。随着社会的发展，人们健康观的转变，以及人类疾病谱的变化，生活方式对健康的影响越来越引起人们的重视。科学的生活方式将促进和维护健康，而不良的生活方式将严重威胁人类的健康。不良生活方式对人类健康的影响日益严重，吸烟、酗酒、吸毒、纵欲、赌博、滥用药物等不良生活方式导致一系列身心疾病日益增多。

4. 卫生保健服务因素　卫生保健服务是指促进及维护人类健康的各类医疗卫生活动。它既包括医疗机构所提供的诊断、治疗服务，也包括卫生保健机构提供的各种预防保健服务。一个国家医疗卫生服务资源的拥有、分布及利用将对其人民的健康状况起重要的作用。

（四）人类对自身健康的追求

人类对健康概念的认识是随着社会的发展及人类对自身认识的深化而不断丰富的。在生产力低下的时期，人类只关注如何适应和征服自然，维护自身的生存。随着生产力水平的提高，人类开始关心身体健康，防病治病的医学科学应运而生。历史发展到现在，人类对健康的认识又产生了飞跃。人类对自身健康发展越来越关注，健康需求日益多样化，已不再仅仅满足于对疾病的防治，而是积极地要求提高健康水平和生活质量，还要求和谐的人际关系和社会心理氛围。

二、人类对疾病的预防

人类对疾病的认识随着生产的发展、科学技术的进步而不断深化，经历了一个漫长的过程，至今仍在不断地变化及发展过程中，作为护理工作者应了解疾病的概念，以及疾病对人类社会造成的影响，以帮助人们更好地预防疾病和促进健康。

（一）疾病的概念

人类对疾病的认识经历了一个不断发展的过程。

1. 疾病是鬼神附体　这是由于古代生产力的低下和认识自然的能力有限而出现的疾病观。此疾病观认为世间有一些超自然的力量存在，神鬼的作祟是疾病发生的原因，是疾病的本质，因此出现了“巫”与“医”的结合。

2. 疾病是机体阴阳失衡　人们随着对自然界认识的加深，逐步认识到人与自然界的关系。古代春秋战国时期，有学者提出人体由阴阳两部分组成，阴阳协调则健康，而阴阳失调则发生疾病，这是我国古代劳动人民经过长期的观察和实践总结出的对疾病的认识。

在同一时期的西方，著名的“医学之父”希波克拉底创立了“液体病理学”，认为人的健康取决于四种基本体液：血液、黏液、黑胆汁和黄胆汁。疾病是四种体液不正常的混合和污染的结果。

3. 疾病是机体功能、结构和形态的改变　随着近代自然科学的发展及人体解剖、生理病理知识的不断积累，人类对疾病本质的认识也在不断深化。18 世纪意大利莫干尼（1682—1771）提出疾病就是器官形态学的改变。随后在生物医学模式指导下提出“疾病是机体功能、结构和形态的改变”，这是疾病认识史上的一大飞跃，也是医学发展到一定阶段的结果。此疾病观的特点是把疾病视为人体某个（些）组织、器官或细胞结构、功能或形态的改变，从本质上把握了疾病发生的原因。然而这个定义也有自身局限性，突出表现在无法解释一些没有结构、功能与形态改变的疾病，如神经官能症，另外忽视了机体的整体性。

4. 疾病是机体恒定状态的破坏　19 世纪末法国生理学家伯纳德的学说认为：生命都是以维持内环境平衡为目的的，疾病是机体内环境平衡的破坏。20 世纪 30 年代美国生理学家坎农发展了伯纳德学说，首次提出“内环境稳定”一词，进一步说明疾病是机体内环境恒定状态的破坏；50 年代加拿大生理学家塞利用整体观取代了局部观点，又进一步认为疾病是由于各种刺激作用于机体，从而导致垂体—肾上腺皮质系统的功能改变而引发一系列内分泌改变所表现出的疾病。这是疾病认识上的又一大进步。

综上所述，疾病是机体在一定内外因素作用下出现的一定部位的功能、代谢或形态结构的改变，表现为损伤与抗损伤的过程，是机体内部及机体与环境间平衡的破坏或正常状态的偏离。

（二）疾病的判定

人的一生中或多或少都会有患病体验。患病是指本人或他人对其疾病的主观感受，常常是个体身体上、心理上的不适、厌恶、不愉快或难受的一种自我感觉和体验。每个人对患病的感受和判定受很多因素的影响，如性别、年龄、经历、环境及精神、心理状态等。

1. 疾病判定的方式　一般情况下，个体在判断自己是否患病时通常有以下 3 种方式。

(1) 是否有症状出现：一般人常用疼痛来判定自己是否患病。当身体有疼痛症状时，便会觉得自己可能生病，但因每个人忍受疼痛的程度不同，对不同的部位其疼痛感觉也不同，因此差异很大。另外，发热、呕吐、盗汗、心悸、乏力等也是人们判断有病的常见症状。

(2) 个人的感觉与直觉：当一个人感觉自己与平时不同或感觉自己不太舒服时，也会认为自己可能患了某种疾病。

(3) 是否能进行日常生活、工作和学习：如果一个人在日常生活、工作、学习过程中，精神饱满、食欲良好、动作轻盈，就会感觉自己身体状态良好，没有生病。而当出现记忆力减退、情绪低落、注意力不集中时则会怀疑自己可能生病了。

2. 影响疾病判定的因素　个体对自身是否患病的判断，往往会受到许多因素的影响。

(1) 自觉症状的严重程度：对自觉症状的判断呈现以下几种趋势：① 个体所感觉到的症状越严重，认定自身患病的概率就越高；② 当症状影响到日常生活，其妨碍程度越重，个体认定自己患病的概率越高；③ 症状出现的频率、强度、持续的时间和是否复发等也会影响个体对疾病的判断。

(2) 年龄与性别：不同年龄的人对疾病的敏感程度不同，青春期的孩子对身体的特殊状况较易产生紧张情绪，老年人对疾病也很重视，儿童有时由于表述不清而容易被忽视，中年人对某些症状则具有一定的忍耐力。女性与男性相比，对不适感觉较为敏感。

(3) 个体的经验及对自己身体的关心程度：曾经患过病的人对早期症状会比较了解而反应较快，极其重视身体健康的人对出现的身体异常情况则会倍加关注。

(4) 周围人群的关注程度：家属或亲友、朋友的关心所带来的压力也会影响对疾病的判断。

(5) 经济状况：通常情况下，经济条件好的人对自己是否患病会比较重视，也比较容易对症状进行判定。而经济条件差的人则较喜欢以自己的感觉或直觉来加以判定，即便身体出现不适也可能有等待症状自行缓解的心理。

(6) 是否涉及暴露隐私：有些人因担心身体检查的结果会使自己某些隐私被暴露出来，因而即使感到有异样变化，一方面不愿意到医院就诊，另一方面可能会否认自己得病。

(7) 文化背景与宗教信仰：不同文化背景和具有不同信仰的人，对患病会有不同的反应。有的人感觉异常时会及时去医院就医，有的人却不去医院就诊，而是去求助神灵。有的人认为患病是有罪，是上帝的惩罚而默默地承受疾病的折磨。

(三) 疾病造成的影响

疾病不是一个独立的事件，一个人生病，会影响到患者本身、整个家庭乃至社会的健康。

1. 对个人的影响　当一个人患病成为患者之后，疾病对患者可产生正、负两方面的影响。

(1) 正面影响：积极乐观对待。首先是顺其自然进入患者角色，暂时解除一些社会和家庭责任安静休养。如一个女教师得病后，暂时可不去讲课，放下家务料理；其次通过本次有病的经验提高警惕性，对身体进行全面检查，配合治疗，开始注意改善自己的饮食卫生等习惯，参加一些促进健康的活动，减少疾病的发生。

(2) 负面影响：由于疾病的折磨和外伤手术等影响正常生活能力，甚至失去正常身体形象，患者出现退缩、消极的态度，变得软弱无力、依赖而产生挫折感，依赖他人的帮助完成日常生活而感到悲哀及抑郁。

2. 对家庭的影响

(1) 经济的影响：若患者是家庭的主要经济来源，影响尤其严重，患病会影响家庭经济收入，其次患病就诊或住院治疗，增加了家庭开支，会冲击家庭平常经济的计划安排。有的患者为减轻家庭经济负担，治疗不彻底就决定出院或选择放弃治疗，影响了疾病的治疗和康复。

(2) 精神及心理的影响：当一个人患病，特别是患有严重疾病后，家庭中的其他成员需要投入很多的精力和时间去照顾患者，这使得家庭成员的负担加重，并产生相应的心理压力。由于患者患病后会出现许多心理反应，有时甚至出现一些异常行为，患者的这些行为也会对家庭成员造成很大的精神和心理负担。同时患者患病后，其家庭角色功能需要由其他家庭成员承担，也会使家属的精神和心理负担加重。

(3) 情绪方面的影响：如无生命危险则影响不大，如患重病或不治之症，甚至面临死亡时，整个家庭的情绪会受到很大影响，可表现为情绪低落、压抑、焦虑不安、震惊、否认、悲伤等。

3. 对社会的影响

(1) 降低社会生产力：每个人在工作时都以其社会角色对社会做出应有的贡献，当个体患病转变为患者角色后，暂时或长期免除社会责任，不能继续承担原有的社会角色时，必定会降低社会生产力。

(2) 浪费或消耗社会医疗资源：疾病对整个社会经济造成巨大影响，诊断和治疗疾病都要消耗一定的社会医疗资源。

(3) 造成污染，威胁他人健康：某些传染性疾病，如肝炎、结核病、艾滋病等，如不采取适当的措施，会在人群中传播，可能带来严重的社会问题甚至引发社会恐慌。

(四) 患者角色

1. 患者角色的概念　患者角色又称患者身份，是一个人被疾病的痛苦所折磨，并有治疗和康复的需要和行为，通过患病和康复的过程，与家庭、社会、医务人员之间产生互动。当一个人患病后，便会受到不同的对待，人们期待他有与患者身份相应的心理和行为，即担负起“患者角色”。

2. 患者角色的基本特征

(1) 社会角色退位：患者可以免除其常态时的社会角色所应承担的义务，免除的程度可视疾病的性质和严重程度而定，如有的患者可获得减轻工作或病假休息的权利，有的患者需要住院接受治疗。此时患者角色在其全部的社会角色中占主导或优势地位，原有社会角色退到次要和服从的地位，有的甚至以患者的角色取代了其他一切社会角色。

（2）自制力减弱：通常个体患病是自己无法控制的，患者对其陷入疾病状态没有责任。由于疾病给患者带来躯体上的痛苦和心理上的压力，患者普遍被认为是应该被同情和被保护的弱者，大多数患者也认同这一观点，因此，进入患者角色后，患者极易产生对医护人员及亲友的依赖，自我调节、控制能力不同程度下降。

（3）求助愿望增强：任何个体处于疾病状态时都需要寻求他人的帮助，包括寻求可靠的治疗技术和情感上的支持。

3. 患者角色适应中的问题

（1）角色行为缺如：否认自己有病，未能进入角色。虽然医生诊断为有病，但本人否认自己有病，根本没有或不愿意识到自己是患者。

（2）角色行为冲突：患者角色与其他角色发生心理冲突。同一个体常常承担着多种社会角色。当患病需要从其他角色转变为患者角色时，患者一时难以实现角色适应。

（3）角色行为减退：因其他角色冲击患者角色，从事了不应承担的活动。已进入角色的患者，由于更强烈的情感需要，不顾病情而从事力所不及的活动，表现出对病、伤的考虑不充分或不够重视，而影响到疾病的治疗。

（4）角色行为强化：安于患者角色的现状，期望继续享有患者角色所获得的好处。由于依赖性加强和自信心减弱，患者对自己的能力表示怀疑，对承担原来的社会角色恐慌不安，安于已适应的患者角色现状，或者自觉病情严重程度超过实际情况，小病大养。

（5）角色行为异常：患者受病痛折磨感到悲观、失望等不良心境的影响导致行为异常，如对医务人员的攻击性言行，固执、抑郁、厌世，以至自杀等。

4. 影响患者角色适应的因素　患者角色适应是指患者行为基本上与患者角色“指定行为”相符合。患者对角色的适应常由下列因素所决定。

（1）年龄：老年患者角色易强化，尤其是退休后的老人。有些老人希望通过患者角色来引起别人的关注。

（2）性别：女性易引起角色行为的冲突、强化或消退。

（3）性格：性格是一个人特有的、稳定的心理特征，具有坚强个性的人面对疾病时表现较为平静。

（4）病情：疾病的严重程度、预后情况、疾病的治疗情况、疾病对未来生活质量的影响等都将成为影响患者角色适应的重要因素。

（5）其他：影响患者角色适应的因素还包括患者的习惯、经济状况、医务人员的态度等。

三、护理人员在健康保健中的作用

(一) 保健概念

保健是为了维护人体健康，提高健康水平而对个人或群体采取的预防、医疗和康复措施。保健的实质就是寻求和消除破坏人体与环境之间平衡状态的各种因素，维护、修复或重建破坏的健康平衡，增加健康潜能。

(二) 保健模式

为适应保健观念和保健工作的转变，保健模式应运而生。

1. 团体保健　团体保健是初级卫生保健的基本模式。初级卫生保健是 WHO 提出的，被确定为贯彻实施“2000 年人人享有卫生保健”全球策略的关键措施，向全体居民提供最基本的卫生保健服务。这一保健模式，改变了过去卫生保健的方向，使健康护理和保健服务走出医院，面向社会，面对基层团体，促进了团体医疗和护理的发展。

2. 综合保健　综合保健是从单纯的防病、治病转向整体综合保健的一种模式。其思想内涵为增进健康，预防疾病，医治伤痛，促进身心康复。

(三) 护理人员在健康保健中的作用

现代护理已经从医院走向家庭、走入社区、走入社会，并以保护健康和促进健康为核心，围绕生理、心理和社会等方面开展活动。根据 WHO 等国际组织的报告，护士作为卫生保健工作的主要力量，在 21 世纪将承担更复杂更艰巨的任务（图 1－1）。

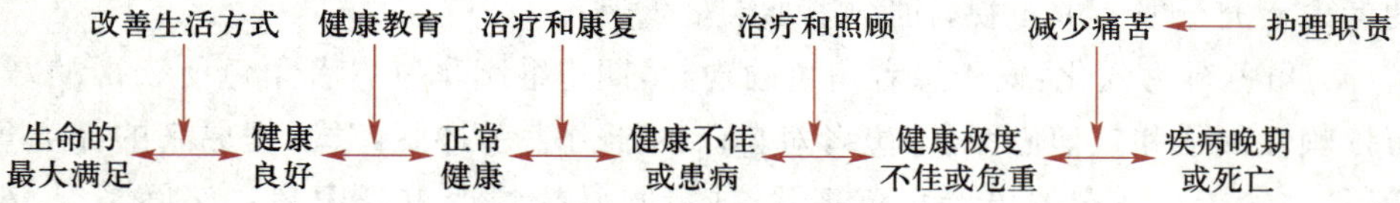

图 1－1　护理人员在健康保健事业中的作用

1. 减轻痛苦　护理人员运用自己掌握的专业知识为患者解除痛苦是义不容辞的责任，是一项义务，不管在何时、何地、何种情况下都要履行。

2. 开展社区护理　护理工作已由单纯护理疾病转向以“人的健康”为中心的全面护理。护士不仅要帮助患者解除痛苦，还应帮助人们增进健康与维持健康。所以护理工作必须走出医院，面向社会、家庭，为社区老人、妇女、儿童、慢性病患者等重点人群提供老年人保健、妇女保健、预防接种、慢性病护理、职业病防护、心理咨询等健康保健服务。同时开放家庭病床，满足社区患者的基本治疗和护理需求。护理人员还应与社会工作者合作，开展社会卫生监督性服务及企业、学校、机关、街道卫生人员的业务培训和技术交流。

3. 提供健康教育和指导　提高个人、家庭的自我护理和自我保健能力是护理人员的重要职责。护士应通过开展内容广泛、形式多样的健康教育，调动人们的自我护理潜能，指导人们掌握更多的自我保健知识和技能，更新健康观念，建立起良好的生活方式和行为习惯，从而预防疾病，促进和维护健康。

4. 治疗和康复　对于一些患慢性疾病但又不需要住院治疗、处于疾病恢复期或肢体功能障碍的患者等特殊人员，护理人员要给予一定的治疗护理，促进其功能的恢复，帮助其恢复健康。

5. 提供咨询服务　随着人们健康意识的提高，寻求有利于健康的知识成为每个人的需求，满足人们这一需求是护理人员应承担的责任。

【小结】

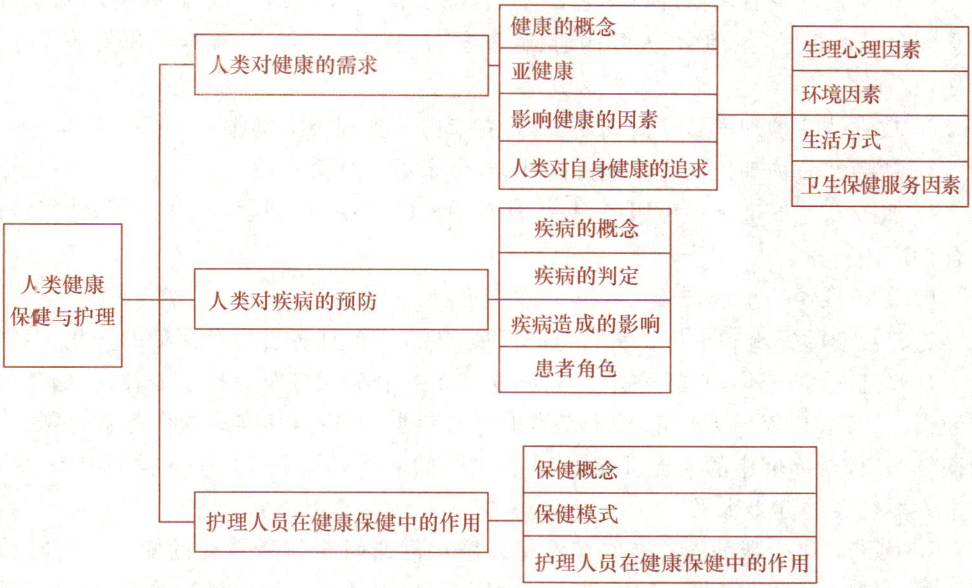

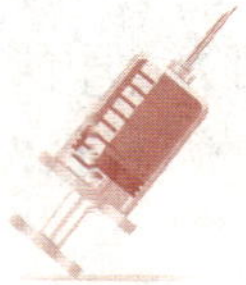

【思考训练】

1. 正确陈述健康、疾病、保健、患者角色的概念。
2. 影响健康的因素有哪些?
3. 患者角色适应中的问题有哪些?

第三节　护理学专业

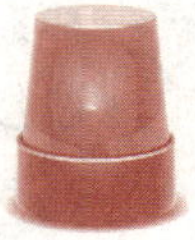

任务目标

在理解护理学专业的基础上，为护理学专业知识的学习做好铺垫。

学习目标

1. 掌握护理学性质和护理学的工作任务。
2. 熟悉护理工作的范畴及工作方式。
3. 了解护理学的研究对象。

教学活动方式

课堂讲授、多媒体展示、案例分析、小组讨论、评议、考核等。

一、护理学的性质、任务和研究对象

(一) 护理学的性质

护理学是一门以自然科学和社会科学为理论基础，研究维护、促进、恢复人类健康的护理理论、知识、技能及其发展规律的综合性应用科学，属于生命科学的范畴。护理学有四个特点。

1. 科学性　具有广泛的科学理论基础，除了自然科学、医学基础和临床知识外，还必须包括心理学、伦理学、人际沟通、管理学、教育学、社会学、营养学和美学等方面的知识。

2. 技术性　护理学是一门实用科学，有专门的护理技术操作。

3. 社会性　护理工作广泛地面向社会，带来更多社会效益。

4. 服务性　护理是一种服务，是一种帮助人的活动，护理学是一门服务性很强的综合性应用科学。

(二) 护理学的工作任务

随着社会的进步和护理学科自身的发展，护理学的任务发生了深刻的变化。1965年6月修订的《护士伦理国际法》中规定：护士的权利和义务是保护生命、减轻痛苦、促进健康。1978年WHO指出“护士作为护理的专业工作者，其唯一的任务就是帮助患者恢复健康，帮助健康的人促进健康”。护理学的最终目标是保护全人类的健康，提高整个人类社会的健康水平。

1. 促进健康　帮助人群获取在维持或增进健康时个体所需要的知识、技能及资源。促进健康的护理实践活动主要通过健康教育，促使个体形成科学的健康观和健康的生活方式，其次是提供信息帮助人们获取和利用健康资源。促进健康的目标是帮助人们维持最佳健康水平或健康状态。

2. 预防疾病　通过预防疾病达到最佳的健康状态。预防疾病的护理活动内容有：开展健康教育、预防接种、健康体检、疾病筛查、提供疾病自我监测的技术、提供保健设施等。

3. 恢复健康　恢复健康是护理工作的传统职责和任务，帮助人们在患病后改善其健康状况，从疾病初期一直延伸到恢复期。恢复健康的护理实践活动包括为患者提供直接护理，如生活护理、病情监测、执行药物治疗、康复指导、心理护理等。

4. 减轻痛苦　护理实践活动主要对各种疾病患者、各年龄段临终者的安慰和照护。帮助患者适应带病生活、提供支持以帮助人们应对功能减退或丧失、安宁地迎接死亡。帮助个体和人群减轻身心痛苦，提高生活质量。

(三) 护理学研究对象

随着近代生物医学模式向现代生物—心理—社会医学模式的转变，护理学研究的对象已经从单纯的患者扩大到健康人群。

1. 现存健康问题的人　即由于某些原因影响了人体正常生理活动，而出现了疾病的症状、体征，或机体发生病理改变、患有某些疾病的人。

2. 潜在健康问题的人　护理对象尚未出现疾病的症状、体征，但存在一些需引起重视和注意的问题，如不加以解决和改善，则会向疾病方向发展。如身体过于肥胖，有发生“三高症”（高血压、高血脂、高胆固醇）的危险等。

3. 健康人群　对健康人群进行健康教育，是护理学研究的新领域。

二、护理学专业与范畴

（一）护理学专业特性

护理学是一门技术性的职业，也是一门具有独特理论体系的专业。

1. 专业特征　许多学者指出一门专业必须具有以下五个特征：① 以服务为目的，满足社会需要；② 有完善的教育体制；③ 有系统完善的理论基础；④ 有良好的科研体系；⑤ 有专业自主性。

2. 护理专业特性　护理学作为医学领域中一个独立的专业，具有如下的专业特征。

（1）护理为人类和社会提供不可缺少的健康服务：护理是利人的活动，其目的是提高人们的健康水平。

（2）护理学具有系统的理论知识体系并通过科学研究不断扩展：护理理论已经形成和发展，护理研究广泛开展，知识体系不断完善。

（3）护理实践者要求达到一定的专业水准：越来越多的国家要求护士具备高等教育的水平。高等护理教育已经在全世界范围内广泛开展，使护士能够在就业前具备专业所需的较深厚的教育基础，达到一定的专业标准。

（4）护理实践具有自主性，并制定政策法规监督其专业活动：在世界范围内护理已有专门的政策法规对护理实践活动进行了监控，对护士进行管理。我国于2008年5月颁布实施了《护士条例》。护士对自己的专业行为负有责任，自主性增强。

（5）有伦理准则和道德规范指导护理实践：护士伦理准则和道德规范是护士工作中的指南。国际护士会（ICN）提出的护理伦理准则指出：“护士的职责是促进健康、预防疾病、恢复健康、缓解疼痛。护理需求是广泛的，护理中蕴含着尊重人的生命、尊严和权利，而且不论国籍、种族、血统、肤色、年龄、性别、政治或社会地位均获得同等的尊重。护士是为个人、家庭和社区提供健康服务，而且与其他有关专业人员共同合作完成其服务。”随着现代护理学的发展，护士将面对更复杂的伦理问题。

（6）有专业组织或学术团体支持和促进护理实践活动：护理专业组织和护士团体不断扩展，并在促进专业发展中起到越来越重要的作用。

（7）护理实践者以护理专业作为终生的事业：大多数护理工作者通过各种教育机会，提高学历，增加和更新专业知识，把促进护理学发展作为自己终生奋斗的目标。

（二）护理工作范畴

随着社会经济和科学技术的发展及人民对健康需求的提高，护理的工作范畴逐渐扩展。根据护理工作内容可分为临床护理、护理管理、护理教育、护理研究、社区护理。

1. 临床护理　服务对象是患者，护理工作包括基础护理和专科护理。

(1) 基础护理：是临床各专科护理的基础，它是应用护理的基本理论知识、基本实践技能和基本态度方法，满足患者的基本需要。基础护理内容包括保持患者安全舒适与卫生、饮食护理、排泄护理、实施基本护理技术操作、观察病情、健康教育、心理护理、预防感染、临终护理、医疗文件记录书写等。

(2) 专科护理：是根据各专科患者的特点及诊疗要求，应用护理学和各专科医学知识、技能，对患者提供帮助，满足其健康需求，主要包括各专科常规护理、实施专科护理技术。

2. 护理管理　主要指医院和病区的护理组织管理和技术管理，其目的是让患者得到优质护理服务，同时促进护理工作效率和质量的提高，推动护理学科的发展。

3. 护理教育　护理教育旨在研究护理人才培养的规律、方法及模式，不断提高护理教育质量，改善护理人员的知识结构，适应护理学发展的需要。护理教育分为基础护理教育、毕业后护理教育和继续护理教育三大类。① 基础护理教育包括中专教育、大专教育和本科教育；② 毕业后护理教育包括岗位培训教育、研究生教育（硕士、博士学位教育）；③ 继续护理教育是对从事实际工作的护理人员进行的终身性在职教育，主要是学习护理新理论、新知识、新技术、新方法。护理教育与护理实践及护理学科的发展互为影响，相互促进。

4. 护理研究　护理学的发展必须依靠护理科学研究。护理科研是推动护理学科发展，促进护理理论、知识、技能更新的护理实践活动，内容包括促进健康、减轻痛苦、保护危重患者生命的理论、方法、技术与设备的研究。

5. 社区护理　社区护理以预防保健为重点，综合应用护理学和公共卫生学的理论与技术，以社区为基础，以人群为对象，以服务为中心，对个人、家庭及社区提供连续的、动态的、综合的健康保健服务，工作内容包括疾病预防、保健咨询、科普宣教、预防接种、心理卫生指导、计划生育、优生优育指导、职业病防治和家庭访视护理等。

【知识链接】

《国务院关于发展城市社区卫生服务的指导意见》及配套文件出台背景

为深化城市医疗卫生体制改革，推进城市社区卫生服务工作，缓解群众看病难、看病贵问题，2006 年 2 月，国务院印发《国务院关于发展城市社区卫生服务的指导意见》（国发〔2006〕10 号，以下简称《指导意见》），进一步明确了发展城市社区卫生服务的指导思想、基本原则和工作目标，提出了一系列行之有效的政策措施。为切实贯彻落实《指导意见》精神，完善社区卫生服务各项政策措施，2006 年上半年以来，中编办、发展改革委、人事部、财政部、卫生部、劳动保障部、中医药局等部门先后制订了相关配套文件，进一步细化《指导意见》提出的有关政策措施，为加快推进城市社区卫生服务工作提供了有力的制度保障。

（三）护理工作方式

护理工作方式是指护理人员在对服务对象进行护理时所采用的分工方式。目前临床上常用的护理分工方式主要有以下几种。

1. 个案护理　由专人负责实施个体化护理，一名护理人员负责一位患者所需要的全部护理活动。适用于抢救患者或某些特殊患者，也适用于临床教学需要。这种护理方式，护士责任明确，负责完成其全部护理工作，能掌握患者全面情况，护患沟通和交流较深入，护士对患者的心理状态有一定了解，患者能够得到高质量的护理。缺点是需要护理人员有一定的工作能力，且人力成本高。

2. 功能制护理　以工作为导向，按工作内容分配护理工作，各司其职。它是一种流水作业的工作方式，护士分工明确，工作效率高，易于组织管理，节省人力，护士长能够根据护理人员的工作能力和特点分派工作。缺点是与患者的交流机会少，护士较难掌握患者的全面情况，较少考虑患者的心理社会需求，对患者的病情和护理缺乏整体性概念，且工作机械，护理人员重复性操作，不能充分发挥其主动性和创造性。

3. 小组制护理　以小组形式（3～5 位护士）对一组患者（10～20 位）进行整体护理。组长制订护理计划和措施，小组成员共同合作完成患者的护理。这种护理方式小组任务明确，成员彼此合作，能发挥各级护士的作用，充分调动其积极性，护理人员能够获得较为满意的结果。缺点是护士个人责任感相对减弱，且对组长的组织管理和业务能力有一定要求。

4. 责任制护理　由责任护士和辅助护士按护理程序对患者进行全面、系统和连续的整体护理。其结构是以患者为中心，要求从患者入院到出院均由责任护士对患者实行 8 小时在岗，24 小时负责制，由责任护士评估患者健康状况、制订护理计划和实施护理措施。护士的工作内容包括进行入院教育、完成各种治疗、基础护理和专科护理、护理病历书写、制订护理计划、观察病情变化、进行心理护理、健康教育、出院指导与评价等。这种护理方式，责任明确，护士能够全面了解患者的情况，为患者提供连续、整体的个体化护理，护士独立性和责任感增强，患者安全感增强。缺点是要求责任护士有更高的业务水平，且护理人力需求也会增大。

5. 综合护理　综合护理是一种通过最有效地利用人力资源，为服务对象提供既节约成本，又高效率、高质量的护理服务。综合护理以护理程序为核心，将护理程序系统化，在护理管理、护士的职责与评价、标准化的护理计划、患者教育计划、出院计划、各种护理表格的填写、护理质量的控制等方面均以护理程序为框架，环环相扣，整体协调一致，以确保护理服务的水平及质量，它融合了责任制护理及小组护理的优点，这种工作方式既考虑了成本效益，又为护士的个人发展提供了空间和机会。

以上几种护理工作方式，在护理学的发展历程中都起着重要作用。各种护理工作方式是有继承性的，新的工作方法是在原有工作方式的基础上改进和提高的。

【小结】

- 护理学专业
  - 护理学的性质、任务和研究对象
    - 护理学的性质
    - 护理学的工作任务
    - 护理学研究对象
  - 护理学专业与范畴
    - 护理学专业特性
    - 护理工作范畴
    - 护理工作方式

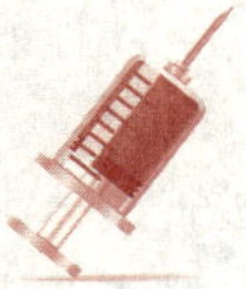

【思考训练】

1. 护理学的性质和工作任务是什么?
2. 护理工作的范畴有哪些?
3. 护理工作方式有哪几种?

第二章　护理学发展历程及基本概念

【案例】

王某，女，高考后被某高校录取到护理学专业学习，入校后接受了入学教育，对护理学专业有了初步了解，但对于护理学的发展历程还不明确。

【案例分析】

1. 案例特征　学生王某虽然接受了系列的入校教育，但对于护理学专业的发展历程了解很少。

2. 需解决的问题　要想成为一名护士，需要对护理学专业的发展历程进行系统的学习。

3. 需要完成的学习任务

(1) 护理学发展历程

(2) 护理学的基本概念

第一节　护理学发展历程

任务目标

通过学习能明确护理学的形成与发展历程，并能在将来的护理实践中不断丰富护理学理论。

学习目标

1. 掌握当代护理学发展各阶段及特点。
2. 熟悉护理学形成与发展的五个阶段。
3. 了解近、现代中国护理发展成就。

教学活动方式

多媒体展示、讲授、小组讨论、互相评议、考核等。

护理学的形成和发展是与人类的社会进步、文明程度、科学发展等因素密切相关的，并随着社会的进步而不断发展。

一、护理学的形成与发展

(一) 人类早期护理

原始的医护照顾萌芽于人类的生老病死，其照顾方式与当时人们对病因和对生命的不同认识而有所差异。如原始的按摩疗法是人们在腹部不适时，发现用手对腹部进行按摩可以减轻疼痛而形成的；火的使用减少了胃肠道疾病的发生，人们逐渐认识到饮食与胃肠道疾病的关系；原始社会"家庭式"医疗照顾模式的形成，开始于母系社会，妇女是该照顾模式中的主要承担者。

在人类社会的早期，由于当时人类对疾病缺乏科学的认识，常把疾病看成是灾难，因而出现了巫师，他们采用念咒、画符、祈祷、捶打、冷热水浇浸等方法去取悦或驱除鬼怪以减轻痛苦，治疗疾病。医护一体和宗教影响是当时护理的重要特征。

经过长期的实践和思考，一些人摒弃了巫术，将草药用于治疗患者，同时辅以生活照顾和饮食调理，形成了集医、护、药于一体的治疗护理体系。

(二) 中世纪护理

公元初年，由于基督教的兴起，开始了教会对医疗护理长达 1 000 多年的影响。在宗教广为传播的同时，还开展了济贫、医病等活动，许多具有献身于宗教事业的女性，在从事宗教工作的同时，承担了大量的护理工作，她们中的多数人虽未受过专门训练，但由于工作认真、照顾患者周到，得到了社会的认可，形成了早期护理工作的雏形。

中世纪的欧洲，由于政治、经济、宗教的发展，战争频繁，疾病流行，迫切需要大量的医生、护士和医院，这对护理工作的发展起到了一定的促进作用，护理逐渐由"家庭式"转向了"社会化和组织化的服务"，形成了宗教性、民俗性及军队性的护理社团。13、14 世纪，欧洲各国建立了数以百计的大小医院，当时医院条件很差，担任护理工作的多为修女，她们缺乏护理知识，又无足够的护理设备，更谈不上护理管理，护理工作多限于简单的生活照料。

(三) 文艺复兴时期护理

约于公元 1400 年，意大利兴起文艺复兴运动，西方国家又称之为科学新发现时代，其间建立了许多大学、医学院校，医学发展迅猛，人们对疾病的治疗有了新的依据。但此时的护理发展却远远落后于医学的发展，1517 年的宗教革命导致社会结构和妇女地位发生变化，护理工作不再由具有仁爱精神的神职人员担任，而是由那些找不到其他工作的人担任，她们既无护理经验又未经培训，导致护理质量大大下降，护理发展停滞不前，使护理进入了历史上长达 200 年的黑暗时期。

(四) 近代护理学

19 世纪，随着科学的发展和医学的进步，护理工作的地位才有所提高。1836 年，德国牧师塞奥多·弗里德在德国凯撒沃兹城建立了护士训练所，这是最早的具有系统化组织的护士训练班。弗罗伦斯·南丁格尔(Florence Nightingale，1820—1910)曾在此接受训练。19 世纪中叶，南丁格尔首创了科学的护理专业，这是护理工作的转折点，也是护理专业化的开始。

弗罗伦斯·南丁格尔(图 2-1),英国人,毕生奉献于护理事业,被尊称为近代护理事业的创始人和奠基人。1820 年 5 月 12 日南丁格尔生于意大利佛罗伦斯城的一个富有家庭,五岁随父母到英国定居,从小就受到良好的教育,精通多国语言。成年后她选择了当护士,这种选择遭到了其家人及亲友的强烈反对,1850 年她冲破封建意识的束缚和家庭的阻挠,前往德国凯撒沃兹城的护士训练班接受为期三个月的护理训练,开始了她的护理生涯。1853 年,南丁格尔担任一所私人看护所的管理职务,她对看护所大胆改革,表现出了优秀的管理才能。

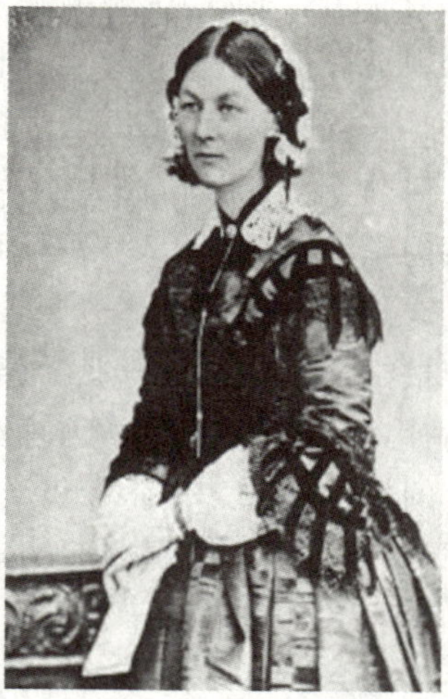

图 2-1 弗罗伦斯·南丁格尔

1854 年 3 月,英国与法国为了对付沙皇俄国入侵土耳其,共同派兵参加了克里米亚战争。在战争中,英军伤兵由于缺乏医护人员照料及医药设备,伤员死亡率高达 42%,南丁格尔获此消息后,立即去函给当时的英国陆军大臣,要求率护士赶赴战地救伤。1854 年 10 月,她被任命为"驻土耳其英国总医院妇女护士团团长",11 月获准带领经过精心挑选的 38 名护士,抵达战地医院。在战地医院,南丁格尔带领护士克服重重困难,采取了一系列措施:清除医院垃圾、加强士兵营养、清洗伤口和衣物、消毒物品、建立阅览室和游艺室、帮助士兵们书写家信,满足他们的身心需求。这些措施使战地医院的状况在短短数月得到了迅速改观,半年后,英军士兵的死亡率降至 2.2%。由于她经常手持油灯巡视各个病房,亲自安慰那些受伤和生命垂危的士兵,被前线士兵誉为"提灯女郎""克里米亚的天使"。南丁格尔卓有成效的工作,受到前线官兵和英国本土人民的赞誉,她的功绩,不仅传为奇迹,而且使英国朝野改变了对护士的评价。

1856 年战争结束,南丁格尔返回英国。1907 年,英国国王授予她最高国民荣誉勋章,她是英国妇女中第一位受此殊荣的人。她毕生献身于护理事业,终生未嫁。1910 年 8 月 13 日,南丁格尔逝世,享年 90 岁。为纪念她对护理事业的丰功伟绩,在英国的伦敦和意大利的佛罗伦萨都铸有她的铜像,并把她的半身像印在英国 10 英镑纸币的背面。国际护士会成立了南丁格尔国际基金会,向各国优秀护士颁发奖学金供进修学习之用,并将她的生日 5 月 12 日定为国际护士节。1912 年国际红十字会设立了南丁格尔奖章(图 2-2),作为各国护士的最高荣誉奖,每两年颁发一次。她对护理事业发展的主要贡献表现在以下几个方面。

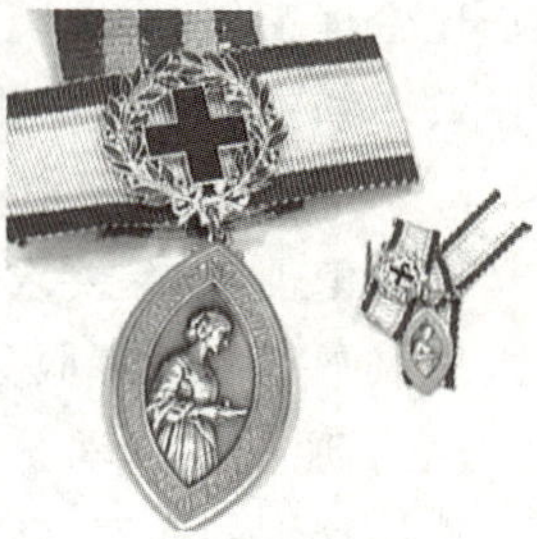

图 2-2 南丁格尔奖章

1. 著书立说奠定专业理论基础　南丁格尔一生撰写了大量的日记、书信、报告和著作等。著名代表作有 1858—1859 年撰写的《医院札记》和《护理札记》。《医院札记》主要阐述对改革医院管理及建筑方面的构思、意见及建议。而《护理札记》则阐明自己的护理思想及对护理的建议,尤其是环境、个人卫生及饮食等因素对病人健康的影响。

该书被认为是护士必读的经典著作，被译成多种文字，曾作为当时护士学校的教科书被广为应用。另有《影响英军健康、效率与医院管理问题摘要》的报告被认为是当时医院管理最有价值的文献。在研究报告《英军的死亡率》中，作者应用了科学的统计方法，利用图表列举数字以呈现护理工作的成效，被视为是护理研究的开端。南丁格尔有关福利、卫生统计、社会学等方面的理念和思想至今对护理实践仍有指导意义，也为近代护理专业奠定了理论基础。

2. 创办世界上第一所护士学校　经过克里米亚战争的护理实践，南丁格尔对护理的科学性和护士的职业素养有了更深刻的认识，认为护士必须具有优良的品格和奉献精神，接受专门的科学训练。1860 年，她在英国圣托马斯医院创办了世界上第一所正式的护士学校。该学校以传授科学的专业知识和培养高尚的品德为主，对学生有严格、具体的要求，并提供良好的学习环境和条件。1860—1890 年，该校共培养学生 1 005名，她们遍布英国本土及殖民地和欧洲各国，并有人远渡重洋赴美国，她们在欧美各国建立了许多南丁格尔式的护士学校，培养了大批具有专门知识的护士，使护理工作有了崭新的面貌，护理事业得以迅速发展。这个时期也被称为护理发展史上的“南丁格尔时代”。

3. 开创了科学的护理专业　南丁格尔以克里米亚的成功护理实践经验为基础，对护理专业进行了精辟的论述。她认为“护理是一门艺术，需要以组织性、务实性及科学性为基础”。她确定了护理学的概念和护士的任务，提出公共卫生的护理思想，重视病人的生理及心理护理，并发展了自己独特的护理环境学说。这些实践经验和理论形成了护理学知识体系的雏形。尤其经过她的努力使护理逐渐摆脱教会的控制和束缚，使护理成功地从医护合一模式中分离出来，成为一门独立的专业，从而确立了护理专业的社会地位和科学地位，推动护理专业不断走向科学化、专业化轨道。

4. 创立了一整套护理管理制度　南丁格尔首先提出护理系统化的管理方式，强调必须确定相应的政策和适当授权，以使护理人员担负起责任，才能充分发挥护理人员的潜能；在医院护理行政组织机构设立上，要求设立护理部，由护理部主任负责全院的护理管理工作；在医院设备及环境等方面管理上制定相应的管理要求，以促进护理工作效率和护理质量的提高。

5. 强调伦理职业道德素养　南丁格尔注重护理人员的职业道德素养，强调人道主义护理伦理理念，要求护理人员不分信仰、种族、贫富贵贱，平等对待每一位病人，为病人提供平等的护理服务。

（五）现代护理学

从护理学的实践和理论研究来看，现代护理学的发展可概括为 3 个阶段。

1. 以疾病为中心的护理阶段　19 世纪 60 年代，南丁格尔将护理学发展成为一门独立的科学，从事护理工作的人员必须接受正规的训练。此阶段人们认为疾病是由于细菌或外伤等袭击人体后所引起的机体组织结构改变和功能异常，从而形成了“以疾病为中心”的医学指导思想。受这一思想的影响，协助医生诊断和治疗疾病成为这一时期指导和支配护理工作的基本理论观点。

此期护理特点:护理从属于医疗,护士是医生的助手,护理工作的主要内容是执行医嘱和进行各项护理技术操作。护理忽视了人的整体性,只关注人体局部病灶。护理教育课程设置类同于医学教育,未体现护理专业特征,护理研究领域局限,护理专业发展缓慢。

2. 以病人为中心的护理阶段　20 世纪 40 年代开始,许多较有影响的理论和学说,如系统论、人的基本需要层次论、人和环境的相互关系等相继提出和确立,为人们提供了重新认识人类疾病和健康的基础。1948 年,WHO 提出了新的健康定义:“健康不仅仅是没有躯体疾病,还要有完整的生理、心理状态和良好的社会适应能力”。这一新健康观的提出,使人们认识到健康是与生理、心理和社会因素密切相关的。1977 年,美国医学家恩格尔提出了“生物—心理—社会医学模式”。这一新的医学模式引起了健康科学领域认识观的根本变革,护理从“以疾病为中心”开始转向“以病人为中心”的模式。

此期的护理特点:护理学形成了自己的理论知识体系。护士与医生为合作伙伴关系,护理工作的主要内容是应用护理程序对患者实施系统的整体护理,解决患者的健康问题,满足患者的健康需求。护理教育课程设置摆脱了雷同医学教育课程的模式,形成了自己的理论体系,但此阶段护理研究的内容仍局限于患者个体的康复,尚未涉足群体保健和全民健康领域。

3. 以人的健康为中心的护理阶段　20 世纪 70 年代开始,医学和护理技术发展迅速,使细菌性疾病得到了很好的控制,但与人的行为和生活方式相关的疾病如心脑血管病、糖尿病、精神病、恶性肿瘤、意外伤害等成为威胁人类健康的主要问题,这些变化促使人们的健康观念发生转变,享有健康成为每个公民的基本权利。1978 年 WHO 提出的“2000 年人人享有卫生保健”的战略目标对护理学科发展产生了重要的影响。

此期护理特点是:护理学已发展成为现代科学体系中一门综合自然科学与社会科学的应用科学。护理工作的主要内容是对人的生命全过程的护理和人的健康照顾,服务对象不仅包括患者个体,还包括社会群体和全民,护理的工作场所从医院扩展到社会和家庭。护士将在预防、治疗、保健、康复、计划生育、健康教育、健康促进等多学科领域中发挥重要作用。

二、中国护理学发展

(一) 祖国医学与护理

我国医学历史悠久,早期的医、护、药是合为一体、密不可分的。中医理论认为患者要康复,就需要“三分治,七分养”,其中的“养”就是指护理。

1. 远古时代　火的发现和使用,使人们创造了局部热疗法,用于消除病痛;石器时代,人类用“砭石”治疗疾病,这些原始的医治活动,都孕育着朴素的护理思想。

2. 春秋战国　春秋末年,齐国名医扁鹊总结出:“切脉、望色、听声、写形,言病之存在”的经验,记述了护理活动中观察病情的方法,被沿用至今。

3. 秦、汉　秦朝出版了我国最早的一部医学经典《黄帝内经》,阐述了许多生理和病理现象、治疗和护理原则。东汉名医张仲景总结了药物灌肠术、舌下给药法、胸外心脏按压、人工呼吸和急救护理等医护措施。一代名医华佗的《五禽戏》进一步倡导强身健体，预防疾病的方法。

4. 唐代　此期我国名医辈出，最具代表性的杰出医药学家孙思邈著有《备急千金要方》，他提出的"凡衣服、巾、镜、栉、枕不易与人同之"的隔离观沿用至今，他的著作内容丰富，对祖国医学做出了巨大贡献。

5. 宋、元　宋代儿科和产科护理发展迅速，宋朝名医陈自明的《妇人十全良方》中对孕妇产前、产后护理提供了许多宝贵资料。此外，有关口腔护理的重要性和方法也有记载，如"早漱口，不若将卧而漱，去齿间所积，牙亦坚固"等。

6. 明、清　明代巨著《本草纲目》作者李时珍是我国著名医药学家，他看病时，兼给病人煎药、送药、喂药，这其中都包含了重要的护理思想和方法。

（二）中国近代护理

中国近代护理学始于鸦片战争前后，随着各国军队、宗教和西方医学的进入，我国的护理事业逐渐兴起。

1835 年，美国传教士在广州开设了第一所西医院，两年后医院即以短训班的方式培训护理人员。

1854 年，美国护士麦克奇尼（Elisabeth M Mckechine）在上海妇孺医院开展护理工作并开设护士短训班，历史上称之为中国近代护理的先驱。

1888 年，美籍约翰逊女士（Johnson E）在福州医院开办了我国第一所护士学校。

1900 年，八国联军入侵后，各国的传教士、医生、护士陆续来到中国，在各大城市开办了许多教会医院，并相继开设了护士训练班或护士学校，为中国培养了最早的护理人员，我国护理专业队伍逐渐形成。当时在医院和护士学校的环境、护士服、护理操作流程、教材和护理理念等方面均受西方影响深刻，形成了欧美式的中国护理专业。

1909 年，中国最早的护士组织——中国看护组织联合会，在江西牯岭成立，曾先后更名为中华护士会、中华护士学会、中国护士学会，1964 年改为中华护理学会至今。

1920 年，护士会创刊《护士季报（中英文版）》，为我国第一份护理专业报刊。

1922 年，中华护士会加入国际护士会，成为第十一个会员国，并积极参加其活动，1949 年后终止。

1931 年，傅连暲医生在江西汀州开办了"中央红色护士学校"，这是红军自己的第一所护士学校。

1932 年，南京国民政府在南京成立了我国第一所公立护士学校——中央护士学校，学制 3～4 年。1934 年教育部成立护理教育专门委员会，将护理教育纳入国家正式的教育体系。

截至 1949 年，全国共建立护士学校 183 所，培养护士 3 万余名。

【知识链接】

2013 年 5 月 8 日中华护理学会加入国际护士会

国际护士会是各国护士学会的联盟，成立于 1899 年，总部设在日内瓦，现有国家和地区会员130多个。其宗旨是促进各国护士学会的发展和壮大，提高护士地位及护理水平，并为各会员团体表达其利益、需要等提供平台。

成立于1909年的中华护理学会，于2013年1月顺利通过了国际护士会的评估；同年4月，通过了国际护士会各国及地区会员的投票表决，正式加入国际护士会并成为其成员。2013年5月8日国际护士节护理大会上，国际护士会主席Rosemary Bryant女士代表国际护士会宣布中华护理学会加入国际护士会，并向中华护理学会颁发证书和授予国际护士会会旗，这一盛事标志着中国的护理事业真正迈向了国际舞台。

（三）中国现代护理

新中国成立后，随着卫生事业的发展，我国护理工作进入了一个崭新的时期。尤其是党的十一届三中全会后，改革开放政策更加推动了护理事业的发展。

1. 护理教育体制日趋完善　目前，我国已经形成了由中等、高等（大专、本科）、研究生（硕士研究生和博士研究生）系列组成的，多层次、多渠道的较为完善的护理教育体系。

（1）中等护理教育：1950年，在北京召开了第一届全国卫生工作会议，对护理专业教育进行统一规划，将护理教育列为中等专业教育之一。成立教材编写委员会，出版21本有关护理专业教材，使护理教育步入国家正规教育体系，成为我国培养护士的重要途径，为国家培养了大批中等护理专业人才。

1952年后国家取消了高等护理教育。1966—1976年十年动乱期间，护士学校停办，护理教育基本停滞。直到1979年中断的护士学校才陆续恢复招生。

（2）高等护理教育：① 专科教育：1980年南京医学院率先开办高级护理专修班。1984年教育部和原卫生部召开了全国高等护理专业教育座谈会，明确指出要建立多层次、多规格的护理教育体系，培养高层次护理人才。这次会议不仅是对高等护理教育的促进，也是我国护理学科发展的转折点。随着社会对高等护理人才的需求，许多中等卫生学校合并升格，高等护理专科教育成为发展最为迅速的层次。继1966年《中华人民共和国职业教育法》、2002年《国务院关于大力推进职业教育改革与发展的决定》、2005年《国务院关于大力发展职业教育的决定》相关文件的出台，高等护理职业教育得到迅速发展。② 本科教育：1983年天津医学院（现天津医科大学）率先在国内开设了五年制护理本科专业，学生毕业后获得学士学位。此后其他院校纷纷开设了四年制或五年制的本科护理专业。据不完全统计，截至2011年中国本科护理院系有200多所，高职高专教育院校有400多所。

（3）硕士护理教育：1992年北京医科大学（现北京大学医学部）首批开设护理硕士研究生教育。1994年在美国中华医学基金会的资助下，国内多所大学与泰国清迈大学联合举办了护理研究生班，为我国各院校培养硕士毕业护理人才123名。目前全国已有百余个护理硕士学位授予点。2011年教育部批准开设护理专业研究生教育，目的是为中国培养更多的应用型高级护理人才。

（4）博士护理教育：2003年第二军医大学成为我国第一个护理学博士学位授权

点，2004年首届招收护理学博士研究生。至此，我国护理教育层次基本完善，护理人员的学历层次结构逐渐提高和优化。

(5) 继续护理教育：根据教育部面向21世纪高等医学教育教学改革计划精神，我国护理教育通过不同渠道、不同办学方式大力发展护士在职教育、学历教育和继续教育。1987年国家颁布《关于开展大学后继续教育的暂行规定》。1996年原卫生部继续医学教育委员会正式成立。1997年原卫生部继续医学教育委员护理学组成立，同年，中华护理学会制订了护理继续教育的规章制度及学分授予办法，使护理继续教育更加制度化、规范化及标准化。

(6) 岗位护理教育：2005年原卫生部印发《中国护理事业发展纲要(2005—2010)》，强调要根据临床护理领域的工作需要，有计划地培养临床专业化护理骨干，分步骤在重点临床专科护理领域开展专业护士培训。2007年原卫生部办公厅印发《社区护士岗位培训大纲》，结合国家大力发展社区卫生服务的有关精神，全国各地相继组织开展了专科护士及社区护士的培训工作。岗位护理培训教育通过专科护理领域和社区护士岗位培训，拓展了护理服务领域，提高了护士队伍专业技术水平。

2. 护理管理体制逐步健全

(1) 建立健全护理行政管理体系：自新中国成立到20世纪60年代期间，我国医院护理部的建制经历了多次的撤销和恢复，直到1970年卫生部发布了《关于加强护理工作的意见》后，我国医院的护理部得以重新恢复。目前，我国护理行政管理系统已形成了国家卫生和计划生育委员会医政医管局医疗与护理处、各省市自治区卫生和计生委医政处专职护理干部、医院护理部等多层次的管理网络。

(2) 建立健全晋升考核制度：1979年国务院批准卫生部颁发了《卫生技术人员职称及晋升条例(试行)》，根据这一条例，护士的技术职称为"主任护师"、"副主任护师"、"主管护师"、"护师"和"护士"。各省、市、自治区制定了护士晋升考核的具体内容和方法，使护士的社会地位和待遇不断得以提高。

(3) 建立护士执业注册制度：1993年，国家卫生部颁发了《中华人民共和国护士管理办法》，首次对全国护士执业提出需要通过全国护士执业考试与注册的明确要求。1995年6月全国举行首届护士执业考试，考试合格者方可申请注册。护士执业管理正式走上法制轨道。2008年，《中华人民共和国护士管理条例》正式颁布实施，使护士执业管理更加规范。

3. 护理学术交流日益频繁，科研水平不断提高　随着我国护理事业的不断发展和祖国改革开放政策的实施，全国各地护理学术机构相继成立，他们积极开展国内、国际学术活动，出版多种护理学术期刊和专著，为我国护理工作者学术交流和开展科学研究提供了很好的平台。我国护士在国际、国内多种护理学术期刊发表的论文数量和质量均有了显著提高。

4. 护士队伍数量大幅增加　据卫生部数据统计显示，截至2010年底，全国注册护士总数为204.8万人，每千人口护士数为1.52人，医院的医护比为1∶1.16。

5. 护士队伍整体素质不断提高　2010年我国注册护士中具有大专以上学历的占51.3%，其中，本科及以上学历的占8.8%，中专学历的护士占46%。护士学历结构已经由以中专为主转向了由中专、大专、本科、研究生等多个层次共同组成，护士队伍整体素质不断提高。近年来，各省（自治区、直辖市）按照原卫生部的要求，对重症监护（ICU）、急诊急救、血液净化、肿瘤、器官移植等专科领域的护士进行专科规范化培训，使护士队伍的专业技术能力得到加强。

6. 护理工作服务领域得到进一步拓展　以人的健康为中心的护理理念和新的健康观念对护理工作模式、工作内涵及服务领域产生了深刻的影响。为患者提供全程、全面、专业的整体护理服务，保障患者安全和诊疗效果，满足患者的身心健康需求已成为临床护理工作发展的方向。为满足人民群众的健康服务需求，护理服务不断向家庭、社区延伸，并在老年护理、临终关怀等领域发挥着越来越重要的作用。

7. 护理事业迈向国际舞台　经历半个多世纪的努力，2013 年 1 月 16 日，中华护理学会最终与国际护士会签署了《中华护理学会加入国际护士会的谅解备忘录》。同年 5 月 8 日，在第 101 个国际护士节，中华护理学会终于完成和实现了中国几代护理人的梦想，正式成为国际护士会的成员。加入国际护士会标志着中国的护理事业真正迈向了国际舞台，为我国护理事业发展提供更为广阔的平台。我国的护理事业正面临着良好的发展环境，未来的中国护理事业将会以更好的姿态呈现在国际护理事业舞台上。

三、我国护理发展趋势

为满足人民群众日益提高的健康服务需求，原卫生部制定了“中国护理事业发展规划纲要（2011—2015 年）”，本纲要确定了我国未来 5 年的护理事业发展目标与重点任务，为我国的护理发展指明了方向。

1. 我国护理发展主要目标　坚持以改善护理服务，提高护理质量，丰富护理内涵，拓展服务领域为重点，以加强护士队伍建设和改革护理服务模式为突破口，以推进医院实施优质护理服务和推进老年、慢性病、临终关怀等长期医疗护理服务为抓手，不断提升护理服务能力和专业水平，推动护理事业全面、协调、可持续发展。

2. 我国护理发展重点任务

（1）进一步完善依法执业制度：在贯彻落实《中华人民共和国护士管理条例》的基础上，启动《护士法》的调研起草工作，使护士在准入、执业管理、培训、考核、晋升和职业发展等方面的基本制度框架更加完善。

（2）加强护士队伍建设：大力培养与培训护理专业人才，落实护士配备相关标准，加强基层护士人力配备，优化护士队伍结构，提高护士队伍服务能力。到 2015 年，全国注册护士总数将达到 286 万，每千人口注册护士数为 2.07，全国所有的三级和二级医院的护士配置应当达到国家规定的护士配备标准。全国护士队伍中，大专以上学历的护士应当不低于 60%。

（3）提高医院临床护理水平：推进“优质护理服务示范工程”活动，全面推行责任制整体护理的服务模式，为患者提供全程规范化护理服务。

（4）建立专科护理和护理管理岗位培训制度：卫生部制订统一的培训大纲和培训要求，建设国家级和区域性培训基地，为我国培养大批业务精、素质高的护理专门人才。

（5）探索建立长期护理服务体系：将逐步建立和完善“以机构为支撑、居家为基础、社区为依托”的长期护理服务体系，提高对长期卧床患者、晚期姑息治疗患者、老年慢性病患者等人群提供长期护理、康复、健康教育、临终关怀等服务的能力。

（6）加快护理教育改革与发展：坚持“以学生为主体，以就业为导向”的护理教育理念，课程设置要立足岗位需求，体现护理专业特点，努力实现学校教学与医疗卫生机构之间的有效衔接。

（7）大力发展中医护理：提高中医护理水平，发挥中医护理特色和优势，开展中医护理人员的规范化培训，加强中医护理在老年病、慢性病防治和养生康复中的作用，提供具有中医药特色的康复和健康指导，促进中医护理的可持续发展。

（8）加强国际合作与交流：加强我国护理领域的国际合作与交流，学习和借鉴国外的护理服务理念、专业技术经验、教育和管理模式，积极争取与国际社会在护理人才培养、业务技术、管理和教育等方面的交流与合作。

【小结】

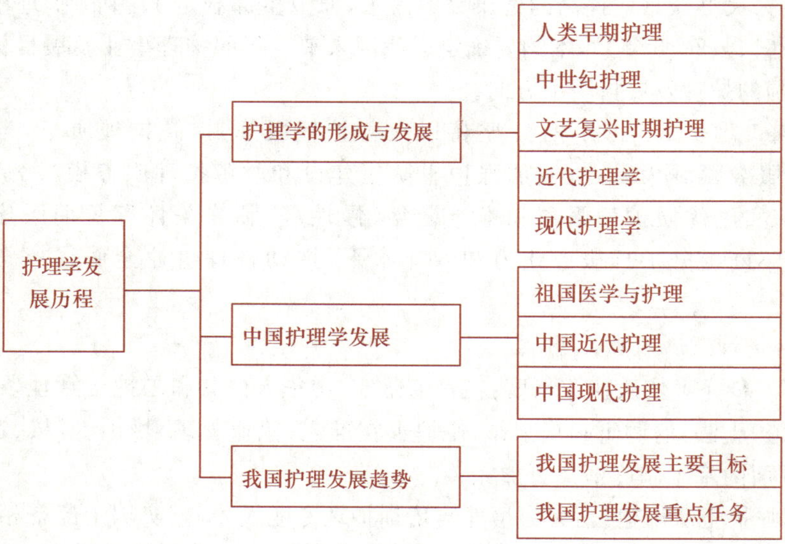

【思考训练】

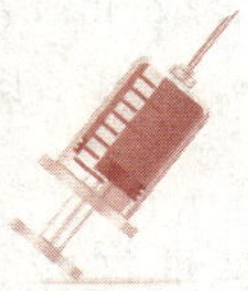

1. 护理学的形成与发展经历了哪五个阶段？
2. 护理学发展的各阶段特点有哪些？
3. 当代护理学的特点有哪些？
4. 中国近代、现代护理取得了哪些成就？

第二节　护理学的基本概念

任务目标

通过学习能明确护理学四个基本概念的内涵及相互关系，并能指导于护理实践中。

学习目标

1. 掌握健康、护理、整体护理的概念。
2. 掌握四个基本概念的内涵及相互关系。
3. 熟悉整体护理的内涵和实践特征。
4. 了解环境的概念及分类。了解四个基本概念对护理实践的指导意义。

教学活动方式

多媒体展示、讲授、小组讨论、互相评议、考核等。

任何一门学科都是建立在一定的理论基础之上，而理论则由相关的概念来表达。现代护理学包含四个最基本的概念——人、健康、环境、护理。在这些概念中，护理实践的核心是人，从人可引导出其他概念。缺乏这些概念中的任何一个，护理都不可能发展成为一门学科，也不可能步入专业实践的领域。对这四个概念的认识直接影响到护理学的研究领域、护理工作的范围和内容。

一、人

护理的服务对象是人(person)，人自然成为护理专业中最为关注的因素。护理中的人包括个体的人和群体的人，包括个人、家庭、社区和社会四个层面。

（一）人是一个统一整体

整体，是指按一定方式、目的有秩序排列的各个个体(要素)的有机集合体。整体的概念主要强调两点：第一，组成整体的各要素相互作用、相互影响。任何一个要素发生了变化，都将引发其他要素的相应变化；第二，整体所产生的行为结果大于各要素单独行为的简单相加。整体中各要素功能的正常发挥，都有助于其整体功能的发挥，从而全面提高整体的功效。

人首先是一个生物有机体，既是由各器官、系统组成的受生物学规律控制的生物的人。同时人又是一个有思想、有情感、从事创造性劳动、过着社会生活的社会的人。因此人具有生物和社会双重属性，是生理、心理、社会、精神、文化的统一整体。人的生理、心理、社会等方面相互作用，相互影响，其中任何一方的功能变化都可在一定程度上引起其他方面功能的变化；人体各方面功能的正常运转，又能促进人体整体功能的最大限度发挥，从而使人获得最佳的健康状态。整体护理就是强调把一个人看成身心、社会文化的整体来对待，提供适合于个体的最佳护理。

（二）人是一个开放系统

人生活在复杂的自然和社会环境中，无时无刻不与周围环境进行物质、能量、信息的交流。因此在对人的护理中，护士不仅要着眼于局部病变，而且要更多地考虑到外部环境对人的影响。20 世纪 30 年代，美籍奥地利生物学家 L. V. Bertalanffy 提出的系统论指出：系统有开放与闭合之分，开放系统指不断与周围环境相互作用，进行物质、能量和信息交换的系统。闭合系统指不与周围环境相互作用的系统。人作为自然系统中的一个子系统，需要不断地从外界摄入食物和向外排泄废物，不断地从外界获取信息，形成自己的思想并向外界表达自己的观点、立场与态度，因此人是个开放的系统。

人生命活动的基本目标是保持机体内外环境的协调与平衡。人必须不断地调节自身内环境以适应外界环境的变化。强调人是一个开放系统，要求我们在护理中不仅要关心各系统或各器官功能的协调平衡，还要注意环境中的其他人、家庭、社区甚至更大的群体对机体的影响，只有这样才能使人的整体功能更好地发挥和运转。护理的主要功能就是帮助个体调节内环境，并适应外环境的不断变化，以维持身心的平衡，达到健康水平。

（三）人有基本需要

人的基本需要指个体为了维持身心平衡并求得生存、成长与发展，在生理和心理上最低限度的需要。人的一生会产生许许多多的需要，如饮食、排泄、休息、活动、睡眠、社交、情感、学习、信仰、价值的实现等。美国著名心理学家马斯洛将人类的基本需要归纳为五个层次，即生理需要、安全需要、爱与归属的需要、自尊的需要、自我实现的需要（详见第三章第二节）。人为了生存、成长和发展，必须满足其基本需要才能使机体处于相对平衡的健康状态。若基本需要得不到满足，机体会因内外环境的失衡而导致疾病发生。护理的功能是帮助个体满足其基本需要，一方面直接帮助个体满足基本需要；另一方面要加强对其的健康教育，激发个体依靠自身力量满足健康需要的信心，正确认识个体在康复中的作用，充分发挥主观能动性，积极参与治疗护理活动，与医护人员取得良好的合作。

（四）人有健康需求

健康是人生最宝贵的财富之一；健康是生活质量的基础；健康是人类自我觉醒的重要方面；健康是生命存在的最佳状态，有着丰富深蕴的内涵。人有拥有健康的权利和责任，每个人都希望自己拥有健康的体魄和健全的心理，而且会采取不同的方式满足对健康的追求；每个人也有责任维持和促进自身的健康，患病后应努力让自身恢复健康。这些责任和义务不能完全由医护人员代替，护士有责任帮助人们认清这一点，在治疗和护理中，每个人都应发挥自身最大的自理潜能，积极主动地配合，促进自身的康复。

二、健康

护理是为人的健康（health）服务的，是为个人、家庭和社区提供卫生保健服务，帮助人们预防疾病，恢复、维持和促进健康，使每个人保持最佳的健康状态。所以对健康和疾病的认识直接影响护理人员的行为。

(一) 健康观念的演变

随着社会的发展、人们生活水平的提高、医学模式的转变，以及疾病谱的变化，人们对健康内涵的认识不断深化。在不同的历史条件、文化背景和个体价值观等的影响下，人们对健康有不同的理解和认识，因此健康是个不断变化发展的概念。归纳起来，对健康概念认识的演进过程大致如下。

1. 健康就是没有疾病　这是一种生物个体健康观，是对健康最一般的认识。这种观点未能真正回答出健康的实质，把健康和疾病视为非此即彼的关系，而忽视了没有躯体疾病，也非健康的普遍现象，对于人们认识健康、研究健康、追求健康，都没有实际意义。

2. 健康就是人体正常的生理、心理功能活动　这种健康观认为人的健康不仅包括躯体健康，也包括心理健康，反映了人体健康的重要特征，进一步深化了对健康的认识。医学科学也正是基于这种认识逐步发展出了许多人体功能的正常活动指标，通常用人体测量、体格检查和各种生理、生化指标来衡量。但是这种认识没有把健康置于人类生活发展的广阔背景中，忽视了人的社会适应性。

3. 健康要有完整的生理、心理状况与良好的社会适应能力　随着现代医学的发展，生物—心理—社会医学模式取代了生物医学模式，现代的健康观发生了巨大的变化。

(1) WHO于1948年对健康下的定义："健康，不但是没有疾病和身体缺陷，还要有完整的生理、心理状态和良好的社会适应能力。"这一定义揭示了健康的本质，它刚一出现便得到了人们普遍的接受。因为和以前的健康定义相比，它有许多优点：① 改变了健康定义的导向，冲破了一直把健康的着眼点局限在有无疾病的传统健康观的范畴，积极的直接指向健康本身，指出健康不仅仅是没有疾病。② 对健康的解释从过去局限在人体生命活动的生物学范围，扩展到了生物、心理、社会等方面，使医学真正把人作为整体看待，改变了医学、护理学的着眼点，为医学、护理学拓宽了工作领域。把健康与人们充实而富有创造性的生活联系起来，强调了人的心理状态和社会适应能力，强调了人和环境的和谐与平衡。将健康放入人类社会生活的广阔背景中，可见健康已不仅是医务工作者的目标，而且是国家和社会的责任。

(2) 1989年，WHO又提出了新概念，即"健康不仅是没有疾病，而且包括躯体健康、心理健康、社会适应良好和道德健康"。这一定义表达了人类对健康更高水平的追求，把健康的内涵扩展到了一个新的认识境界，对健康认识的深化起到了积极的指导作用。

【知识链接】

1978 年世界卫生组织提出的衡量人体健康的 10 项标准

1. 有充沛的精力，能从容不迫地担负日常生活和繁重的工作，而且不感到过分紧张与疲劳。
2. 处事乐观，态度积极，乐于承担责任，事无大小，不挑剔。
3. 善于休息，睡眠良好。
4. 应变能力强，能适应外界环境的各种变化。
5. 能够抵抗一般性感冒和传染病。
6. 体重适当，身体匀称，站立时，头、肩、臀位置协调。
7. 眼睛明亮，反应敏捷，眼睑不易发炎。
8. 牙齿清洁，无龋齿，不疼痛，牙龈颜色正常，无出血现象。
9. 头发有光泽，无头屑。
10. 肌肉丰满，皮肤有弹性，走路轻松有力。

（二）健康模式

1. 健康疾病连续相模式　健康和疾病是相对的，二者没有明显的界线，是一种连续的过程，在一定条件下可以相互转化。健康与疾病是个线型连续统一体，最佳的健康状态和死亡是两个极端（图 2-3）。任何人不论在何时，其健康状况都会在这连续相两端之间的某一点上占据一个位置。连续相上的任何一点都是个体身、心、社会诸方面功能的综合表现，而非单纯的生理上有无疾病。护士应用该模式可帮助服务对象明确其在健康疾病连续相上所占的位置，并协助其充分发挥各方面功能，从而尽可能达到健康良好状态。

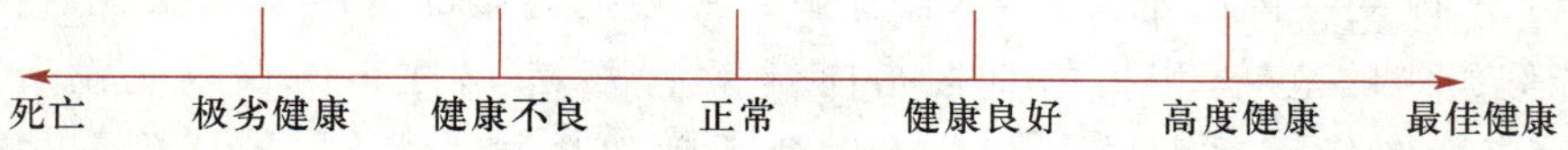

图 2-3　健康疾病连续相

2. 最佳健康模式　指人应设法达到最佳健康水平，即在其所处的环境中，使人的各方面功能得以最佳发挥，以发挥其最大的潜能。最佳健康模式更多地强调促进健康与预防疾病的保健活动，而非单纯的治疗活动。护士应用该模式帮助服务对象进行着眼于发挥机体最大功能和潜能的活动，从而帮助其实现最佳健康。

（三）健康与疾病的关系

1. 健康与疾病是一个连续、动态的过程　健康与疾病不是绝对静止的，而是一种不断变化的状态。健康与疾病是个线型连续统一体，最佳的健康状态和死亡是两个极端。任何人任何时候的健康状况都处在这一连续统一体的某一点上，且时刻都在动态变化之中，在一定的条件下可以相互转化。当人成功地保持内外环境的和谐稳定时，人处于健康完好状态；当人的这种和谐稳定状态遭到破坏，则产生疾病甚至死亡。护理人员有责任促进人类健康向完好状态发展。

2. 健康与疾病之间没有明确的分界线　在任何时候，人的健康总是相对的，没有完全绝对的健康，健康与疾病之间存在“过渡形式”，即所谓的“亚健康”状态。健康与疾病是动态的，不是绝对的，如一个人感觉不适，有可能是疲劳所致，处于亚健康状态，而并非发生了疾病。

【知识链接】

大学生心理健康的标准

(1) 智力正常。这是大学生学习、生活与工作的基本心理条件，也是适应周围环境变化所必需的心理保证。

(2) 情绪健康。其标志是情绪稳定和心情愉快。

(3) 意志健全。意志健全者在行动的自觉性、果断性、顽强性和自制力等方面都表现出较高的水平。

(4) 人格完整。人格指的是个体比较稳定的心理特征的总和。人格完整就是指有健全统一的人格，即个人的所想、所说、所做都是协调一致的。

(5) 自我评价正确。正确的自我评价是大学生心理健康的重要条件。

(6) 人际关系和谐。良好而深厚的人际关系，是事业成功与生活幸福的前提。

(7) 社会适应正常。个体与客观现实环境保持良好秩序。

(8) 心理行为符合大学生的年龄特征。大学生是处于特定年龄阶段的特殊群体，大学生应具有与年龄与角色相应的心理行为特征。

三、环境

人的一切活动离不开环境(environment)，环境与人相互作用，与人类健康息息相关。环境的质量与人类健康密切相关。良好的环境能促进人的健康，不良的环境则给人的健康带来不利的影响。随着科学技术的发展，人们从环境中获得了更多的能源与信息，但由于过度开采利用自然资源，生态环境受到了严重的破坏，造成环境污染，直接影响到人们的生存与健康。环境与人类健康的关系越来越受到重视，护理人员应帮助人们利用环境中的有利因素，避免和消除不良的环境因素对健康的影响，提高人们的健康水平。

(一) 环境的概念

人类赖以生存的周围的一切事物称为环境。WHO 对环境的定义是：“环境是在特定时刻的物理、化学、生物及社会的各种因素构成的整体状态，这些因素可能对生命机体或人类活动产生直接或间接的作用，其影响可能是现在的或远期的”；护理学家罗伊(Roy)把环境定义为：“围绕和影响个人或集体行为与发展的所有因素的总和”;韩德森(Henderson)认为环境是:“影响机体生命与发展的所有外在因素的总和”。

(二) 环境的分类

环境包括外环境和内环境,内、外环境之间不断进行物质、能量、信息的交换,两者相互依存,相互影响。

1. 外环境　包括自然环境、社会环境、治疗性环境。

(1) 自然环境:指存在于人类周围的所有自然因素的总和,是人类赖以生存和发展的物质基础,包括空气、阳光、水、土壤,以及各种动植物、微生物等。

(2) 社会环境:指人类在生活、生产和社会交往中所形成的关系与条件,包括经济条件、政治法律、人际关系、文化教育、宗教信仰、风俗习惯等。

(3) 治疗性环境:指专业人员在以治疗为目的的前提下创造的适合患者恢复身心健康的环境。治疗性环境要考虑两个主要因素:舒适和安全。① 舒适来源于医疗场所的物理环境,如光线、温度、湿度、噪声等,也来源于医护人员服务态度;② 治疗性环境要随时关注患者的安全,包括医院的建筑设计、设施配置及医护人员的安全防护意识,还包括微生物方面的安全性,预防医院内感染的发生等;良好的治疗性环境能促进患者的康复。

2. 内环境　包括生理环境、心理环境。

(1) 生理环境:指人体内的各个系统如呼吸系统、循环系统、消化系统、神经系统、内分泌系统等。各系统之间相互作用维持机体的生理平衡,并与外环境不断进行物质、能量、信息的交换,维持机体与外环境的协调平衡。

(2) 心理环境:指人的心理状态,由于个体的先天遗传和后天成长环境的不同,会形成不同的个性心理。长期处于焦虑、恐惧、忧伤、愤怒等负性心理状态下,会加重疾病或引起身心疾病的发生。

(三) 环境与健康的关系

人类的一切活动离不开环境。首先,人必须不断调整机体的内环境以适应外环境的变化,同时人又能依靠自身的智慧和能力不断地影响环境、改造环境,以利于自身的生存发展;其次,环境质量的优劣影响人类的健康。良好的环境可促进人的健康,不良的环境则给人的健康造成危害。据统计,人类所患疾病中,不少与环境中的致病因素有关。其中人为的生产活动造成的环境破坏对人类的健康威胁比自然环境因素更严重。因此这就要求人们在改造自然的同时,要自觉地保护自己的生存环境,使人类与环境相互协调,维持动态平衡,使环境向着有利于人类健康的方向发展。

(四) 护理与环境的关系

护理人员应了解环境与人类健康的关系,积极创造良好的生活、修养环境,促进人类健康。在1975年国际护士会的政策声明中,总结了护理专业与环境的关系,认为护理人员的职责包括以下几点。

(1) 帮助发现环境对人类的不良影响和积极的影响。

(2) 护士在与个体、家庭、社区和社会接触的日常工作中，应告知如何防护具有潜在危险的化学制品及有放射线的废物等，并应用环境知识指导预防和减轻潜在性危险。

(3) 采取措施预防环境因素对健康所造成的威胁。同时加强宣传，教育个体、家庭、社区及社会对环境资源进行保护。

(4) 与卫生部门共同协作，提出住宅与环境对健康的威胁。

(5) 帮助社区处理环境卫生问题。

(6) 参加研究和提供措施，早期预防各种有害于环境的因素，研究如何改善生活和工作条件。

四、护理

护理人员只有对护理(nursing)及护理专业有所认识，才能不断塑造自己的专业特征，培养自己的专业素质，在健康照顾体系中扮演好自己的角色。

(一) 护理的概念

1. 概念的变化和发展 护理的概念是随着护理专业的建立和发展而不断变化和发展的。

(1) 1859年南丁格尔提出“护理的独特功能在于协助患者置身于自然而良好的环境下，恢复身心健康。”

(2) 1966年美国护理学家韩德森(Virginia Henderson)指出“护理的独特功能是协助患病的或健康的人，实施有利于健康、健康的恢复或安详死亡等活动。这些活动，在个人拥有体力、意愿与知识时，是可以独立完成的，护理也就是协助个体尽早不依靠他人来执行这些活动。”

(3) 1970年美国护理学家罗吉斯(Rogers ME)提出“护理是一种人文方面的艺术和科学，它直接服务于整体的人。护理要适应、支持或改革人的生命过程，促进个体适应内、外环境，使人的生命潜能得到发挥。”

(4) 1980年美国护士学会(ANA)将护理定义为“护理是诊断和处理人类对现存的和潜在的健康问题的反应。”我国著名护理专家王秀瑛认为“护理是保护人民健康，预防疾病，护理患者恢复健康的一门科学。”

2. 不同护理概念的共性 上述护理概念虽然表达方式不同，但有以下五个方面的共性。

(1) 护理是一门科学：护理是综合自然科学和社会科学的人文学科，护理的对象是人，人的健康状况受社会、文化、个人经历及地理环境等因素的影响，因此护理人员面对患者时要考虑到这些因素对患者身心状态和行为的影响，因人而异地分析和解决患者问题，满足其需要。

(2) 护理的整体性：我们强调人的整体性，重视生理、心理、社会和精神的统一，以及人与环境的互动关系。护理的对象是人，在进行护理实践时，必须考虑到内、外环境互动对人健康的影响，护理的整体性表现在护理人员将患者看成一个整体，并应用整体护理理论指导护理实践，尽快帮助患者恢复健康。

(3) 护理是一种关怀：关怀是一种人性，是一种感情和感觉，也是一种人与人关系的表现。这些恰好是护理所关注的，可以说护理与关怀密切相关。关怀是护理的伦理，也是护理的本质，关怀是护理实践的中心，护理的关怀是一种专业性的关怀。因此，有人称护理是一种关怀性的专业，护理工作以关怀为出发点，关怀人们的健康和所处的环境，并关怀人们与健康有关的问题，帮助人们增进健康，提高生活质量。

(4) 护理是一种实践：护理的主要目标是协助人们解决与健康有关的问题，增进其健康水平。所以，护理是一种实践性的学科，护理通过护理人员与护理对象的互动关系，运用护理程序的工作方式，解决护理对象的健康问题。护理人员在实践中扮演着照顾者、教育者、咨询者、管理者和协调者等不同的角色。

(5) 护理是一个过程，其方法是护理程序：护理活动是一个过程，临床工作中，解决患者问题的护理活动步骤包括：评估、诊断、计划、实施、评价。通过这些步骤，护士可以有针对性地收集患者资料，分析患者问题，提出个性化解决方案，从而可以最大限度地避免治疗和护理的风险，它是一种科学地解决问题的方法。护理程序有明确目的，就是解决患者的健康问题。

(二) 护理的内涵

1. 照顾 照顾是护理永恒的主题。纵观护理发展史，无论是在什么年代，亦无论是以什么样的方式提供护理，照顾(服务对象)永远是护理的核心。

2. 人道 护士是人道主义忠实的执行者。在护理工作中提倡人道，首先要求护理人员视每一位服务对象为具有人性特征的个体、各种需求的人，从而尊重个体，注重人性。提倡人道，也要求护理人员对待服务对象一视同仁，不分高低贵贱，不论贫富与种族，积极救死扶伤，为人们的健康服务。

3. 帮助性关系 帮助性关系是护士用来与服务对象互动以促进健康的手段。我们知道，护士和患者的关系首先是一种帮助与被帮助、服务与被服务的关系，这就要求护理人员以自己特有的专业知识、技能与技巧提供帮助与服务，满足其特定的需求，与服务对象建立起良好的帮助性关系。但护士在帮助患者的同时也从不同的患者那里深化了自己所学的知识，积累了工作经验，自身也获益匪浅，因此，这种帮助性关系其实也是双向的。

(三) 整体护理

1. 整体护理的概念 整体护理(holistic nursing)是一种以服务对象为中心，视服务对象为生物、心理、社会多因素构成的开放性有机整体，以满足服务对象身心需要、恢复健康为目标，运用护理程序的理论和方法，实施系统、计划、全面护理的护理思想和护理实践活动。

2. 整体护理的内涵 整体护理是一种思想，一种理念。在这种思想指导下，护理人员以服务对象为中心，提供深入、细致、全面、有针对性的护理，能很好地满足服务对象身心各方面的需要。整体护理的思想内涵体现在以下几方面。

(1) 护理服务对象的整体性:将服务对象视为生物、心理、社会、精神、文化等诸多要素构成的一个整体,强调从人的整体性的角度考虑,不能局限于局部病灶的护理,应关注人的生理、心理和社会多方面的需要。

(2) 护理工作的整体性:护理是由一些相互关联和相互作用的要素组成的一个系统的整体,临床护理、护理管理、护理教育、护理研究、社区护理等要素之间,以及护理人员之间、护理人员与服务对象之间、护理人员与其他医务人员之间都应紧密联系、协调一致,护理工作才能高效、合理地运行。

(3) 护理工作范围的整体性:护理服务的对象从患者扩展到了所有的人类,护理工作的范围也从个体扩展到了家庭、社区、整个社会,促进全民健康是护理的最终目标。

(4) 生命过程的整体性:护理服务于人类生命的全过程,即从出生到死亡。包括疾病护理、康复锻炼、健康指导及临终关怀等。针对个体所处的不同生命阶段,给予相应的照顾和健康指导。

3. 整体护理的实践特征

(1) 以现代护理观为指导:现代护理观认为护理是以人的健康为中心,护理对象不仅是患者,而且也包括健康人;护理服务范畴不仅在医院,而且还包括家庭和社区。

(2) 以护理程序为核心:护理程序是开展护理实践的工作方法。整体护理以护理程序为基本思维和工作框架,从而保证了最佳的护理效果。

(3) 实施主动的计划性护理:整体护理改变了护士的思维方式,改变了机械执行医嘱的被动工作局面,代之以全面评估、科学决策、系统实施、客观评价的主动调控过程,对服务对象实施全面照顾,充分显示了护理专业的独立性和护士的自身价值。

(4) 重视护患合作过程:整体护理十分重视患者及家属的自我护理潜能,强调通过健康教育,提高患者及家属自我护理能力,并在护理计划的制订及护理措施的实施中提供机会让他们参与。这样一方面调动了患者的积极主动性,体现了自我价值,另一方面密切了护患关系,加强了护患工作的配合。

三、人、健康、环境、护理四者之间的关系

人、健康、环境、护理四个基本概念密切相关。

(1) 人类的一切活动都离不开环境,人类与环境相互依存、相互影响。

(2) 人类的健康与环境状况息息相关,一方面,人们通过自身的应对机制在不断地适应环境,通过征服自然与改造自然来不断地改善和改变自己的生存与生活环境;另一方面,环境质量的优劣又不断地影响着人们的健康。

(3) 健康与疾病可在个体身上同时并存,即一个人可能在生理、心理、社会的某方面处于低水平的健康甚至疾病状态,但在其他方面却是健康的,如身残志坚,即

一个人可将其各方面进行调整，扬长避短，达到自己健康的良好状态，并充分发挥潜能，同样能为人类、为社会作出贡献。另外，健康和疾病是动态的、相对的，在一定条件下可互相转化。如一些高血压、糖尿病患者，在医护人员的精心诊治护理下，其疾病处于稳定状态，生活能自理，可参加社交活动，这就达到了他们自己的健康水平。

(4) 护士作为护理的专业工作者，通过护理活动，帮助患者恢复健康，帮助健康人促进健康。

人、健康、环境、护理四者之间的关系如图 2-4 所示。

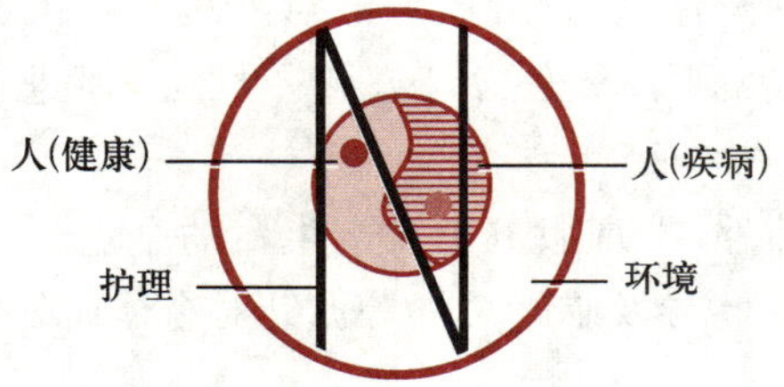

图 2-4　人、健康、环境、护理之间的关系

六、人、健康、环境、护理概念对护理实践的指导意义

人、健康、环境和护理被大多数学者认为是影响和决定护理实践的四个基本概念。广大护理人员对这四个基本概念的认识和理解，更是直接影响着护理实践的质量。

(1) 帮助护理人员形成正确的护理指导思想，指导和约束护理专业行为。例如，护士若认为人是有尊严的个体，那么在护理活动中就会时刻注意维护患者的自尊和尊严。

(2) 帮助护理人员更好的理解护理服务对象——人的特征，并提供主动有效的护理。护士在提供护理服务时，不仅要着眼于病灶，还应服务于整体的人，从单纯的疾病护理扩展到以人的健康为中心的积极、主动的整体护理。

(3) 帮助护理人员树立新型的健康观。健康包括生理、心理健康和良好的社会适应能力。护理的目标不仅是维护和促进个人的健康，而且要面向家庭和社区，最终提高整个人类的健康水平。

(4) 帮助护理人员提高对护理及护理专业的认识水平。护理学是一门独立的学科，拥有自己独特的研究目的、服务范畴与知识体系。护士是护理专业的从业者，必须拥有专业知识与技能。对护理学基本概念的学习，可提高护士对自己专业的认识，加深对护理的理解，从而增强自己对专业的信心，促进自身在专业上的成长与发展。

【小结】

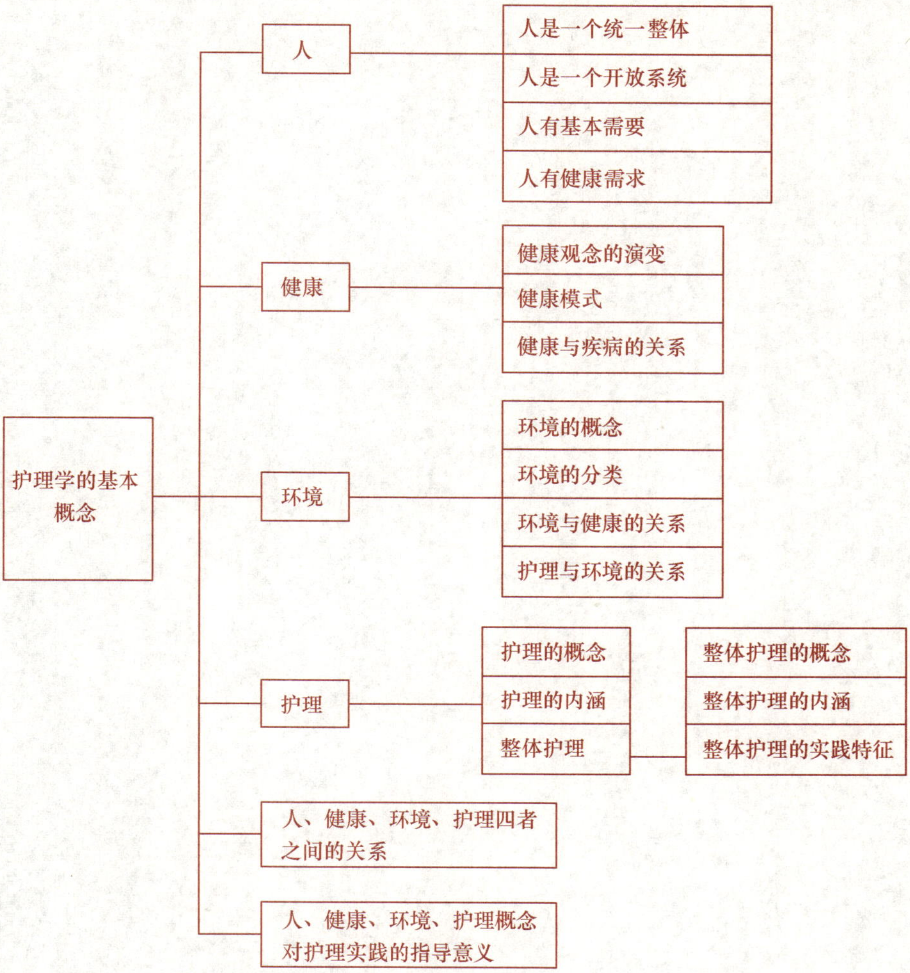

【思考训练】

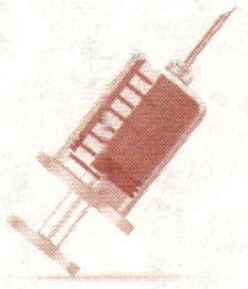

1. 护理学基本概念的内容？
2. 何谓健康？健康与疾病的关系？
3. 环境与健康之间有何关系？
4. 护理、整体护理的概念？
5. 简述整体护理的内涵和实践特征。
6. 分析护理学四个基本概念之间的关系。
7. 阐述学习护理学基本概念对护理实践有哪些指导意义？

单元 2　认知护理学的支持理论

第三章　护理学支持理论

第一节　一般系统论

【案例】

患者，男，15岁。因参加篮球赛前强化训练，不慎右脚扭伤被急送来院就诊。右外踝损伤伴剧痛30 min，患者疼痛不已，难以正常行走。多次急切询问医生筋骨有没有受伤，会不会影响后天的比赛，流露出焦急神情。查体：神志清楚，痛苦面容，心肺听诊正常，腹部平软，肝脾肋下未及，双肾叩击痛(一)，右下肢皮肤无破损，右外踝青紫肿胀，约5 cm×6 cm大小，压痛明显。T 36.8℃，P 90次/min，R 20次/min，BP 114/70 mmHg。

【案例分析】

1. 案例特征

(1) 患者右外踝损伤伴剧痛，难以正常行走；患者担心因伤而不能如期参加比赛的焦急情绪。

(2) 患者表现的生理痛苦和心理反应，说明人是有生理、心理、社会反应的一个有机整体。

2. 需解决的问题

(1) 针对患者的身心痛苦，应该如何给予系统地整体护理？

(2) 要做好护理，护士首先必须学习系统理论，树立用系统的理论观点看待人和看待护理，并用系统理念指导护理实践。

3. 需完成的学习任务——一般系统论

任务目标

通过学习能领会一般系统论的核心思想并能正确运用于护理实践中。

学习目标

1. 说出系统的概念、基本属性。
2. 掌握一般系统论在护理实践中的应用。

教学活动方式

多媒体展示、讲授、小组讨论、习题训练等。

系统的存在是客观事实，但人类对系统的认识却经历了漫长的岁月，直到20世纪30年代前后才逐渐形成一般系统论。系统思维最早出现在1921年建立的格式塔心理学，而一般系统论的思想则有多位外籍学者先后提出，其中以美籍奥地利生物学家贝特朗菲（Ludwig von Bertalanffy）在1925年表达一般系统论的思想最为著名，他提出生物学中有机体的概念，强调必须把有机体当做一个整体或系统来研究，才能发现不同层次上的组织原理。在1937年，他第一次提出了“一般系统论”的概念，但迫于当时生物学界的压力，没有正式发表；直到1968年他发表了专著《一般系统论-基础、发展和应用》，才使一般系统论逐渐得以发展与应用。如今其理论与方法已渗透到自然科学和社会科学等诸多领域，发挥着日益深远的作用。

【知识链接】

贝特朗菲简介

1901年9月19日生于奥地利阿兹格尔道夫，1949年移居加拿大，1972年6月12日卒于美国纽约州布法罗。

早期研究理论生物学，是有机论的主要代表之一。后来研究生物体这种系统中相互联系的规律性。他于1945年发表《论一般系统论》一文，1954年在美国创立一般系统论研究会；1956年起，和加拿大生物数学家A·腊波波特合编《一般系统》年鉴；1968年出版《一般系统论-基础、发展和应用》一书。他将生物系统中相互作用的规律性概括为一般系统的规律性，试图确立适用于所有系统的普遍原则，具有重大的方法论意义。

一、系统的概念

1. 系统（system）　系统是由若干相互联系、相互作用的要素组成具有一定结构及功能的有机整体。因此，任何一个有机体必须由一些要素（子系统）组成，且这些要素间相互联系、相互作用。系统的功能也必须由这些要素共同发挥达到整体的功能。

2. 系统论（system theory）　系统论是研究系统的一般模式、结构和规律的学问，它研究各种系统的共同特征，用数学方法定量地描述其功能，寻求并确立适用于一切系统的原理、原则和数学模型，是具有逻辑和数学性质的一门科学。系统论是反映客观规律的科学理论，具有科学方法论的含义。该理论认为整体性、关联性、等级结构性、动态平衡性、时序性等是所有系统的共同基本特征，是系统所具有的基本思想观点，也是系统方法的基本原则。

3. 一般系统论（general system theory）　一般系统论是研究复杂系统的一般规律的学科，又称普通系统论，包括数学系统论、系统工程及系统哲学三个主要的方面。贝塔朗菲创立的一般系统论，从理论生物学的角度归纳了人类的系统思想，运用类比和同构的方法，建立开放系统的一般系统理论，故属于类比型一般系统论。

二、系统的分类

1. 按组成要素的性质 分为自然系统、人为系统、复合系统。

(1) 自然系统：指人类未加以干预的原始系统，如人体系统、生态系统、天体、海洋等。

(2) 人为系统：指人类加以干预，为某特定目标而人为建立的系统，如护理质量管理系统、计算机网络系统等。

(3) 复合系统：既包含自然系统又包含人为系统，如教育系统、医疗系统等。现实生活中，大多数系统均为复合系统。

2. 按系统与环境的关系 分为闭合系统、开放系统。

(1) 闭合系统：是一个与外界无明显联系的系统，不管外部环境有什么变化，闭合系统仍表现为其内部稳定的均衡特性。如密闭罐中的化学反应可视为闭合系统。

(2) 开放系统：与外界环境不断进行物质、能量和信息交换的系统。开放系统主要由输入、输出与反馈三部分构成(图 3-1)。

1) 输入：物质、能量、信息由环境进入系统的过程。

2) 输出：物质、能量、信息由系统进入环境的过程。

3) 反馈：系统的输出又进入系统并影响系统的功能。开放系统通过输入、输出、反馈与环境保持协调与平衡。

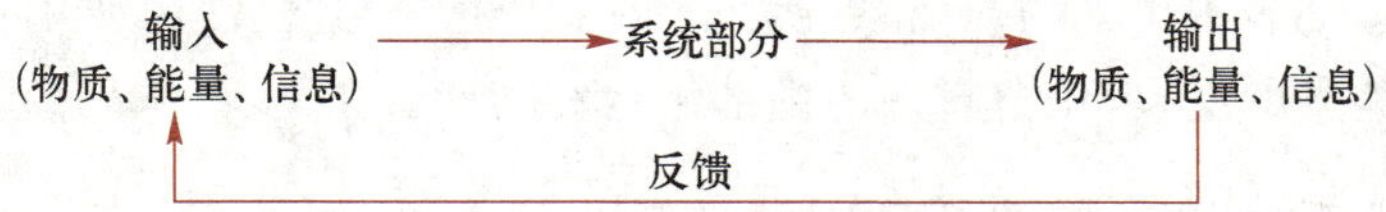

图 3-1　开放系统示意图

3. 按系统的内容 分为实体系统、概念系统。由物质实体构成的为实体系统，如高楼大厦、汽车轮船等。由非物质实体构成的为概念系统，如机关系统、后勤系统等。

4. 按系统的运动状态 分为不随时间变化的静态系统和随时间不断变化的动态系统。但绝对的静态系统是不存在的，它只是相对稳定的系统，如建筑物。

三、系统的基本属性

系统的基本属性有整体性、相关性、层次性与动态性。具体参见一般系统论示意图(图 3-2)。

1. 整体性 即非加和性。系统的整体功能大于各要素功能的简单相加。因系统内各要素间进行了充分协调和连接，达到了最优化支配，提高了系统的有序性和整体

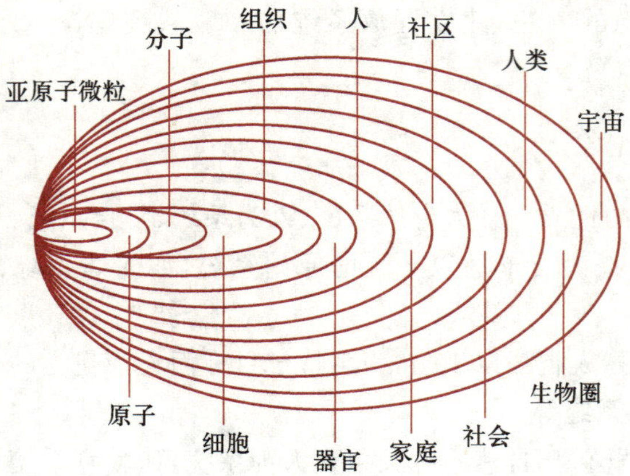

图 3-2 一般系统论示意图

的运行效果，整体就产生了独立要素所不具备的特定功能。如钢筋混凝土结构的强度大大超出了钢筋、水泥、沙石的强度之和。

2. 相关性　即系统各要素间相互制约和相互影响，系统内任一要素发生了变化，均会引起其他要素发生变化。这种相关性确定了系统的性质和形态。

3. 层次性　任何系统都具有层次。针对某一系统，它既由一些子系统（要素）组成，同时又是更大系统（超系统）的子系统。例如，医院的科室，它由其子系统各科室的工作人员组成，但它本身又是医院的子系统。系统各层次间存在着支配与服从的关系，高层次支配低层次，起主导作用；低层次服从高层次，是超系统的要素。

4. 动态性　物质和运动密不可分，各种物质的形态、结构、功能、特性及其规律性，都是通过运动表现出来的。因系统为了自身的生存与发展，需要不断与环境进行物质、能量和信息的交换，调整自己的内部结构和功能。

四、一般系统论在护理实践中的应用

1. 培育了整体护理思想的产生　护理的对象是人，人是一个由生理、心理、社会等要素组成且与外界环境不断进行着物质、能量和信息交换的整体。故当机体某一器官或组织发生病变，表现出疾病征象时，仅仅提供针对生理这一要素的疾病护理是不够的，必须提供包含生理、心理、社会等要素的整体护理。

2. 构建了护理程序的基本框架　护理程序是一个开放系统，系统的输入是患者原来的健康状况，需要通过护理程序的评估、诊断、计划和实施的转换过程，才能输出经护理后患者的健康状况，信息反馈是通过护理程序中的评价步骤来完成，判定护理工作是根据原方案、改进方案或中止进行。故系统论构建了护理程序工作过程的基本框架。

3. 提供了护理管理的理论基础　护理管理渗透在护理实践的每个过程，每位护理人员均是一位管理者。只有具备系统思想，在看待事物、处理问题上才能体现出整体性、动态性、相关性与层次性，才能使护理管理优质、高效。

【小结】

- 一般系统论
  - 系统的概念
    - 系统
    - 系统论
    - 一般系统论
  - 系统的分类
  - 系统的基本属性
    - 整体性
    - 相关性
    - 层次性
    - 动态性
  - 一般系统论在护理实践中的应用
    - 培育了整体护理思想的产生
    - 构建了护理程序的基本框架
    - 提供了护理管理的理论基础

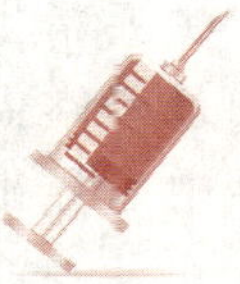

【思考训练】

1. 何谓系统？它具有哪些基本属性？
2. 什么是开放系统？它如何与环境保持协调和平衡？
3. 如何运用系统理论指导护理实践？

第二节　人类基本需要层次论

【案例】

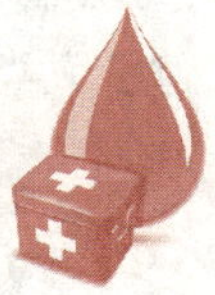

患者，女，19岁。因鼻塞、流涕、咽痛4天，症状加重伴高热5小时来院诊治。患者4天前受凉后出现头晕、鼻塞、流涕、咽喉疼痛，尚能忍受，未予重视。5小时前症状加重伴发热，最高体温达39.2℃，遂来院就诊。查体：神志清楚，精神差，咽红，双侧扁桃体Ⅱ°肿大，双肺呼吸音粗，未闻及湿啰音，HR 98次/min，律齐，T 38.8℃，P 98次/min，R 22次/min，BP 106/72 mmHg。医嘱予X线拍片检查、降温、抗感染治疗。

【案例分析】

1. 案例特征　患者身体出现鼻塞、流涕、咽痛、发热等多种不适症状，急需医疗护理人员给予治疗和护理。这是人类生存和保持健康的基本需要。但多种不适症状体征，护士要先满足患者哪种需要？

2. 需解决的问题　护士应具有人类基本需要层次理论知识，根据层次需要排列优先顺序，以满足患者的生理心理需要。

3. 需完成的学习任务——人类基本需要层次论

任务目标

1. 能正确理解人类基本需要层次论的主要内容。
2. 能正确运用人类基本需要层次论指导护理实践。

学习目标

1. 掌握人类基本需要层次论的主要内容及一般规律。
2. 掌握人类基本需要层次论在护理实践中的应用。
3. 熟悉需要的概念、特征及影响需要满足的因素。
4. 了解卡利什人类基本需要层次理论及韩德森病人需要模式的主要思想。

教学活动方式

多媒体展示、讲授、小组讨论、理论考核等。

一、概述

(一) 需要的概念

需要(need)是个体对内、外环境的客观需求在人脑中的反映,是形成动机的前提。需要包括基本需要与次要需要。基本需要属非学习性需要,主要指生理上的需要,即个体为了维持生存、成长与发展、身心平衡必不可少的最基本需要。次要需要是经过文化、学习而产生的社会性需要,是从基本需要中引导出来的需要。

人类为了生存,必须依赖空气、水、食物、居住场所、睡眠等基本需要。在成长与发展过程中,逐渐形成了文化、艺术、社交及情爱等的需要。一旦需要在人脑中形成反映,就产生了满足需要的心理与行为动机。若需要得到满足,个体将身心愉悦、保持健康;若需要得不到满足,则可导致机体失去平衡而产生疾病。因此,为了人类的生存与健康,人类的基本需要都应被满足。

(二) 需要的特征

1. 需要的对象性　任何需要均指向特定对象。这种对象可以是物质需要,如空气、水;也可以是精神需要,如归属感、爱等。无论是物质的需要还是精神的需要,均须有一定的外部物质条件才能获得满足。

2. 需要的发展性　个体在不同的发展阶段,存有不同的优势需要,如生理需要是婴儿期的主要需要,而尊重需要是老年期突出的需要。

3. 需要的无限性　当一些需要被满足后,又会产生新的需要,而新的需要又将推动人们去从事新的活动。因此,需要并不会因暂时的满足而终止。

4. 需要的社会历史制约性　在不同的社会历史条件下,人类产生的需要各不相同,常受当时所处的条件限制。

5. 需要的共同性和独特性　人类的需要既有相同的方面,也有不同的方面,如生理方面的需要基本相同,但在情爱、成就感等方面的需要就有所不同。当然,在相同方面的满足方式、数量及时间方面又会不尽相同。

（三）影响需要满足的因素

1. 生理因素 个体的外表、体力或某些生理障碍（如疼痛、无力、疲乏等）所带来的限制。

2. 情绪因素 当个体处于不同的情绪状态（如兴奋、愉悦、焦虑、害怕等）直接影响某些需要的满足。

3. 认知因素 个体的知识基础，如缺乏了解相关知识将直接影响需要的满足。

4. 社会因素 社会的不安定、紧张的人际关系、社会舆论等也会影响个体需要的产生与满足。

5. 环境因素 陌生的环境及不良的环境（如空气污染、通风不良、温度不适宜、噪声等）可造成机体的不适而影响需要的满足。

6. 个人因素 机体需要的满足常受个人的信仰、价值观、生活经验与生活习惯等影响。

7. 文化因素 教育程度、地域习俗等不同都会影响某些需要的满足。

二、基本需要层次理论内容

众多心理学家、哲学家和护理学家提出了不同的需要理论。其中尤以美国著名人本主义心理学家马斯洛（Abraham Maslow）于1943年发表的“人类动机理论”及1954年发表的《动机与人格》一书中提出的基本需要层次理论最具影响力，并广泛应用于许多领域。

（一）马斯洛基本需要层次理论

马斯洛根据人类基本需要的重要性和产生需要的前后次序，用金字塔形状排列了5个层次，形成了人类基本需要层次理论（hierarchy of needs theory）（图3－3）。

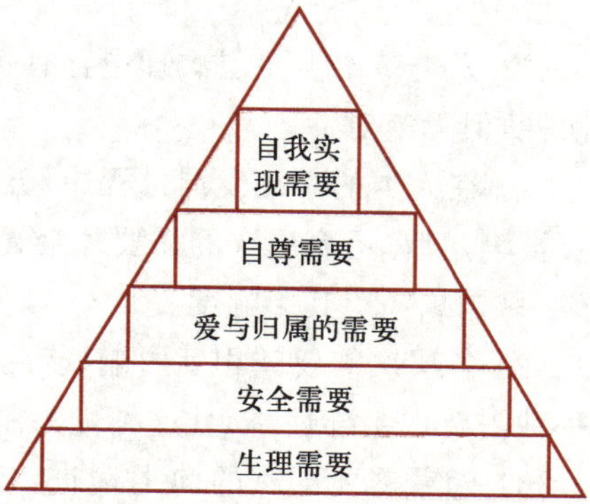

图3－3 马斯洛基本需要层次理论示意图

1. 理论内容

（1）生理需要（physiological needs）：是人类维持生存最基本的物质需要，包括空气、水、食物、排泄、睡眠、休息等。生理需要位于人类基本需要的底层，必须优先得到满足。个体只有在生理需要得到满足后，才会产生其他更高层次的需要。若个体的生理需要无法满足，则其他需要会被推到次要地位。

（2）安全需要（safety needs）：马斯洛认为，个体是一个追求安全的机制。它包含生理安全需要和心理安全需要两层含义。前者主要指防止身体伤害的安全需要，如人身安全、健康保障等。后者主要指个体免除恐惧、焦虑等心理感受的需要，如道德保障、工作职位保障等。

(3) 爱和归属的需要(love and belongingness needs):人人都需要得到关心与照顾,需要归属某一群体并获取合适的位置。个体需要把爱给予他人,也需要得到他人的爱,如友情、爱情、亲情等。

(4) 尊重需要(self-esteem needs):每个人均希望自己享有稳定的社会地位,希望自己的能力和成就得到社会的认同。尊重的需要主要包括自尊、受人尊重和尊重他人三层含义。若尊重需要无法满足,个体便会产生自卑、无能等挫折感。

(5) 自我实现的需要(needs for self-actualization):这是最高层次的需要,指个体追求实现自己的理想和抱负的需要,通过充分发挥自己的才能与潜力,使之逐渐成为自己所期望的人物。该层次包括对道德、创造力等事物的需求。

马斯洛在提出以上5个需要层次理论后,相继探讨了其他需要层次分类法。

【知识链接】

马斯洛的其他需要层次分类法

1954年,马斯洛在《激励与个性》一书中探讨了另外两种需要:求知需要和审美需要。他认为这二者应居于尊重需要与自我实现需要之间。求知需要指个体有寻求知识,认识、理解未知事物的需要。审美需要指个体追求美的物质、现象,追求行为完美的需要。在马斯洛的晚年,他又把人的需要概括为基本需要、心理需要、自我实现需要三个大层次。

2. 理论的一般规律

(1) 人类基本需要层次理论存有普遍性。一般而言,人的需要从低到高有一定的层次性,但无绝对性。

(2) 在人类的心理发展过程中,五个层次的需要是逐步上升的。通常在低层次的需要被满足后,更高层次的需要才会显现;但高层次的需要发展后,低层次的需要并非消失,只是减轻了其影响度。

(3) 各层次需要间相互影响、彼此重叠。在同一时期,个体可同存多种需要,但只有一种需要占主导地位,且这种优势需要会不断变动。

(4) 随着需要层次的向上演进,各种需要的内涵差异性更为明显,常受性别、年龄、职业、社会地位等因素影响。

(5) 需要的层次越高,满足的方式差异越大。如生理需要的满足方式大致相同,而满足自我实现需要的方式却各不相同。

(二) 卡利什的人类基本需要层次理论

美国护理学家卡利什(Richard Kalish)的人类基本需要层次理论包括6层:生理需要、刺激的需要、安全需要、爱与归属的需要、自尊需要、自我实现需要。

在马斯洛人类基本需要层次理论基础上,卡利什将理论加以了修正与补充，认为知识的获取是好奇心与探索所致。因此在生理需要与安全需要间新增了一层需要：刺激的需要。刺激的需要包括性、活动、探索、操纵、好奇等（图 3－4）。

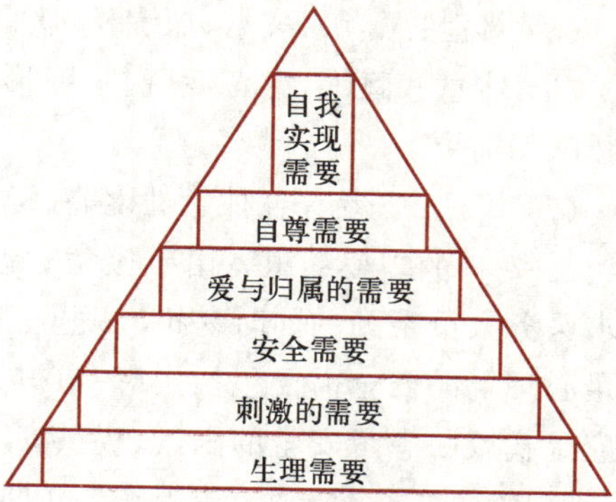

图 3－4　卡利什的基本需要层次理论示意图

（三）韩德森的病人需要模式

韩德森是美国杰出的护理理论家、教育家。在 1966 年，韩德森提出了帮助病人满足日常生活的十四项需要。

【知识链接】

韩德森归纳出病人的十四项需要

① 正常呼吸；② 适当的饮食；③ 顺畅地排泄代谢废物；④ 移动并维持恰当体位；⑤ 充足的睡眠和休息；⑥ 选择适当的衣着、穿上和脱下衣服；⑦ 维持正常体温；⑧ 保持身体的清洁与良好的仪表，保持皮肤完整性；⑨ 避开环境中的危险因素和避免伤害他人；⑩ 能表达自己的需要与感受等与他人进行沟通；⑪ 遵照个人信仰参加宗教活动；⑫ 从事有成就感的工作；⑬ 参与各种形式的娱乐活动；⑭ 学习、发现并满足有利于健康和正常发展的好奇心。

韩德森认为：护理的目标是倡导和促进独立。护士的职责是帮助满足他们不能独立完成的需要。而一旦他们能够独立完成，则护士便不再继续帮助他们。

三、基本需要层次理论在护理工作中的应用

人类基本需要层次理论指导护理实践，有助于护理人员有重点、系统性地收集服务对象的相关资料，正确判断服务对象存有的需要，预测在疾病诊治过程中可能发生的需要，更好地理解和分析服务对象的言行，按照需要层次论判断疾病的轻重缓急，制订合理的护理计划，促进患者康复。

（一）帮助专业人员分析和判断患者的需要

对照人类基本需要层次理论，个体在患病时可能存有未满足的需要有以下几类。

1. 生理的需要

（1）空气：患者缺氧，存有吸氧的需要。

（2）水：患者有水肿、脱水、电解质紊乱、酸碱平衡紊乱等，调节水、电解质、酸碱平衡的需要。

（3）营养：患者肥胖、消瘦、营养缺乏、疾病（如糖尿病、肾疾病）等，合理营养的需要。

（4）体温：患者体温过高、过低或不升等，存有体温调节至正常范围的需要。

(5) 排泄:患者尿失禁、尿潴留、腹泻、便秘等,恢复正常排尿与排便的需要。

(6) 休息和睡眠:患者疲劳、睡眠形态紊乱等,存有创造良好的休息环境,保证良好睡眠的需要。

(7) 疼痛:患者有各种急性疼痛、慢性疼痛等,减轻或免除疼痛的需要。

2. 安全的需要　患者由于疾病状态,容易对各种检查和治疗产生恐惧、疑虑,在寻求医务人员帮助的同时易担心发生医疗护理失误,造成生理安全无法得到满足。未满足心理上的安全需要包括焦虑、怕被人遗忘、害怕、孤独、恐惧等心理感受。护理人员应寻找威胁患者安全的因素,提供安全护理。

3. 爱与归属的需要　患者在生病期间尤其渴望得到家人、亲友和周围人的关怀、理解和支持,同时也为自己不能像健康时那样爱家人和朋友而痛苦自责。护理人员应加强患者与其亲友团的沟通,并与患者建立良好的护患关系,满足患者爱与归属的需要。

4. 尊重需要　疾病会导致机体某些能力的下降甚至是丧失,患者易对自身价值产生怀疑,或认为自己已成为他人的负担,非常敏感与在意他人对自己的态度。护理人员应保护患者的隐私,维护患者的自尊。

5. 自我实现的需要　患病常使患者暂时或永久性丧失某些能力,不得不离开工作岗位或学校,不同程度地影响了各种能力的发挥,导致无法满足自我实现的需要。护理人员应积极鼓励患者表达自己的理想与愿望,尽己所能地帮助患者为达到自我实现而努力。

(二) 为患者提供满足需要的方式

应用需要层次理论提供满足患者需要的护理的方式如下。

1. 护士帮助患者满足基本需要

(1) 完全不能满足基本需要的患者:护理人员应提供帮助,满足其全部的生理需要与心理需要。

(2) 部分不能满足基本需要的患者:护理人员应针对性地给予支持与帮助,协助他们发挥最大潜能,促进康复。

(3) 间接帮助需要的患者:护理人员以沟通、指导为主,通过健康教育、咨询指导、科普讲座等途径为护理对象提高自我满足需要的能力。

2. 确定护理诊断排序的优先顺序　在护理实践中,按照马斯洛的基本需要层次论确定护理诊断的先后顺序。在制订护理计划时,列出患者所有健康问题,将每一项护理诊断相应地归入马斯洛的五个基本需要层次,根据需要层次由低到高,排列护理诊断的先后。其中应首先得到满足的是生理需要,故应排在首位。这是一个普遍原则,但在具体应用中还应具体考虑个体的特性。

例如,患者,华某,因感冒发热而出现诸多需要。根据马斯洛的基本需要层次理论,生理需要必须优先满足,故护理人员应首先降低患者体温;输入液体补充水分及减轻咽喉肿痛的需要,协助患者完成生理需要的满足。其次,因患者高温、扁桃体肿大,呼吸音粗糙,应进行 X 线拍片,获取肺部信息。患者进行胸片检查时护理人员应进行检查前的健康宣教,满足患者的安全需要。

在满足生理需要和安全需要的基础上,应积极与患者同学、老师或家长联系,允许和鼓励亲朋好友陪伴，满足其爱与归属的需要。

护理人员初次与患者见面时，应先做自我介绍，在护理过程中应重视和尊重患者的意见以满足其尊重需要。也可与患者共同讨论本次感冒发生的原因，日常生活中的防治要点等，以满足其自我实现的需要。

【小结】

- 人类基本需要层次论
  - 概述
    - 需要的概念
    - 需要的特征
    - 影响需要满足的因素
  - 基本需要层次理论内容
    - 马斯洛基本需要层次理论
    - 卡利什的人类基本需要层次理论
    - 韩德森的病人需要模式
  - 基本需要层次理论在护理工作中的应用
    - 帮助专业人员分析和判断患者的需要
    - 为患者提供满足需要的方式

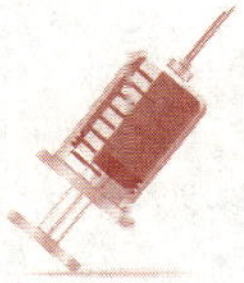

【思考训练】

1. 何谓需要？它的特征有哪些？
2. 马斯洛基本需要层次理论的主要内容有哪些？它有哪些一般规律？
3. 韩德森患者需要模式的主要观点是什么？
4. 如何运用需要层次论指导护理实践？

第三节　压力与适应理论

【案例】

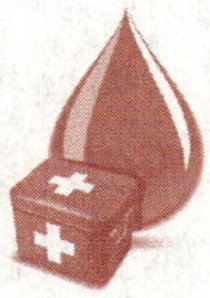

王某，女，22岁。未婚，职业芭蕾舞演员，因意外交通事故造成左下肢骨折，行截肢清创术后生命体征稳定。患者麻醉清醒后得知伤情立即晕厥过去，经抢救患者清醒后，为自己无法从事热爱的职业而痛苦万分，情绪激动，反应强烈，拒绝任何治疗和护理。护士小张在即将下班时又投入了抢救工作，无法正常下班，感到身心疲乏。

【案例分析】

1. 案例特征

(1) 患者王某因为意外事故致使其再也无法从事心爱职业，而无法承受这个打击。情绪激动，抵触治疗护理，给护理工作造成很大的压力。

（2）护士小张临近下班却无法正常下班，护理工作的特殊性，给护理人员造成很大压力，身心疲惫。

2. 需解决的问题

（1）患病后常见的压力源有哪些？与护理工作有关的压力源有哪些？

（2）护理工作压力与疲惫有哪些？

（3）作为护士应如何帮助患者进行压力防卫和适应压力，以及如何调节和缓解职业压力是护士应掌握的知识。

3. 需完成的学习任务——压力与适应理论

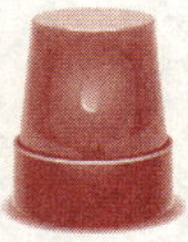

任务目标

1. 能运用压力理论帮助患者应对压力和适应压力。
2. 能运用压力理论分析、正视工作压力及正确应对护理职业压力。

学习目标

1. 掌握压力、压力源、压力反应的概念；压力反应适应综合征及反应过程。
2. 掌握应对压力的防卫线；适应及适应层次。
3. 熟悉住院患者常见压力源及护理职业压力源。
4. 了解压力的意义、压力与适应理论在护理工作中的应用。

教学活动方式

分析案例、多媒体展示、讲授、角色扮演、小组讨论、见习、参观等。

新生儿一坠地就因承受大气压力刺激而产生的呱呱啼哭声，告诉世人压力对于人生是必不可少或不可缺乏的。适量的压力刺激有其积极的意义，但过多、过强或过长的压力则会使人产生生理、心理和精神等多方面的综合反应，甚至导致机体内、外环境平衡失调，引起疾病的发生。如溃疡病、高血压等疾病与压力因素密切相关。因此，正确认识压力，并采取有效措施应对压力是现代社会中人们生存与生活的必备能力。护士应学习并掌握压力与适应理论知识，通过观察、分析和判断，能为患者的身心反应采取相应的应对措施，以提高患者的适应能力，促进患者维护身心健康。同时，护士应明确自身工作环境中的压力源，采取积极应对措施调节和适应，促进身心的健康和工作效能的提高。

一、压力的概述

（一）压力

压力一词源于拉丁文“stringere”，有“紧紧捆扎和用力提取”之意。被用于物理学中意为“张力”，在现代汉语中，翻译有“压力”“应激”“紧张”，本文选用“压力”一词。压力是一个复杂的概念，不同的学科领域对压力有不同的解释。

生理领域：生理学家用血压上升等生理现象来描述压力。

心理学领域：心理学家则用焦虑等情绪反应来描述压力。

【知识链接】

压力是一种跨越人格与文化、时间与空间的全人类经验

1867 年，法国生理学家伯纳德（Claude Bernard）提出：内在和外在环境的改变会干扰生物体的功能，生物体必须想办法适应以求生存；

1925 年，美国生理心理学家坎农（Walter Cannon）首先用“压力”一词，他观察到，由于暴露寒冷、缺氧及缺血环境中有机体会出现寒战或逃避的应急反应，认为这是由机体处于压力下的反应，提出“内稳态”概念。即机体内存在有明显的、复杂的缓冲系统及反馈机制，当内环境稳定状态破坏后，机体会通过缓冲系统及反馈机制，产生一种促进个体恢复稳定状态的持续性因素。

1963 年，加拿大生理心理学家塞里（Hans Selye）将压力概念应用于生物医学领域。他将压力与某些疾病联系在一起，认为压力是机体对环境中的各种不同刺激所产生的一种非特异性反应。非特异性反应是指一种无选择地影响全身各系统或大部分系统的反应。

由于不同的学科在其各自研究领域中对压力研究的侧重点不同，对压力会有不同的解释，但目前普遍将“压力”概念认为如下。

1. 概念　压力是个体对作用于自身的内、外环境刺激，做出认知评价后引起的一系列非特异性的生理及心理紧张性反应状态的过程。

2. 含义　从定义看，压力被看成一个动态的过程，包括刺激、认知评价和反应三个环节。

(1) 刺激：将压力作为自变量或刺激物。如日常生活事件中能引起心里紧张及不良情绪的因素。

(2) 认知评价：是个体觉察到环境刺激是否对自己有影响的认知过程。

(3) 反应：认为压力是紧张性的刺激物作用于人以后所产生的一种反应状态。主要是生理、心理等方面的反应。

(二) 压力源

1. 压力源　又称应激源或紧张源，指任何能使个体产生反应的内、外环境的刺激。

2. 压力源产生压力的决定因素　从压力源的本质看，压力源并没有绝对的好坏之分，并非每一种压力源都会对个体造成影响。压力源能否对个体形成压力则取决于以下因素：① 个体本身的感受；② 现存的或潜在的支持系统；③ 当时所处的情景；④ 压力源的性质、强度、频率、数量、影响范围、持续时间、可预测性等因素，以及所采用的应对方式等。

3. 压力源分类　根据压力源性质将其分为以下 4 类，如表 3-1 所示。

表 3-1　压力源类型

分类	含义	内　　容
躯体性压力源	指对个体直接产生刺激作用的各种刺激物，包括各种理化因素、生理病理因素的刺激	物理因素：温湿度不当、过强或过暗光线、放射线、医疗环境的噪声等 化学因素：药物毒副作用、水源污染、空气污染等 生物性因素：病毒、细菌、寄生虫等病原生物 生理性因素：经期、妊娠、分娩、更年期的改变 病理性因素：各种疾病改变（缺氧、脱水、电解质紊乱等）、外伤、疼痛、乏力、手术等
心理性压力源	指大脑中的紧张信息而产生的压力	如考试、竞赛、求职应聘、竞聘上岗等结果不理想；工作不顺心、难以胜任任务等造成的不祥预感、心理挫折及心理冲突等
社会性压力源	指因各种社会现象及人际关系而产生的刺激，包括全球性的、国家性的、地区性的、团体性的及个体性的社会现象或人际关系	如战争、自然灾害（地震、水灾、海啸、火灾等）、意外事件、下岗、丧亲、失恋、离异、人际关系紧张等
文化性压力源	指文化环境的改变而产生的刺激	如个体从一个熟悉的文化环境到另一个陌生的文化环境后，由于语言、风俗习惯、信仰、社会价值等方面无法适应，而出现的紧张、焦虑等不适应的反应

（三）压力反应

压力反应是指个体对所受压力产生的反应。

1. 压力反应分类

（1）生理反应：表现为心率加快、血压升高、呼吸加快、血糖增加、胃蠕动减慢、括约肌失去控制、敏感性增强、免疫力降低等。

（2）心理反应：表现为焦虑、忧郁、怀疑、依赖、自卑、孤独、恐惧、愤怒、否认等。

2. 压力反应特征

（1）不同的压力源可以引起同一种压力反应。如气温过高、考试紧张等都会导致出汗。

（2）不同的个体对同一种压力源的反应可以是各种各样的。如突闻失窃，可出现头晕、心慌、愤怒、绝望、头脑混乱或无法做出正确决定等。

（3）多数人都有能力避免一般性压力源。如外伤、疼痛、温度的过高或过低等的伤害。

（4）对极端的压力源和灾难性的事件，大部分人的反应方式相类似。如地震、火灾等。

（5）对压力反应的程度和持续的时间与起决定作用的因素有关。如既往的经历、儿童时期所建立的社会交往型态及当时情境对个体的意义。

(6) 在某些情况下压力源对个体是有益的。即完全缺少压力源可能是有害的,但是过大、过久地面临压力同样是有害的。如音响,过强则对人体有害,但若是“绝对寂静”则会令人产生意识模糊和“寂静感”。所以,人体不能完全缺少压力源。

二、压力的意义

日常生活中压力难以面对,但个体适应外界环境又不能缺少压力的刺激,因此,压力对个体具有消极和积极的双重作用。

(一) 积极作用

压力是一切生命生存及发展所必需的,如果没有一定的压力,一切生命活动都将停止,因此,适当的压力刺激对人生有不可忽视的积极意义(表 3-2)。

表 3-2 压力对人体的积极作用

积极意义	压力作用
维持正常人体活动的必要条件	如果没有相应的生理及心理反应,人体的生命活动将会停止。如:没有与“渴”有关压力反应,人将会因脱水而死亡;没有需要维护个人自尊的心理压力,终生则可能会一事无成
有利于提高人体的适应能力	如果一个人处于正常的刺激环境,则会发育正常,并能应付内外环境的刺激 如果经常处于一个刺激较少的环境,则适应能力即可能降低,如娇生惯养的孩子成人后,适应社会环境及独立生活的能力会受到一定的影响,且极易受各种刺激的伤害
能使机体处于应对刺激的紧张状态	适当的压力可以提高机体的警觉水平,促使人们随时应对环境的挑战,促进人们身心健康

(二) 消极作用

突发而强烈的刺激、长期慢性压力状态等,不但能损害人们的社会功能,也能降低机体对外界刺激的抵抗力,造成易罹患疾病状态(表 3-3)。

表 3-3 压力对人体的消极作用

压力状态	对个体的影响
突发心理压力对健康的影响	突发而强烈的心理压力会造成: 个体唤醒不足,身心功能突发障碍或崩溃 强烈的精神创伤,如:失恋、离异等 使个体产生抑郁、绝望、愤怒等消极情绪及各种躯体状态 使个体采用不当的应对机制,如:攻击性行为、自杀或产生其他心理障碍等
持久而慢性压力对健康的影响	使人长期处于紧张状态,身心耗竭,导致身心疾病产生。研究证明:冠心病、高血压、溃疡病、神经症等均与压力有关

续表

压力状态	对个体的影响
压力对个体社会功能的影响	当机体无法应对强烈的刺激时，会产生一系列的生理紊乱或心理障碍，影响人的心理社会功能。如应聘面试时，应试者面对考官临时附加要求，由于毫无心理准备，无法积极应对压力而表现出：手足无措、目瞪口呆等紧张反应，从而影响其正常能力的发挥

三、压力学说

(一) 塞里的压力理论

1. 观点　塞里从基本的生理学观点说明压力，他认为压力是身体对任何需求作出的非特异性反应。

2. 非特异性反应含义　所谓的非特异性反应是指一种无选择性的影响全部或大部分系统的反应，也就是说整个身体对任何作用于他的特殊因素所进行的反应。

【知识链接】

建立压力学说学者

有关压力的生理及社会心理学研究是从19世纪中期后开始。其中，塞里(Selye H)、霍姆斯(Holme T)与拉赫(Rahe R)及拉扎勒斯(Lazarus R)等，都对压力进行研究。

★塞里："压力学说"，从基本的生理学角度说明压力，强调了人体神经内分泌系统与压力反应的关系。

★霍姆斯和拉赫："生活变化适应模式与疾病发作学说"，研究主要专注于生活变化对健康与疾病所造成的影响。

★拉扎勒斯："压力与应对模式"，则把研究的重点放在对压力的认知与评估上。

【知识链接】

压力理论之父
——塞里(Hans Selye 1907—1982)

塞里是加拿大著名的生理心理学家，于1926年就读医学院二年级时开始了对压力的研究，并根据对人及动物的大量研究，于1950年出版第一本专著《压力》，提出"压力与适应学说"，压力作为人类全面认识健康与疾病的一个重要概念，已被广泛引用于医学、社会学、心理学、护理学等学科领域的重点研究，其压力理论对压力的研究产生了重要影响，因此，塞里被称为"压力理论之父"。

(二) 压力适应综合征学说

1. 压力适应证候群类型　塞里将压力理论与疾病的发生联系起来。他通过观察发现大多数疾病虽然各有其特征，但同时又有一些共同的症状和体征，如体重下降、疲乏、疼痛、失眠、颤抖、出汗、胃肠道反应等。因此，他认为压力的生理反应包括全身适应综合征和局部适应综合征。

(1) 全身适应综合征：不论是何种因素侵犯体内恒定系统时，都会引起一定的反应，但任何刺激都不可能产生完全特异的反应，而只能产生相同的反应群，他称之为全身适应综合征(general adaptation syndrome，GAS)。

(2) 局部适应综合征：同时塞里还指出，人体除了对压力的全身反应以外，也对局部的压力源发生反应，他称这种发生在身体某一器官或区域内的反应为局部适应综合征(local adaptation syndrome，LAS)，例如局部炎症。

2. 适应综合征的反应阶段　塞里还认为，全身适应综合征(GAS)和局部适应综合征(LAS)都以三个不同的阶段发展(表 3-4)。

表 3-4　适应综合征的反应三阶段

各期	适应综合征
第一阶段 (警觉期)	① 是压力源作用于身体的直接反应 特点：动员身心各种生理和心理防卫机制，应对压力源为特点 目的：唤起体内防御能力以维护内稳定状态 生理方面：神经内分泌激素作用，引起机体各系统的变化，调动身体有足够能量去抵御压力源，持续时间数分钟至数小时。表现为：肾上腺皮质激素分泌增加，出现心率加快，血压升高等 心理方面：通过促进心智活动，增加认知的警戒性 ② 如果防御有效，机体恢复正常活动；如果压力源刺激过大，反应过于强烈，在产生警告反应之后，机体转入第二反应阶段
第二阶段 (抵抗期)	以副交感神经兴奋及人体对压力源的适应为特征，是机体内部动员起来的抗御力量与压力源处于抗衡状态 如果机体适应成功，则内环境恢复稳定，激素水平、心率、血压也恢复正常，人体对外界刺激的敏感性下降。反之，如果压力过大、过强、过长，机体抵抗力无法克服，则出现持续性的损害，继而进入第三期
第三阶段 (衰竭期)	发生在压力源强烈或长期存在时，或出现新的压力源，机体内的适应性资源耗尽，不能代偿性的应对压力源，抵抗能力达到极限，随之迅速崩溃。表现为体重减轻，肾上腺继分泌增加后出现衰竭，激素耗竭，淋巴系统功能紊乱，最后全身衰竭而危及生命

四、压力的防卫

不同的人对相同的压力，会产生不同的反应。压力源并无绝对的强弱度，个体的压力反应型态，取决于其对压力的感知、应对能力和条件。如面对同一压力刺激，防卫能力低的人，所经受的压力相对严重，甚至会导致疾病的发生；而防卫能力强的人，却认为无所大碍。人本身具有自然防卫能力以外，还可以通过学习获得新的应对能力，以更能主动处理所面临的压力情况。

（一）第一线防卫——生理与心理防卫

生理与心理防卫见表 3－5。

表 3－5　生理与心理防卫

防卫种类	防卫机制
生理防卫	是指包括遗传因素、营养状况，免疫功能等在内的生理状况。如完好的皮肤和健全的免疫系统可抵抗病毒、细菌等微生物的侵袭，营养不良的人，即使是受轻伤也容易出现感染等
心理防卫	是指心理上对压力做出适当反应的过程。应用适当：有益于心理成长和发展 防卫能力取决于：过去经验、教育程度、生活方式、经济状况、社会支持系统、性格特征、焦虑阈等 个体常常在潜意识状态下运用一种或多种心理防卫机制，以达到解除情绪冲突、避免焦虑、解决问题

（二）第二线防卫——自力救助

当个体处于压力源较强，而第一线防卫能力较弱时，就会出现一些身心应激反应。如反应严重，就必须进行自力救助，以减少疾病的发生。自力救助方法有 4 种（表 3－6）。

表 3－6　自力救助

方法	相应措施
正确对待问题	首先应弄清楚压力的来源，然后采取相应的措施进行针对性的处理 应对的方法：可以是改变环境，也可以是改变自己对问题的看法
正确对待情感	人们在遭受压力后可产生焦虑、沮丧、愤怒或其他情绪 应对方法：通过自我评估，找出情感反应的原因和伴随的生理反应；应用过去的经验、与朋友交谈或心理防卫机制来处理好自己的情绪
利用可能的支持力量	当个体经受压力时，需要有一个强有力的社会支持，有效地帮助其度过困境。如与曾有过类似经验、值得信赖的朋友交谈沟通，参加有益的社团活动 支持系统主要成员可以是父母、配偶、子女、好友等；也可向有关的专业机构寻求帮助，如心理咨询中心
减少压力的生理影响	良好的身体状况是有效抵抗压力源侵入的基础 要提高保健意识，养成良好生活卫生习惯，改善营养状况，改变不良行为习惯（吸烟、酗酒）等均有助于加强第一线防卫；此外，传统的气功疗法、松弛锻炼及一些娱乐活动（如音乐欣赏、阅读、太极拳、散步等）均是帮助人们解脱压力的实用方法

(三) 第三线防卫——专业辅助

1. 及时专业辅助　当强烈的压力源突破了个体的第一、第二防线后导致个体出现身心疾病时，就必须及时寻求医护人员的帮助，由医护人员提供针对性的药物治疗、心理治疗、物理治疗、健康咨询和教育等，以提高个体的应对能力，促进身心康复。

2. 求助不及时或不恰当导致的负性反应

(1) 导致慢性病：若专业辅助不及时或不恰当，则会出现病情加重或演变成慢性疾病，如溃疡性结肠炎。

(2) 产生新压力源：慢性疾病又可成为个体的新压力源，导致个体负担加重。如果防卫失败，最终可以导致个体死亡。

五、压力的适应

(一) 适应的概述

1. 适应概念　适应是生物体调整自己更适应生存环境的过程，是应对的最终目的，是所有生物的特征。

2. 主动适应行为　个体在遇到任何压力源时，都会选择一系列应对行为尝试着去适应。若适应成功，身心平衡得以维持和恢复；若适应失败，则会导致患病。而疾病作为新压力源又刺激人们采取一系列应对行为去适应。主动适应是个体最卓越的特性，是人体维持内外环境平衡和对抗压力的基础。

3. 适应的特点　适应具有稳定性、主动性、整体性、差异性、有限性和时间性等特点，其特点表现如表 3-7 所示。

表 3-7　适应特点及表现

特点	适应表现
稳定性	适应的目的是最大限度地维持机体内环境的稳定状态 机体在遭遇压力刺激时，会动员全身心力量以适应压力对机体所造成的不平衡，从而维持个体的最佳身心状态
主动性	适应是一个主动的动态过程，是一种自我调节机制，当人们面对压力时，会主动应对或逃避，如饥渴时主动寻找水和食物的行为
整体性	适应是一种涉及机体生理、心理、社会文化等多个层次的全身性反应过程，如新护士要调整自己从心理上、体力上、人际交往上适应护理工作环境的需求，从而最终达到新护士角色的转化
差异性	由于个体的遗传因素、性格及人生经历不同，所以应对压力的适应能力具有个体差异性
有限性	面对压力源，虽然机体会将应对行为和能力发挥出最大的潜力，但不能超越个体生理、心理和精神的稳定范围，一旦超越即可能导致个体的崩溃
时间性	适应的时间越充足，适应的效果越好，否则难以适应。如突传家中亲人噩耗，通常一下子难以接受；若事先已知事态，且有思想准备，则对事实的接受和适应比较平稳

（二）压力的适应

压力的适应从生理、心理、社会文化和技术 4 个层面进行，其各层面的适应含义和方式如表 3－8 所示。

表 3－8　压力的适应

<table>
<tr><th>适应层面</th><th colspan="2">适应含义及方式</th></tr>
<tr><td rowspan="3">生理适应</td><td colspan="2">指当外界的刺激发生改变，影响人的内稳态时，个体调整生理变化来应对刺激的过程</td></tr>
<tr><td>低偿性适应</td><td>指当外环境对人体需要的增加或改变时个体所作出的代偿反应，如长跑锻炼，初时会感到心跳、呼吸负担过重，且肌肉酸痛，但若长期坚持，机体通过代偿适应了长跑对机体的负担，压力就减少了或不再有压力存在了</td></tr>
<tr><td>感觉适应</td><td>指机体对某种固定情况的连续刺激引起的感觉轻度减弱。如“久闻不知其臭”，就是因为持续受到特定气味的刺激导致对其敏感度降低所致</td></tr>
<tr><td>心理适应</td><td colspan="2">指个体感到心理压力时调整自身认识压力源的态度，摆脱或消除压力、恢复心理平衡的过程。如学习和运用新的行为（运用松弛术），或运用心理防御机制来适应</td></tr>
<tr><td rowspan="2">社会文化适应</td><td>社会适应</td><td>指个体调整个人的行为举止以符合社会规范、习俗、信念等，应对来自各种社会、专业团体与家庭的各种压力。如实习护生，除了要将所学知识和技能与实践相结合外，还有尽快熟悉医院的环境，遵守规章制度，与医务人员及患者建立良好人际关系</td></tr>
<tr><td>文化适应</td><td>指个体调整自身的行为以符合某一特定文化环境的要求。如对不同国籍、不同民族患者的多元文化护理，“入乡随俗”就是社会文化适应最好的例子</td></tr>
<tr><td>技术适应</td><td colspan="2">指人们通过掌握技术改造自然环境、控制环境中的压力源
技术适应是人类对现代化先进科技所造成的新压力源的适应。如医药护理技术的进步发展却带来药物副作用和病原微生物的耐药性等</td></tr>
</table>

六、压力与适应理论在护理工作中的应用

（一）患者面临的压力及护理

疾病作为压力源是每个人在生命活动中不可避免的经历，患者面对疾病压力源若难以适应，将会导致病情加重。所以，护理人员应了解患者所面临的压力源，帮助其减轻压力反应，提高应对能力，维持身心平衡。

1. 患者常见的压力源　患者常见的压力源及其原因如表 3－9 所示。

表 3-9 患者常见的压力源

压力源	常见的原因
环境陌生	患者对就医环境和对医护人员的人际环境感到陌生，对饮食不习惯，对住院的作息制度不适应等
疾病威胁	患者感受到严重疾病造成的威胁，担心可能罹患了难治或不治之症，或即将进行手术、有可能致残或影响机体功能及自身形象等
缺少信息	对所患疾病的诊断、治疗和护理措施不了解等，对手术和药物的疗效存在疑虑，对医护人员所说的医学术语不能理解，未得到医护人员耐心的解答等 与外界隔离，不能与家人和朋友谈心，与病友之间缺乏沟通，缺乏外界信息
丧失自尊	因疾病的原因生活不能自理而依赖他人的照顾，不能独立完成进食、如厕、沐浴、穿衣，因疾病需卧床休息，不能按自己的意志行事等
不被重视	医护人员未能及时协助患者及家属获得基本医疗信息需要所致
护理专业服务	护理人员不了解或忽略了患者的需要，包括生理的、心理的和社会的需要 护理人员业务技术不熟练，对病情的变化未能及时发现和及时处理 护理工作中对环境的安排不妥当，如噪声过大、温湿度不适当、光线过强等 护理工作中忽略护患关系、缺乏与患者及家属的沟通

2. 护理人员帮助患者适应压力　护理人员是患者面临压力时社会支持系统的重要成员，因此，护士应重视减轻患者压力的工作，帮助患者有效调适，以利于其康复（表 3-10）。

表 3-10 帮助患者适应压力

方法	策略	
协助患者预防压力	创建适宜的住院环境	使病室环境舒适安全、生活方便，减少不良环境因素对患者的影响，让患者尽快适应住院生活
	协助患者适应环境	热情接待，介绍环境、制度、作息时间、主管医生、责任护士等，消除陌生和孤独带来的心理压力
	协助患者适应患者角色	对患者表示接纳、尊重、关心和爱护 与患者一起分析具体情况，评估分析压力源 主动了解病情、生活背景及影响心理、生理感受等各方面的需求 及时给予心理疏导，尽量满足患者接受护理工作中的各种需要，降低其心理压力
	提供相关信息	及时提供诊断、检查、治疗、护理等相关信息
	参与制订计划	鼓励患者参与治疗和护理计划，减少焦虑、恐惧情绪，增加自控能力和安全感，发挥其主观能动性，更好地配合治疗和护理

续表

方法	策略	
协助患者预防压力	锻炼自理能力	自理是心理健康的一个标志，是减少心理压力的重要内容，应告知自理的重要性，参与治疗和护理过程 尽最大限度地自理，重建自尊心、自信心、自控感和价值感
	锻炼意志	由于患病减弱了患者的意志力，表现依赖或软弱，出现忧虑、悲观、痛苦、恐惧等消极情绪，提供疾病有关健康知识，成功人士的奋斗事例，同种疾病成功案例现身说法，鼓励增强意志力和战胜疾病信心
指导患者运用恰当应对方法	心理疏导和自我心理保健训练	鼓励患者表达自己内心的真实想法、感受，允许和理解其情感宣泄 指导患者进行自我心理保健训练，运用暗示、转移、倾诉等宣泄消极情绪 适应心理防卫机制或松弛术消除对疼痛的恐惧，对预后的焦虑等
	调动患者的社会支持系统	协助患者建立良好的人际关系，与家属取得有效合作，鼓励家人参与并配合治疗等来减轻患者的孤独与被隔离感 支持系统主要成员可以是父母、配偶、子女、好友等；也可向有关的专业机构寻求帮助，如心理咨询中心 系统主要功能：提供信息及指导帮助患者解决问题；提供心理支持、关怀及鼓励，使之获得安全感；提供物质支持及帮助
	放松训练	通过将注意力集中在呼吸、声音、想象等方面，降低患者对周围环境的感应能力，减弱交感神经活动，使肌肉放松、心理放松

（二）护士的职业压力与适应

护理工作的性质决定护理人员必须经常面对复杂的压力源。护理职业压力过大不仅导致护理人员生理、心理恒定状态的破坏，影响身心健康、家庭及生活质量，也导致了护理质量低下、护理工作满意度下降、人力流失等现象的发生。因此，专家们呼吁应建立专业的机构对护士的压力状况给予有效的管理，护理人员应明确自身工作环境中的压力源，采取积极应对措施调节和适应，促进身心的健康和工作效能的提高。

1. 护理工作压力源 护理工作中常见的压力及来源如表 3-11 所示。

表 3-11 护理工作压力源

压力	来源
工作责任重大	服务对象是人，责任重大：因为护理是直接关系人的生命与健康的工作，常常面临着急症抢救、重症监护、新技术应用等状况，因此，决定了护士必须灵活应对、迅速反应、及时满足患者各种需要，所以工作压力大

续表

压力	来　源
工作负荷过重	超负荷的工作量：人们健康意识和保健需求的日益增长，对医疗护理服务需求的提高；护理队伍人力资源缺乏，护士个体所承担的任务繁重，脑力、体力负荷过重
特殊工作性质	病情动态变化性、变化时间的不定性：病情动态变化的特殊性，需要护理工作的连续性，工作时间的不定性，护士工作需要频繁三班倒，昼夜变更频繁，扰乱正常的生理节律，增加了机体的调适难度；同时也导致护士生理、心理、家庭生活、社区活动均受到影响
人际关系复杂	职业岗位面临着护患、医护、护护关系，及与后勤、行政人员关系，与患者家属关系等诸多复杂的人际关系
职业风险性	护理职业高风险性：人们法律意识、维权意识的增强，以及人们对卫生服务需求的增高等，决定了护士面临着更高的职业风险，及其所带来的更大的心理压力
工作环境特殊性	医院是患者集中的地方，是治病救人的场所，医院环境有许多职业损伤因素存在，护士随时面临细菌、病毒等许多有害致病因子的侵害； 同时面临长期接触药物、化学消毒剂和锐器伤等职业暴露危险； 要应对许多血腥场合和生离死别场面，因此给护理人员带来很大心理、生理压力

2. 护理职业疲溃　护理工作压力情况没有得到有效的调节，就会导致护士身心疲溃、护理队伍不稳定、工作质量下降等负面影响的产生。因此护理管理者应予重视如何减轻护理人员职业压力，护士也应该正确认识和分析自身存在的压力，调节和适应护理工作。

(1) 疲溃感：指由于强烈、持久的工作压力所造成的一种无助、无望的心理体验，是一种职业疲溃症候群。

(2) 职业疲溃表现：生理功能失调、亚健康状态、否定自我价值、工作态度消极、对服务对象漠不关心、行为改变等。

(3) 职业疲溃分期：热忱期、停滞期、挫折期、疲溃期。

(4) 疲溃感的负性结果：影响医疗团体系统运作、影响护理质量、患者满意度降低、影响家庭生活等。

3. 护士应对工作压力策略　护士应充分运用压力与适应理论，提高自我调节和自我防护能力，增强对外界的适应性，缓解和消除应急反应，维护身心健康，提高护理服务质量(表 3－12)。

表 3-12　护士应对工作压力策略

压力策略	应对措施
提高综合素质	加强学习，不断提高自身的专业知识和业务技能水平 树立自信心和正确的职业价值观，确立恰当的期望和目标，提高自我调整、解决问题等应对压力的能力 积极培养个人业余兴趣、爱好，不但能在工作之余得以放松调节，更能提高自身涵养素质，培养稳定心理素质，对抗压力源 保持健康的生活方式，适当运动，充足睡眠，养成舒畅、愉快的精神状态，提高自身生理素质，强壮体质，对抗压力源
妥善处理人际关系	护理工作面对着复杂的人际关系，护士应设法积极应对，妥善处理，以减少人际关系紧张或冲突所带来的压力
自我心理调适	定期自我评估、测量压力源，适时采用自我调节方法，寻求合适自我情绪放松、发泄的途径，如听音乐、画画、看书等 学习一些松弛技巧并加以应用
调动支持系统	建立社会支持系统，寻求适当的、可倾诉对象，求得支持和宣泄自身压力 获取管理部门及护理管理者重视，提高职业待遇、提供深造机会、继续教育、技能培训、合理调配人员、加强人力资源建设等，从根本上减轻护士职业压力

【小结】

- 压力与适应理论
  - 压力的概述
    - 压力
    - 压力源
    - 压力反应
  - 压力的意义
    - 积极作用
    - 消极作用
  - 压力学说
    - 塞里的压力理论
    - 压力适应综合征学说
      - 压力适应证候群类型
        - 全身适应综合征
        - 局部适应综合征
      - 适应综合征的反应阶段
        - 第一阶段（警觉期）
        - 第二阶段（抵抗期）
        - 第三阶段（衰竭期）
  - 压力的防卫
    - 第一线防卫——生理与心理防卫
    - 第二线防卫——自力救助
    - 第三线防卫——专业辅助
  - 压力的适应
    - 适应的概述
      - 适应概念
      - 主动适应行为
      - 适应的特点
    - 压力的适应
      - 生理适应
      - 心理适应
      - 社会文化适应
      - 技术适应
  - 压力与适应理论在护理工作中的应用
    - 患者面临的压力及护理
      - 患者常见的压力源
      - 护理人员帮助患者适应压力
    - 护士的职业压力与适应
      - 护理工作压力源
      - 护理职业疲溃
      - 护士应对工作压力策略

【思考训练】

1. 患者有哪些压力反应？护士应采取哪些护理措施帮助防卫和适应？
2. 患者还会面临医院的哪些常见压力源？
3. 护理职业有哪些压力？护士应如何去调节和应对？

第四节　成长与发展理论

【案例】

患儿，男，4 岁。发热、咳嗽、气促 2 天，以小儿肺炎入院。神志清，精神欠佳。查体：T 38.5℃，P 120 次/min，R 30 次/min，体重 23 kg。听诊双侧呼吸音粗糙、有湿啰音，营养中等，入院后给予雾化吸入、止咳、消炎等治疗。经治疗后患儿病情好转，但表现神情紧张、烦躁，只接受母亲陪伴，母亲离开就大哭不止，甚至表现出呼吸困难。

【案例分析】

1. 案例特征

(1)“患儿经治疗后病情好转，但表现神情紧张、烦躁，只接受母亲陪伴”的案例特征显示患儿有恋母情结。

(2) 这个年龄段儿童的认知发展应是开始用语言来表达自己的需要，但患儿却是“母亲离开就大哭不止”说明患儿认知发展心理需要引导。

2. 需解决的问题　人的成长发展不同年龄阶段都有各自不同的心理特点、行为特征及基本需要，如何为护理对象提供全方位的服务，护士应该学习成长发展理论，才能针对性的为护理对象提供帮助。

3. 需完成的学习任务——成长与发展理论

任务目标

通过学习能运用成长与发展理论指导护理实践。

学习目标

1. 说出成长与发展的规律、影响成长与发展的因素。
2. 掌握弗洛伊德性心理发展理论及其在护理中的应用。
3. 熟悉艾瑞克森的心理社会理论及其在护理中的应用。
4. 了解皮亚杰的认知发展学说及其在护理中的应用。

教学活动方式

多媒体展示、讲授、小组讨论、互相评议、自学、指导等。

成长发展理论主要研究人生命整个过程中个体身心变化与年龄之间的关系，在每一个成长发展阶段都有不同的特点和特殊问题需要解决。学习成长发展理论，可以帮助护士掌握不同年龄阶段护理对象的心理特点、行为特征及基本需要，从而为护理对象提供全方位的服务。

一、成长与发展的概述

（一）概念及组成

1. 概念　成长与发展(growth and development)又称为生长与发育。成长与发展是贯穿于人一生自然的不断变化的动态过程，它包括生理、心理、社会、认知、情感、精神、道德等多方面。

2. 组成　成长与发展包括了生理、心理及社会领域。一般包括六个方面的内容。

(1) 生理方面：指体格的成长、发育及功能的完善。

(2) 认知方面：表现为观察力、判断力、理解力、记忆力、想象力、知识的应用能力及解决问题的能力等不断地发展和变化。

(3) 情感方面：是人在对客观事物认知过程中判断是否能满足需要而产生的。人的基本情感包括喜、怒、哀、乐、悲、恐及惊等。

(4) 精神方面：是人在成长发展过程中产生的对生命意义及其价值的认识。

(5) 道德方面：是指人的是非观念和信仰的形成。

(6) 社会方面：是指人在社会交往过程中与他人及社会互动能力的不断发展。

（二）规律及影响因素

1. 规律　人的成长发展过程非常复杂，受多种因素的影响，但仍然遵循一定的规律进行。

(1) 顺序性和预测性：人的成长发展具有一定的顺序和规律，以可预测的方式进行。

(2) 连续性和阶段性：成长发展在整个生命过程中不断地进行，是一个连续的过程。

(3) 不平衡性：人的成长发展各阶段并非匀速平衡性发展，每个阶段都有一定的发展特点，且是下一个发展的基础。

(4) 关键期：在成长发育过程中存在着某些技能和能力发展的最佳时期即关键期，错过此阶段的发展关键期，将对以后的成长发育带来难以弥补的影响。

(5) 个体差异性：成长发育受多种因素的影响而存在一定的个体差异，包括生理、心理、社会方面等，并随着年龄的增长差异越大。

2. 影响因素　遗传和环境是影响成长发育的基本因素。

(1) 遗传因素：成长与发展受父母双方遗传因素的影响，决定成长发展的潜力，表现在体型、身高、肤色、性格、气质和智力等生理、心理、社会方面。

(2) 个人因素：在成长发展过程中起到决定性的作用。个人健康状况不仅会影响体格的发育，而且会影响心理及智力的发育。一般两岁左右是人的自我意识形成阶段，加之以后逐渐形成的喜、恶习惯，决定个人选择不同的生活方式，从而影响个人的身心发育。其他个人因素，如内环境稳定、个人学习动机及社会化过程等均会影响人的成长发育。

(3) 环境及其他因素：① 孕母状态，胎儿在子宫内的发育受孕母营养、生活环境、健康和情绪等多种因素的影响。② 充足和合理的营养是成长与发育的物质基础，是健康成长发育的重要保证，长期营养不良或过剩对人的成长发育造成一定的影响。③ 家庭环境对成长发育起着显著的作用，如家庭的居住环境、卫生习惯、教育方式、家庭氛围、父母的角色作用及受教育的机会等都会对儿童的生理心理的发展产生深远的影响。④ 不同社会文化背景下产生的生活习惯、教育方式、宗教信仰等均对人的成长发育有一定程度的影响。

二、成长与发展的相关理论

(一) 弗洛伊德的性心理发展理论

弗洛伊德(Sigmund Freud，1856—1939)奥地利著名精神病学家(图 3-5)，被誉为“现代心理学之父”，是精神分析学派的创始人。他以多年对精神病人的观察和治疗过程为依据，创立了性心理发展学说。弗洛伊德性心理学说包括三大理论要点。

1. 意识层次理论　弗洛伊德将人的心理活动分为意识、潜意识和前意识三个层次。

(1) 意识：是指人直接感知的心理活动部分，是对自己身心状态及环境中的人、事物变化的综合察觉和认识。如感知觉、意志、情绪和思维等。

(2) 潜意识：是指人们没有意识到的深层的心理活动部分。其主要内容是不被外部现实和道德理智所接受的各种不能得到满足的冲动、欲望和需求。潜意识虽然不被意识所知觉，但它是一切意识活动的基础，潜意识中潜伏的心理矛盾和心理冲突等常常是导致个体产生焦虑，甚至心理障碍的症结。

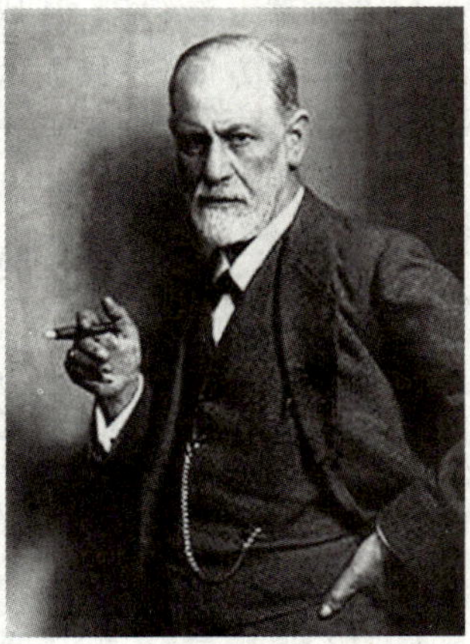
图 3-5　弗洛伊德

(3) 前意识：是介于意识与潜意识之间，主要指当前未被注意到或未在意识层面中，但通过自己特别注意或经过他人的提醒又能被带到意识层面的心理活动。

2. 人格结构理论　人格结构理论认为人格由三个部分组成，即本我、自我和超我。

(1) 本我：是人格中最原始的部分，处于潜意识深处，由先天的本能与原始的欲望组成，与生俱来。本我受快乐原则支配，目标是争取最大的快乐和最小的痛苦。本我是人类非理性心理活动的部分。

(2) 自我：是人格中理智而符合现实的部分，大部分处于意识中，小部分处于潜意识中。自我包含对自己的确认及对自己躯体与外界接触后所形成的各种感觉的确认。自我受现实原则支配，目标是使人的行为适应社会和环境。自我的发展及功能决定着个体心理健康的水平。

(3) 超我：是人格中最具理性的部分，由良心和理性两部分组成，大部分处于意识中。超我受完美原则支配，其特点按照社会规范、伦理及习俗等来辨明是非与善恶，从而对自身行为进行监督和管制，使其符合社会规范和要求，指导自我，限制本我，达到自我完善的高度。

发展的过程就是人格结构的本我、自我、超我三个部分相互作用结果的反应，如果三者能彼此调节，协调运作，个体就会发展成为一个健康的具有良好适应能力的人；反之如果失去平衡，就会导致心理异常。

3. 人格发展理论　主要从性心理发展的角度论述人格的发展。他认为个体发展的内动力是“性本能”，又称“原欲”。人格发展经历五个可重叠的阶段，前三个阶段是人格发展的关键时期。每个阶段的“原欲”会出现在身体的不同部位，如果条件环境不允许人的欲望得到满足，则会出现固结，即人的本能被压抑后，以潜意识的方式来表示，人格发展出现停滞，会产生性压抑后的精神疾患或变态心理。人格发展的每个时期的特点及护理中的应用如表 3－13 所示。

表 3－13　弗洛伊德性心理发展的五个阶段及护理应用

阶段	年龄	特点	护理应用
口欲期	0～1 岁	口部成为快乐的中心 通过吸吮、吞咽、咀嚼等与口有关的活动获得快乐、舒适和安全感	喂养应及时，方法要得当。反之就会出现固结现象，形成自我为中心，过度依赖、退缩、悲观猜疑等人格特征，表现为咬指甲、吮手指、吸烟和酗酒等不良行为
肛欲期	1～3 岁	肛门、直肠成为快乐的中心 通过排泄及自己对排泄的控制来获得愉快感	训练大小便的控制及排泄方法要得当，会使儿童养成清洁、有序、控制及以后人际关系的基础。反之会出现洁癖、吝啬、固执冷酷、暴躁等人格特征
性蕾期	3～6 岁	生殖器成为快乐的中心 对自己的性器官感兴趣，观察到性别的差异，依恋异性父(母)，出现恋父(母)情结	引导此期的儿童与同性别的父(母)建立性别认同感，有利于形成正确的性别行为和道德观念。反之就会造成性别认同困难或由此产生的道德问题
潜伏期	6～12 岁	兴趣转移到外界环境 精力集中在学习、游戏等各种智力和体育活动上	鼓励小孩从外界环境获得愉快感，认真学习、追求知识和积极锻炼身体，获得人际交往经验，促进自我发展。反之会形成强迫性人格
生殖期	12 岁以后	生殖器重新成为快乐的中心 注意力转向年龄接近的异性伙伴	培养孩子的独立性和自立、自强、自我决策的能力，性心理发展逐渐趋向成熟，正确引导与异性的交往。反之会导致性功能不良，难以建立融洽的两性关系或出现病态人格

(二) 艾瑞克森的心理社会发展理论

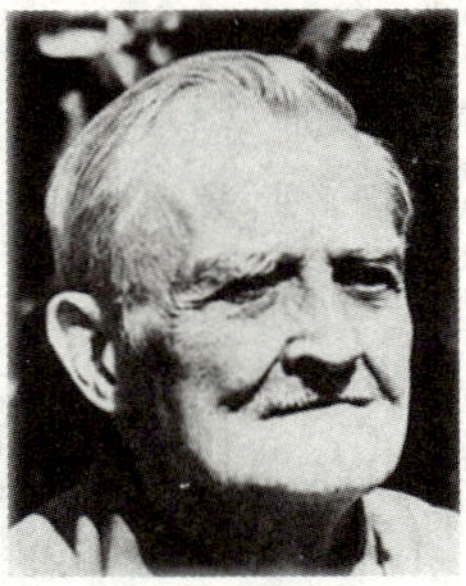

图 3-6 艾瑞克森

艾瑞克森(Erik Erikson,1902—1994)是美国哈佛大学的一位心理及人类发展教授(图 3-6),是弗洛伊德的女儿安娜·弗洛伊德的学生。他根据自己的人生经历及多年从事心理治疗的经验,在弗洛伊德性心理发展学说的基础上,提出了心理社会发展理论。理论强调文化及社会环境对人格发展的影响,人的发展包括生理、心理及社会三个方面的变换过程,并由八个发展阶段组成,每个阶段都有一个心理社会危机要面对,危机是人生每个时期特定的困难或问题,由正常发展而产生,属于正常现象。成功的解决每一个危机,人格得以顺利发展,如果危机不能解决,就会持续存在,相继累加,则可能导致人格缺陷或行为异常。同时,每一个时期发展顺利与否,受前一个时期的影响并影响后一个时期的发展。艾瑞克森的心理社会发展进程如表 3-14 所示。

(三) 皮亚杰的认知发展理论

皮亚杰(Jean Piaget,1896—1980)是瑞士的心理学家和哲学家(图 3-7),通过对儿童行为数十年的观察,提出他的认知发展理论。其理论认为儿童思维的发展并不是由父母和老师传授给儿童的,是通过儿童与环境之间相互作用,经过同化和顺应两个基本认知过程而形成。每个个体都有一个原有的认知结构,称为基膜。当面临某个刺激情景或困难情景时,个体企图用自己原来的认知结构来解决新问题,这种认知经历称为同化。若原来的认知结构不能对新事物产生认知作用,个体必须改变或扩大原有的认知结构,以适应新的情景,这种认知心理历程称为顺应。认知结构的改变和扩大,是智能发展的过程。皮亚杰将认知发展过程分为四个阶段。各个阶段之间相互联系、相互影响,是一个有序的、连续的过程。

1. 感觉运动期(0～2 岁) 婴幼儿通过感觉和运动来认知周围的世界,如吸吮、抓握和观看等。主要特征能区别自我及周围环境,以正确或错误的方式尝试解决问题,对空间有初步的概念,开始协调感觉、知觉及动作间的活动,感觉运动期分为六个亚阶段,是婴幼儿思维的萌芽。

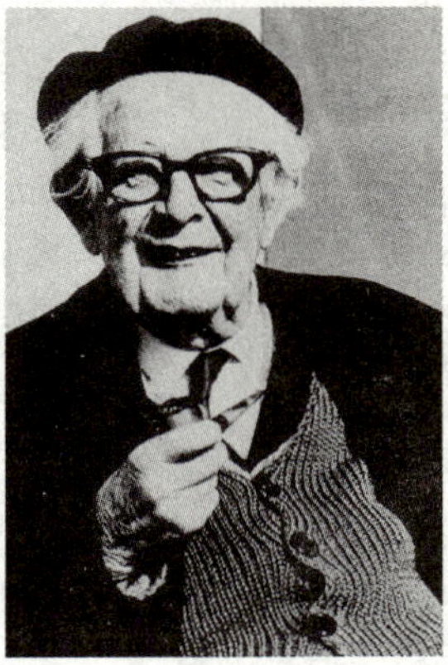

图 3-7 皮亚杰

2. 前运思期(2～7 岁) 儿童的思维发展到使用符号的水平,即开始用语言来表达自己的需要。思维缺乏逻辑性和系统性。以自我为中心,认知物体人格化,观察事物片面而不能持久和分类。此期儿童是象征及表象思维。

3. 具体运思期(7～11 岁) 儿童摆脱了自我为中心的思维方式,能同时考虑事物的多个方面及更广的角度思考问题,想法比较具体,具有了初步的逻辑思维能力。

表 3-14　艾瑞克森的心理社会发展过程

阶段年龄	影响人	危机	任务	发展顺利	发展障碍	应用及护理
婴儿期 0～18 个月	母亲	信任对不信任	建立信任感	建立信任感，表现为对人信赖、乐观、有安全感、愿意与他人交往、对未来有信心	出现对他人不信任、焦虑不安、退缩、怀疑、恐惧等人格特征	① 满足婴儿的各种需要；② 抱起及抚慰婴儿，并与之交谈；③ 减少不适及疼痛；④ 减轻父母的焦虑，避免产生身体移情作用
幼儿期 18 个月～3 岁	父母	自主对羞愧或怀疑	最低限度的自我照顾和控制的能力	学会自我控制和自我照顾的能力，有信心、自主性、愿意与他人合作、有意志的品质	出现过度自我限制或顺从、缺乏自信、怀疑自己、任性及反抗的人格	① 鼓励做力所能及的自理活动；② 提供自己做决定的机会，并表示赞赏；③ 对限制约束或痛苦治疗，应解释并给予安慰
学龄前期 3～6 岁	家庭成员	主动对内疚	获得主动感，体验目标的实现	具有自己生活的方向和目的，能评价自己的行为、有进取心、有创造力	对自己失望、缺乏自信、悲观、退缩、怕出错、无自我价值观	① 通过儿童的游戏来探索世界，学习社会规则，为自己设定目标，并努力去实现目标；② 鼓励引导好奇和探索性活动，增强儿童的主动感；③ 满足患儿的合理要求、倾听感受、及时回答提问
学龄期 6～12 岁	父母、老师、同学	勤奋对自卑	获得勤奋感	获得基本的学习和社会交往能力，学会与他人合作、竞争、遵守规则	出现自卑、在学习及人际交往中退缩，充满失败感的人格特征	① 集中精力学习知识和技能，学习与同伴合作、竞争和遵守规则，是养成有规则的社会行为的最佳时期；② 鼓励和赏识强化勤奋感，形成勤奋进取的性格，勇于面对困难和挑战；③ 协助患儿适应医院环境，参与治疗护理活动

续表

阶段年龄	影响人	危机	任务	发展顺利	发展障碍	应用及护理
青春期 12～18岁	伙伴、偶像	自我认同对角色混乱	建立自我认同感	接受自我，明确生活目标，为设置的目标努力，形成忠诚的品质	产生认同危机，导致角色混乱，迷失生活目标、彷徨、堕落或反社会的行为	① 关心其内心感受，讨论关心的问题；② 对正确的决定和行为给予赞赏和支持；③ 帮助维持良好的自我形象，尊重隐私，安排与同龄病人交流和娱乐
青年期 18～35岁	朋友和同龄异性	亲密对孤独	发展与他人的亲密关系	具有美满的感情生活，亲密的人际关系，良好的协作精神，形成爱的品质	产生孤独、自我专注、缺乏密友、性格孤僻	① 学会承担责任、义务，建立友谊、爱情和婚姻的关系；② 建立相互信任、理解的人际关系；③ 帮助保持与他人的亲密关系，帮助实现人生目标
中年期 35～65岁	同事和配偶	创造对停滞	养育下一代	专心培养下一代，热爱家庭，努力工作，形成关心他人的品质	过多关心自己、自我放纵及缺乏责任感	① 关心的重点扩展到家庭、生活、工作及养育下一代；② 对问题认识有一定的深度和广度，满怀信心创造未来；③ 提高感情支持，对其成就给予称赞
老年期 65岁以上	老伴、子女	完善对失望	建立完善感	产生完美无憾的感觉，表现乐观、满足、心平气和地安享晚年，形成智慧品质	产生挫折、失落、绝望感，追悔往事的消极情感	① 面对生理和环境的变化，要与内心不良情绪斗争；② 保持潜能和智慧，调整自己的生活和心态，努力发现自己的满足感和完善感；③ 耐心倾听，鼓励交往，心理疏导避免意外

4. 形式运思期（11 岁起） 此期思维能力发展迅速，接近成人水平，从具体思维发展到抽象思维和假设推理。能整理自己的思想，并能按可能性作出判断。富有想象，迷恋科学幻想。具有抽象的逻辑思维。

皮亚杰的认知发展理论广泛地应用在对儿童的教育和儿童的沟通上。在进行儿童教育方面提倡应根据不同年龄阶段的认知特点，采取儿童能理解的启发式教育，避免灌输式教学；在与儿童沟通时应避免使用超出儿童思维能力及难懂的词语，从而达到有效沟通。

【小结】

- 成长与发展理论
  - 成长与发展的概述
    - 概念及组成
    - 规律及影响因素
  - 成长与发展的相关理论
    - 弗洛伊德的性心理发展理论
    - 艾瑞克森的心理社会发展理论
    - 皮亚杰的认知发展理论

【思考训练】

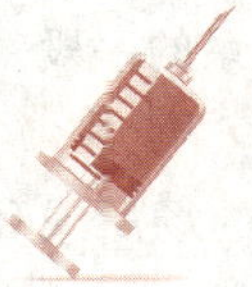

1. 何谓成长与发展，它具有哪些基本内容及规律？
2. 弗洛伊德的性心理发展学说将性心理发展分为几期，各有什么特点？
3. 根据艾瑞克森的心理社会发展学说将人格发展分为几期，各有什么危机？
4. 根据皮亚杰的认知发展学说，各认知发展阶段的思维特征有哪些？

第五节 沟通理论

【案例】

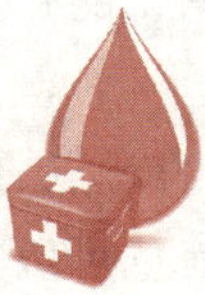

姜某，女，45 岁。近日因大便带血、食欲减退入院，两周内体重减轻6 kg，经医生确诊为直肠癌。医生建议尽早实施手术治疗，姜女士非常恐惧手术及预后情况，经常失眠，平日也不愿与人交流，情绪低落，时常哭泣。护士小张是姜女士的责任护士，负责姜女士的日常护理工作。

【案例分析】

1. 案例特征　姜女士因患直肠癌，需手术治疗。但其非常恐惧手术及预后情况，经常失眠，不愿与人交流，情绪低落，时常哭泣。护士小张应如何给予提供帮助？

2. 需解决的问题　分析姜女士的特征表现，护士小张应掌握沟通的基本理论、知识和技巧，通过有效沟通为患者提供优质服务。

3. 需完成的学习任务——沟通理论

任务目标

通过学习沟通的基本理论和相关知识，掌握人际沟通的技巧，并能做到有效沟通。

学习目标

1. 说出沟通的概念、形式和相关理论知识。
2. 掌握常用的沟通技巧，遵循护患沟通的原则，建立和谐的人际关系。

教学活动方式

多媒体展示、讲授、小组讨论、角色扮演、考核等。

一、沟通概念和构成要素

(一) 概念

沟通随着人类社会的形成而产生，并随着人类物质生产的发展而发展，是人类社会发展的基本形式。沟通是指信息传递和反馈的过程，是信息传与受的行为，发送者凭借一定的渠道，将信息传递给接收者，并寻求反馈以达到相互理解的过程。沟通可以是人与人之间的信息交流，也可以是人与物之间的信息交流。沟通是形成人际关系的手段。

(二) 构成要素

1. 沟通发生的背景或情景　沟通发生的背景或情景是指沟通发生时的场所或环境，包括物理的场所、特定的时间、参与沟通者的个人特征。这些背景或情景对沟通者有着重要的意义，相同的信息在不同的背景或情景下具有不同的意义，离开特定的背景来理解沟通的内容常常容易产生误会。

2. 信息发出者　信息发出者是指信息的主体，这一主体可以是个人、也可以是群体或组织。信息发出者对信息的理解、表达和使用受其文化背景、知识结构和沟通技巧等因素的影响。同时，信息的发出可以是有意识的，也可以是无意识的；可以是有目的的，也可以是无目的的。

3. 信息　信息是指能够传递并能被接受者的感觉器官所接受的观点、思想、情感等，包括语言和非语言的行为，以及这些行为所传递的所有思想。信息可以是语言、文字、图表、动作、眼神和表情等。信息是沟通的最基本因素，是沟通的灵魂。

4. 信息传递途径　信息传递途径是指信息传递的手段或媒介，它是信息发出者和接受者之间的桥梁。信息传递的途径包括视觉、触觉、听觉、味觉和嗅觉等。

5. 信息接受者　信息接受者是信息接收的主体，是沟通的被动方。信息接受者对信息的理解、判断、接受也受其文化背景、价值观念、沟通态度和技巧的影响。

6. 信息的反馈　信息的反馈是指沟通双方彼此间的回应。信息经发出者发出后，信息接受者将收到的信息进行整合，经过判断、整理，又通过一定的途径将信息传回给信息发出者，这时，当初的信息发出者成了第二轮信息传递中的信息接受者。如此反复，一次沟通实际上要经过双方多次的反馈才能达到期望的效果。

二、沟通的层次

由于沟通双方的信任程度不同，导致分享其真实感觉的程度有所差异，据此可将沟通分为以下 5 个层次。

1. 一般性沟通　是沟通的最低层次，沟通双方只使用表面的、社会应酬性的话题进行沟通，如“您好”“今天天气真好”等话语。这种沟通有助于建立信任关系，打破特定环境的僵局促进双方进入下一步有意义的沟通。但是，沟通双方始终保持在这一层面，将无法建立相互信任的人际关系，无法完成有效沟通。

2. 陈述性沟通　是一种客观性的沟通，其中不带任何人的意见、建议，也不涉及人与人之间的关系。如“我今年 35 岁”“我在医院上班”等。这一沟通对于双方了解有关的情况十分重要，能为进一步的有效沟通奠定良好的基础。

3. 分享性沟通　是一种除了沟通信息，还交流个人的想法及判断的沟通层次。这种层次的沟通建立在彼此有一定信任的基础上，沟通者希望表达自己对某件事情的观点，并与对方分享，以达到相互理解的目的。

4. 情感性沟通　沟通的双方除了分享对某一问题的想法及理解，而且会表达及分享彼此的感觉、情感和愿望。这一层次的沟通一般适用于交往时间比较长、信任度比较高的人与人之间的沟通。

5. 共鸣性沟通　是沟通的最高层次，是指沟通的双方达到了彼此分享感觉的最高境界，对语言的理解和非语言行为的判断有一致性，如“心有灵犀”等。不是所有的人际沟通都能达到这种层次的沟通，只有非常相知的人才能达到共鸣性沟通。

三、沟通的类型

（一）语言沟通

语言沟通是指使用语言、文字或符号进行沟通的过程。语言沟通一般根据语言及文化的不同而组成正式的语言结构系统。人与之间的沟通大约有 35%属于语言性沟通，语言沟通可分为书面语言及口头语言两种。

1. 书面语言　以文字或符号为传递信息工具的交流方法，是人际沟通中较为正式的交流方法。如文件、信件、书本、报纸、电视等均是书面的沟通方式。书面沟通不受时空的限制，具有准确性和权威性，并易于保存，以便查阅和核实。

2. 口头语言　以言语为传递信息的工具，通过口述和听觉来实现的语言交流。包括交谈、演讲、汇报、电话、讨论等形式。口头语言信息传递具有传递范围广、速度快、效果好和反馈快的优点，同时又具有不完整、不准确、保留时间短、受空间影响等局限性。

（二）非语言沟通

1. 非语言沟通的概念　非语言沟通是一种不使用词语，而是借助动作、手势、面部表情、眼神等来帮助表达思想、感情、兴趣、目标及用意的沟通方式。人与人之间的沟通，大约有65%的沟通属于非语言沟通的形式，非语言沟通能够准确表达出人的思想和感情。

2. 非语言沟通的形式

（1）仪表：指一个人的修饰及着装等，通过仪表可以显示沟通对象的身份地位、健康状况、职业、宗教信仰等信息；而护士的仪表可以影响患者对护士的认识，影响良好护患关系的建立，因此，护士的仪表应整洁、美观、朴实、大方。

（2）面部表情：是沟通中最丰富的内容，是常用的非语言沟通方式。人可以通过面部表情来表达“喜、怒、忧、恐、思”的感情体验，不同国家和不同文化背景的人的面部表情所表达的感受和态度是相似的。患者的面部表情可以表达很多的信息，同时，还可以从护士的面部表情中获取信息，因此，护士的面部表情应给患者以安全、愉快、充满希望的体验。

（3）眼神：是人际间最传神的非语言表现。在沟通过程中，可以通过目光的接触，表达出对对方的尊重，并愿意去听对方的讲述。另外，目光接触的水平影响着沟通的效果，理想的目光接触是沟通双方的目光在同一水平上，这样可以体现出相互的平等。

（4）身体姿势：可以反映一个人的精神状态、身体健康状况及自我概念。包括手势和其他的身体姿势，它体现了一个人沟通时特定的态度和当时所包含的特定意义，手势和其他的非语言行为结合起来可以代替语言信息。

（5）触摸：是一种无声的语言，是一种很有效的沟通方式，使用适当可以有效地传递感情。在护理工作中，护士要常为患者提供专业性的触摸。触摸受年龄、性别、文化背景、宗教信仰等因素的影响，因此表达应个体化和差异化，同时要避免不必要的误解。

（6）空间距离：距离是沟通过程中影响自我暴露程度和舒适度的非语言因素，在人际交往中，人们常常根据自己的情感、沟通的内容、双方关系的性质及沟通时的相互影响而有意无意地保持一定的距离。人际交往的距离大致可以分为四种。

1）亲密距离：是指沟通双方相距不到0.5 m，在这种情况下，可以使用触摸。护理工作中，护士为患者实施护理操作时，护患之间的距离即为亲密距离，要注意避免尴尬，保护患者的隐私。

2）个人距离：是指沟通双方相距在0.5～1 m，一般来说，人们常用这种距离与亲朋好友交谈。护理工作中，使用个人距离会使护患双方感到舒适自然，是护患进行沟通的理想距离。

3）社交距离：是指沟通双方相距在1.3～4 m，工作性或一般性社会交往活动时常保持此距离。如护士在一起工作时常保持这一距离。

4）公众距离：是指公开讲话时的距离，双方相距在4 m以上，用于发表演讲和讲课，声音要超出正常范围，或使用扩音设备。

护理工作中，护理人员应保持对距离的敏感性，注意距离的有效性和舒适感所引起的作用。

四、常用的沟通技巧

为了达到有效沟通，沟通的双方都必须掌握一些常用的沟通技巧，并在沟通的过程中合理运用。

1. 倾听　倾听是人们通过视觉、听觉作为媒介，接受、吸收和理解对方信息的过程。倾听并非单纯地听别人说话，而且要注意说话者的非语言信息，即所谓的“察言观色”、听“弦外之音”等。因此，倾听是将“整个人”都参与进去，并努力理解沟通中所传达的所有信息。护患沟通中，护理人员必须做一个很好的倾听者，并注意不要随意打断患者的谈话。

2. 核实　核实是证实自己是否准确理解对方所要表达信息的方法。它包括仔细聆听对方并观察对方的非语言表现，可用重复、改述、澄清等方法从对方那里了解及判断自己听到的或观察到的信息是否准确。

3. 沉默　沉默是指沟通的一方对另一方的陈述暂不作出显性的反应。一般来说，沉默可以理解为以下几种含义：一是信息接受者对信息发出者发出的信息不感兴趣；二是信息接受者对信息发出者的支持和信任；三是信息接受者被信息发出者所打动。适当地运用沉默有时可以收到意想不到的效果，尤其是当一方感到焦虑时，沉默让人感到对方是在认真倾听、仔细地体会自己的心情，从而促进有效沟通。

4. 自我暴露　自我暴露是在沟通的过程中自愿地将自己的个人信息传递给对方。自我暴露的时机、意愿、深度、真实性随沟通的内容、场合及对象的不同而存在一定的差异。自我暴露是人与人之间情感建立、发展的重要途径之一。

5. 触摸　触摸是一种常用的非语言性沟通技巧，常用于不适合用语言表示关怀的情况下，以此来加强沟通的作用。触摸能让人产生安全、亲切的感觉，能鼓励对方表达自己的真实感受。在护理工作中，护士适当地使用触摸可以起到治疗作用，能表达关心、理解和支持，能使情绪不稳定的患者平静下来，也是与视觉、听觉障碍的患者进行有效沟通的重要方法。

6. 幽默　幽默是人际间沟通的润滑剂，恰当地运用幽默，能使对方处在和谐愉快的气氛中，充分发挥沟通的效果。当人际沟通有时陷入僵局状态时，使用幽默能打破僵局，有效地促进人际关系的和谐。

7. 提问　提问是收集信息和核对信息的重要方式，也是确保交谈主题持续进行的基本方法。护士的提问方式包括开放式提问和封闭式提问。开放式提问即所问问题的回答没有范围限制，患者可根据自己的感受、观点自由回答，通过开放式提问护士可获得更多、更真实的资料，但是需要的时间较长；封闭式提问是将问题限制在特定的范围内，患者回答问题的选择性很小，可以通过简单的“是”“不是”“有”“无”等进行回答，通过封闭式提问护士可以在短时间内获得需要的信息，但是患者没有机会对自己的想法进行详细的解释。

8. 阐释　阐释即阐述并解释。在护患交谈过程中，护士经常运用阐释技巧解答患者的各种疑问，如护理操作的目的及注意事项，针对患者存在的健康问题提出建议和指导等。在阐述过程中，护士应注意使用通俗易懂的语言和委婉的语气向患者阐述自己的观点和看法，使患者可以选择接受、部分接受或拒绝。

9. 移情　移情即感情进入的过程。移情是从他人的角度感受、理解他人的感情，是分享他人的感情，并非表达自我感情和同情、怜悯他人。强调护士从患者的角度理解、体验其真情实感，进而全面、准确地掌握患者的信息。

10. 鼓励　护士在与患者交谈过程中，应适时对患者进行鼓励，鼓励患者树立战胜疾病的信心和勇气，从而取得最佳的治疗效果。

五、影响有效沟通的因素

在日常人际沟通中通常会受各种因素的影响和干扰，这些因素对沟通的质量、清晰度、准确性有重大的影响，直接关系到是否达到有效的沟通。

1. 环境因素　沟通离不开特定的环境，环境的好坏直接影响沟通的效果。如环境的光线、温度、噪声、整洁度、隐蔽性等都会影响沟通的效果。护理工作中，护患之间的沟通应在舒适、安全、安静、整洁、有利于保护患者隐私的环境下进行。同时，良好的人际关系、融洽的氛围、适当的距离等都会促进沟通的顺利进行，反之，就对沟通造成不利的影响。

2. 信息因素　信息是否清楚、完整、组织有序，语言性信息和非语言性信息是否相互矛盾，能否被接受者了解和接受等均会影响沟通的效果。

3. 个人因素

(1) 生理因素：个人的许多生理因素会影响沟通。如听力、视力障碍、弱智、痴呆等均会影响沟通；暂时的生理不适，如疼痛、疲劳等也会使沟通者难以集中注意力而影响沟通的效果。

(2) 情绪因素：在沟通双方情绪稳定、身心放松的情况下，就有可能系统或完整地表达他们的意思和想法；如果沟通双方在压力大、愤怒、兴奋等不稳定状态下，则有可能出现词不达意，非语言性行为过多，从而影响沟通的效果。

(3) 感知因素：对事物的感觉、解释和理解因人而异。不同的生活经历形成不同的感知，感知的差异可以影响沟通的有效性。

(4) 教育因素：沟通双方受教育的程度存在差异，使用的语言不同、对事物的理解存在分歧均会影响沟通的效果。

(5) 社会背景：沟通双方在种族、民族、职业、社会阶层等方面存在差异，对事物的理解、各自的信仰、生活习惯等存在差别，如处理不当，也会导致沟通不能顺利进行。

(6) 其他因素：沟通双方各自的年龄、价值观、性格特征、自我形象、主观能动性等也是影响沟通的重要因素。

4. 技巧因素　沟通技巧缺乏会影响沟通的效果。常见以下几种阻碍有效沟通的不当技巧。

(1) 突然改变话题：沟通过程中，如一方对另一方谈话内容不感兴趣而很快改变话题，会阻止对方说出有意义的内容，同时会让对方产生一种不愿意与之沟通的感觉。

(2) 主观判断或匆忙下结论：沟通的一方不顾对方的感受而作出主观判断或对对

方的疑问匆忙下结论、做解释时，常会使沟通中断。

(3) 虚假、不当的安慰及针对性不强的解释：当沟通的一方需要对方一些心理支持时，如果对方给予虚假、不恰当的安慰或没有针对性的解释，会给人一种敷衍了事、不负责任的感觉，从而阻碍沟通的有效进行。

六、护患语言沟通的原则

1. 目的性原则　护患之间的沟通是以满足患者的需求、促进患者的康复为目的的，且有其特定的专业内容，因此，护患之间的沟通应该围绕交谈的目的而进行。

2. 通俗性原则　护患沟通应根据患者的认知水平和接受能力，用通俗易懂的话语进行交谈，忌用医学术语或医院常用的省略语。

3. 情感性原则　亲善是护士语言的情感风格。沟通过程中要以友善的态度、礼貌的语言与患者及家属建立良好的护患关系，创建和谐的沟通氛围。

4. 尊重性原则　护士与患者的交谈中，应认真倾听患者的意见和建议，考虑患者的感受，尊重患者的选择，不要把护士的主观意愿强加给患者。

5. 保密性原则　护患沟通要注意保护患者的隐私，不主动打听与治疗和护理无关的个人隐私问题。对已了解的患者隐私不擅自泄露给无关人员。

七、人际沟通在护理工作中的应用

1. 护患沟通　护患沟通是双向的，是以一定的目的为基础，在特定的背景下形成。要想建立良好的护患关系，护理人员应注意以下几点。

(1) 保持健康的生活方式和良好的情绪：一个合格的护理人员应拥有健康的生活方式，能够自觉调控自己的情绪，以一种良好的心理状态投身于工作中，使患者体会到积极向上的心境，有利于其康复。

(2) 不断学习以提高护理水准：在现代护理中，社会赋予护理人员多元化角色。护理人员除了加强专业知识和技能的学习外，还要学习社会、人文科学知识，以拓宽知识面，适应新形势下的护理模式。

(3) 掌握与患者沟通的技巧：有效的沟通是护理工作顺利进行的基础，也是建立良好护患关系的前提。护理人员必须掌握一定的沟通技巧，去除妨碍有效沟通的影响因素，获得满意的护理效果。

2. 医护沟通　医护关系是医疗人际关系中的重要组成部分，建立良好的医护关系应注意以下几点。

(1) 各司其职：医生和护士虽然工作的对象、目的相同，但工作的侧重点和使用的技术手段不尽相同。医生的主要职责是做出正确的诊断和采用有效的治疗方法；护士的职责是执行医嘱，对患者进行全方位的整体护理。

(2) 密切配合：医生和护士在为患者提供服务时，只有分工不同，没有地位高低之分。医生的正确诊断与护士的优质护理相配合是取得最佳医疗效果的保证。医护之间的关系是相互尊重、相互支持、密切合作的工作关系。

（3）互相监督：任何一个差错均可能给患者带来痛苦，甚至灾难。医护双方都有监督对方的责任，以减少医疗事故的发生，从而建立协作与信任的和谐医护关系。

3. 护际沟通　护际关系是指护理人员之间的关系。要建立良好的护际关系，首先要树立患者至上的思想，学会换位思考的方式，遵守自律、敬人、真诚、宽容、平等的沟通原则，同时掌握护际之间的沟通要素。

（1）充分发挥护士长的核心作用：护士长是病区管理工作的组织者和指挥者，也是护理人员间相互关系的协调者，是护理人员群体人际关系的核心。护理工作的复杂性、广泛性和社会性，决定了护士长在整个医疗护理工作中的特殊位置。因此，护士长应拥有良好的道德修养、礼仪风范和沟通技巧，处事公平，有秩序的组织各项工作，充分调动每个护理人员的积极性。

（2）正确协调护士之间的关系：虽然护理人员的年龄、职务、职称各自不同，但是护际沟通是建立在相互理解、尊重、平等、友爱、帮助的前提下的。护理人员之间要掌握职能与职责的尺度，上级指挥、分配下级工作是职能，下级执行上级布置的工作是职责。年轻护士应尊重级别高、年长的护士，并虚心请教。年长护士要为人师表，善于爱护和培养年轻护士。

八、人际沟通在护理工作中的作用

1. 连接作用　沟通是人与人之间情感连接的主要桥梁，是建立和维持人际关系的基础。在护理工作中，沟通同样是护患之间、医护之间及护际之间情感连接的主要纽带。

2. 调节作用　沟通有利于提供信息，可以增进人与人之间的理解，调控人们的行为。护理人员通过与服务对象的有效沟通，可以帮助服务对象掌握相关的疾病信息，正确对待疾病和健康问题，建立良好的生活方式和遵医行为，从而促进健康。

3. 精神作用　沟通可以减弱消极的情感体验，增强积极的情感体验。通过沟通，患者之间可以增进彼此之间的情感交流，从而促进亲密感；此外，患者也可以向医护人员倾诉自己的情感及身心的不适，以保持心理的平衡，从而促进身心健康。

【小结】

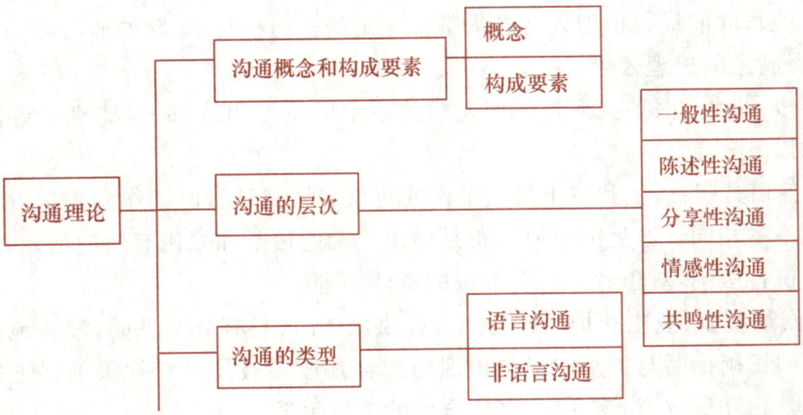

- 沟通理论
  - 常用的沟通技巧
    - 倾听
    - 核实
    - 沉默
    - 自我暴露
    - 触摸
    - 幽默
    - 提问
    - 阐释
    - 移情
    - 鼓励
  - 影响有效沟通的因素
    - 环境因素
    - 信息因素
    - 个人因素
    - 技巧因素
  - 护患语言沟通的原则
    - 目的性原则
    - 通俗性原则
    - 情感性原则
    - 尊重性原则
    - 保密性原则
  - 人际沟通在护理工作中的应用
    - 护患沟通
    - 医护沟通
    - 护际沟通
  - 人际沟通在护理工作中的作用
    - 连接作用
    - 调节作用
    - 精神作用

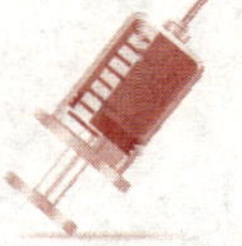

【思考训练】

1. 说出沟通的层次和构成要素有哪些?
2. 你能说出常用的沟通技巧吗?
3. 作为一名护士,如何建立良好的护患、医护和护际关系?

单元3　认知护理学理论

第四章　护理学理论

护理学理论(nursing theory)是以护理理念和模式为基础,并借鉴其他学科的理论原理及原则,清楚地阐明了护理现象及其之间的联系,是客观事物本质及其规律性的正确反应。

护理学理论按照内容包含的范围不同,可分为三类:宏观理论,代表人物有罗伊、纽曼等;中观理论,代表人物有金、奥瑞姆等;微观理论,如疼痛控制理论等。

护理学理论按照其理论探讨的着重点不同,可分为四类:以需要及问题为中心的理论,代表人物有南丁格尔、韩德森、奥瑞姆等;以护患关系为中心的理论,代表人物包括奥兰多、金等;以系统为中心的理论,代表人物有罗伊、纽曼、雷林格等;以能量为中心的理论,主要代表人物有罗杰斯、纽曼等。

第一节　奥瑞姆的自理模式理论

【案例】

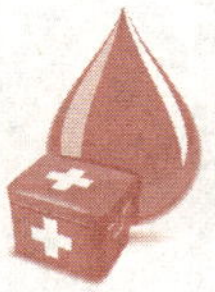

患者,张某,被诊断为“直肠癌”收治入院,之后行人造肛门术。术后,张某较难接受现实,没有适应机体的改变,不会正确使用假肛,缺乏人造肛门的护理知识,心情焦虑,排便时完全依赖护士的帮助。

【案例分析】

1. 案例特征

(1) 患者行人造肛门术后,缺乏人造肛门的护理知识,在排便方面无自护能力,存在自我护理的缺陷。

(2) 患者排便时完全依赖护士的帮助,说明其迫切需要治疗性护理,急需护士运用护理系统为其提供帮助。

(3) 患者心情焦虑,说明除存在身体自护问题外还存在着心理的自护问题。

2. 需解决的问题　护士应根据患者的具体情况判别患者属于哪种自护缺陷。并根据患者各时期特点选择相应的护理系统,对其进行护理照顾和健康指导。做好心理护理,促进其尽快康复。

3. 需完成的学习任务——奥瑞姆的自理模式理论

任务目标

能判断患者的自理能力，并根据患者自理缺陷和自理需要选择正确的护理系统，有针对性地提供护理帮助。

学习目标

1. 能说出奥瑞姆自理模式的基本内容和主要观点。
2. 比较奥瑞姆提出的三个护理系统，指出各系统的特点和护患的主要职责。
3. 能正确判断患者自护能力和治疗性自护需要，针对性选择正确的护理系统。

教学活动方式

案例分析、课堂讲授、小组讨论、自主学习、角色扮演、考核等。

多萝西娅·奥瑞姆(D. E. Orem)，美国当代著名护理理论家，1958年开始思考“一个人在什么情况下需要接受护理照顾”，由此逐渐形成了有关“自理”的概念，即个人在有能力时应学会自我照顾，当个人不能自我照顾时，就应当由他人(尤其是护士)提供帮助。于1959年提出自理模式，其理论代表作《护理：实践的概念》自1971年首次出版后多次再版，自理模式理论强调了护理的最终目标是恢复和增强患者的自我护理的能力。

【知识链接】

奥瑞姆简介

1914年多萝西娅·奥瑞姆出生于美国马里兰州，1932年完成初级护理教育；1939年获美国天主教大学护理学学士学位；1945年获该大学护理教育硕士学位；1976年被华盛顿乔治城大学授予荣誉博士。奥瑞姆护理工作经验丰富，曾任临床护士、带教教师、护理教育咨询专家等职。在印第安纳州保健委员会任职，1957年受聘于国家卫生教育福利部教育司，主管临床护士的培训工作。之后她与同事一起完善了自理护理理论，20世纪90年代奥瑞姆的自理模式被运用于临床护理实践，具有积极的实践指导意义。

一、自理模式的内容

奥瑞姆的自理模式包括三个部分的理论结构：自理结构、自理缺陷结构和护理系统结构。

(一) 自理结构

奥瑞姆的自理结构包含以下几个内容。

1. 自理(自我护理)　即自我照顾、自我护理，是个体为了维持自身的结构完整和功能正常，维持生长发育的需要，所采取的一系列自发性调节活动。自理是连续的、有意识的活动，完成自理活动需要智慧、经验和他人的指导与帮助。自理是人类的本能，绝大多数人都能进行自理活动，但是婴幼儿、老人或患者等则需要不同程度的帮助才能完成自理活动。

2. 自理体（自理主体） 指能完成自理活动的人。人是一个有自理能力的自理体，一般情况下，成人的自理体为自己；儿童、患者、残疾人等人的自理体部分为自己，部分为健康服务者或其他人。

3. 自理能力（自护能力） 个体完成自理活动或自我照顾的能力称为自理能力，是个体为了满足个人需要而采取的行动。人类可以通过学习获得自理能力，也可以在成长中发展自理能力，所以自理能力受到年龄、生活经历、健康状况、社会文化背景、宗教信仰等因素的影响。

奥瑞姆认为自理能力包括以下十个主要方面：① 重视和警惕健康危害因素的能力；② 控制和利用体能的能力；③ 适当调整体位的能力；④ 认识疾病和预防复发的能力；⑤ 正确对待疾病的态度；⑥ 对健康问题的判断能力；⑦ 学习和运用疾病治疗和康复相关知识和技能的能力；⑧ 与医务人员有效沟通并配合治疗的能力；⑨ 安排自我照顾行为的能力；⑩ 寻求恰当社会支持和帮助的能力。

4. 自理总需要（自护需求） 是指在特定时期内，个体自理活动的总称，包括一般性的、成长发展性的和健康偏离性的自理需要。每个人都有自理的需要，护理关心的是个体的自我照顾能力在特定的时期是否能满足其自理的需要。

（1）一般性的自理需要：也称日常生活需要，是所有的人在生命周期的各个发展阶段都具有的需要，既有生理方面的，又有心理方面的。是个体为了满足生存的基本需要所进行的一系列活动。如维持足够的空气、水分及食物的摄入；维持良好的排泄功能；保持活动与休息的平衡；独处与社交的平衡；避免危险和有害因素的刺激；促进及提高人类整体的功能与发展的需要等。

（2）成长发展性的自理需要：指在生活发展过程中各阶段特定的自理需要，以及在某些特殊情况下出现的新需要。如婴幼儿期养成良好进食、排泄习惯的需要；儿童期发展德智体美的需要；防范处理失业、失去亲人等意外事件的需要等。

（3）健康偏离性的自理需要：指在身体不适、受伤、患病时的自理需要，或由于诊断、治疗措施引起改变后的需要。如了解自己病情变化及预后；合理配合诊疗及护理；学习相应的技能及接受自己病残的事实；重新树立自我形象及自我概念等需要。

5. 治疗性自理需要 是个人通过正确而有效的途径以满足自己的发展及功能的需要。奥瑞姆把所有满足个体一般性的、成长发展性的和健康偏离时的自理需要的混合行为需求称为治疗性自理需要。治疗性自理需要是需要进行护理活动时的自理需要，奥瑞姆认为人的自理需要和自护能力受人的个性特征和生活条件等因素影响。影响自我护理完成的因素有：① 年龄；② 性别；③ 生长发育阶段；④ 健康状况；⑤ 社会文化背景；⑥ 健康服务系统；⑦ 家庭系统；⑧ 生活方式与行为习惯；⑨ 环境因素；⑩ 资源及利用情况。

(二) 自理缺陷结构

自理缺陷是奥瑞姆自理模式的核心，主要阐述了个体什么时候需要护理。奥瑞姆认为自理缺陷是指在某一特定的时间内，个体有特定的自理能力及自理需要，当个体的自理能力能够满足治疗性自理需要时，机体处于平衡状态；当个体的自理能力无法满足治疗性自理需要时，平衡被破坏，即出现了自理缺陷，这时，个体为恢复平衡就需要借助外界的力量，就需要护理人员提供照顾和帮助。如图 4-1 具体描述了上述情形，即当一个人不能或不完全能进行连续有效的自我护理时，就需要护理照顾和帮助。

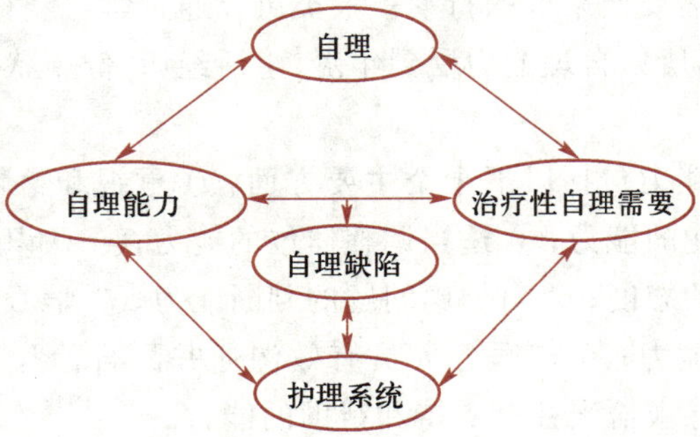

图 4-1　奥瑞姆自理模式理论架构

(三) 护理系统结构

奥瑞姆的自理缺陷结构确定了个体需要护理的时机，护理系统结构则说明了满足其治疗性自理需要的方法。奥瑞姆认为护士应根据患者的自理需要和自理能力的不同而分别采取三种不同的护理系统(图 4-2)，并且指出各护理系统的适用范围及护士和患者在各系统中所承担的职责。

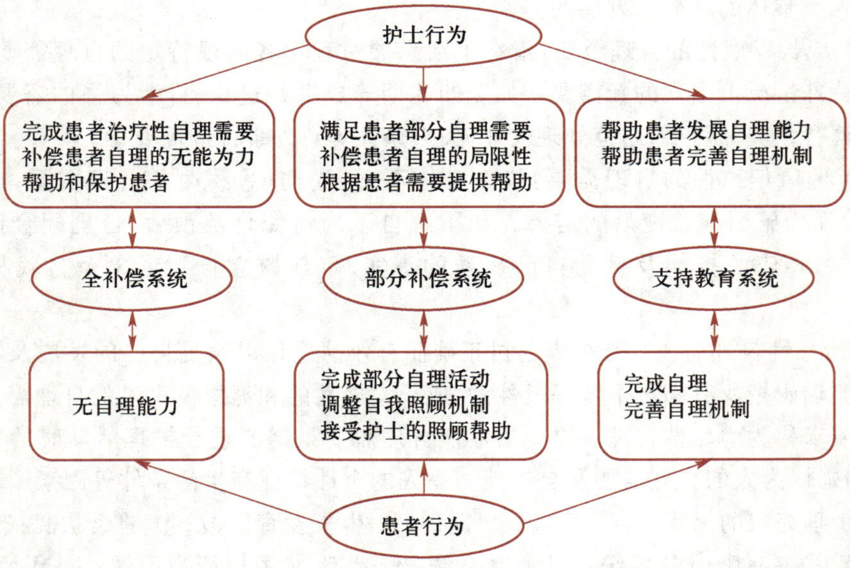

图 4-2　奥瑞姆护理系统结构

1. 全补偿系统 此系统中，患者没有自理能力，需要护士进行全面帮助，以满足其氧气、水、营养、排泄、个人卫生、活动，以及感官刺激等各方面的需要及治疗性自理需要。此系统适用于意识不清或颅脑损伤者，如昏迷患者、智能低下或精神病患者；无活动能力者，如截瘫、危重患者等。

2. 部分补偿系统 此系统中，患者能完成大部分自理活动，但某些方面还缺乏自理能力，需护士提供不同程度的帮助以满足自理需要，所以，此阶段是由护士和患者共同承担患者的自理活动。此系统适用于手术后患者，如协助其进食、如厕、活动；疾病或医嘱限制活动患者，如骨折患者协助其翻身活动；缺乏自理知识、技术或心理准备患者，如直肠癌术后协助患者进行人工肛门的自护。

3. 支持教育系统 此系统中，患者有自护能力，但缺乏自理有关的知识和技术，必须在护士的帮助下学习一些自理的正确知识和方法，才能较好地完成自理活动。护士应提供心理上的支持、技术上的指导及合适的环境，使患者克服自理缺陷提高自理能力。此系统适用于疾病康复期的患者，如糖尿病患者学习如何进行胰岛素自我注射、高血压患者规范掌握健康饮食自理方法等。

奥瑞姆指出，采用何种护理系统应根据患者的自理能力和治疗性自理需求而定。同一患者根据不同病情阶段可以采用不同的护理系统。如择期手术患者，入院时可采用支持教育系统，术前准备时可采用部分补偿系统，术后麻醉未清醒时可采用完全补偿系统，清醒后可采用部分补偿系统，出院前则采用支持教育系统。护士只有因人、因时、因地正确地选择有效的护理系统才能为患者提供最佳的护理。

二、自理模式的意义

（一）揭示了护理的本质

奥瑞姆对人、环境、健康和护理四个基本概念的论述，体现了护理哲理与整体护理的思想。

1. 人 人是一个具有生理、心理、社会及不同自理能力的整体，这种能力不是天性，而是通过学习经验得到的。自理能力的培养不但能调动人的主观能动性，而且是尊重人的尊严、尊重患者权利的体现。

2. 健康 健康的躯体及良好的心理、人际关系、社会适应是人体健康不可缺少的组成部分。健康是一种最大限度的自理，自理对维持健康是必需的，当人不能维持自理时，疾病便出现了。

3. 环境 环境是存在于人周围的并影响人的自理能力的所有因素。人与环境组成统一的系统，人会利用不同的方法去控制或改变环境，以满足自己的需要或适应环境。

4. 护理 护理是克服和预防自理缺陷的发生、发展并为有自理缺陷的人提供治疗性自理的活动。护理是一种服务，一种助人的方式。护理活动应根据患者的自理需要和自理能力缺陷程度而定，随着个体自理能力的增强，对护理的需要逐渐地减少，甚至消失。护理的重点是帮助患者获得自理的能力。

(二)明确了护患的职责与角色行为

奥瑞姆认为,运用何种护理系统对患者实施何种护理,主要取决于患者的自理能力的大小、自理缺陷的情况、自理需求的多少。护士不应无原则地包揽患者全部的自理活动,而应视其现有能力的基础上补偿自理的不足,帮助患者克服自理的局限性,恢复和提高其自理能力。另一方面,患者也有责任提高自理能力和主体作用。护士要善于调动患者的自护潜能,引导患者和家属积极参与护理,增进护患合作,增强患者的主动性和战胜疾病的信心。奥瑞姆的自理理论明确了护士的职责范围和患者的角色与行为。

(三)为护理实践提供理论基础

奥瑞姆的理论被广泛地应用于护理教育、临床护理、护理管理和护理科研等领域。首先,它对护理教育提出了更高的要求。作为护士,不但要掌握护理的技术,更要掌握护理的艺术。不仅要具备护理学的理论知识,还要具备自然科学、人文科学的理论基础。其次,自理模式极大地拓展了护理临床实践和科研的领域,并为护士从事健康教育提供了依据。护理不能仅局限于医院内,还要面向社会、面向公共卫生和预防保健事业,进行形式多样、内容丰富的健康教育,满足人们的治疗性自理需要,发挥护理的最大效能。

三、自理模式在护理实践中的应用

奥瑞姆的理论及其自理模式被广泛地应用在护理实践中。以奥瑞姆理论为框架的护理工作方法可以分成以下三步。

1. 评估患者的自理能力和自理需要　护士在这一步中可通过收集资料确定患者存在哪些方面的自理缺陷,以及引起自理缺陷的原因,评估患者的自理能力和自理需要之间的关系,从而决定患者是否需要护理帮助。

2. 设计恰当的护理系统　根据患者目前的自理需要和自护能力,在全补偿系统、部分补偿系统和支持教育系统中选择一个恰当的护理系统,确定预期护理目标,根据患者治疗性自理需求的内容制订详细的护理计划,指导护理工作,以达到帮助患者恢复和促进健康、增进自理能力的目的。

3. 实施护理措施　根据护理计划提供恰当的护理措施,将实施后的护理效果与目标进行比较,以评价护理结果,从而达到满足患者自理需求,帮助患者恢复和提高自理能力的目的。

【小结】

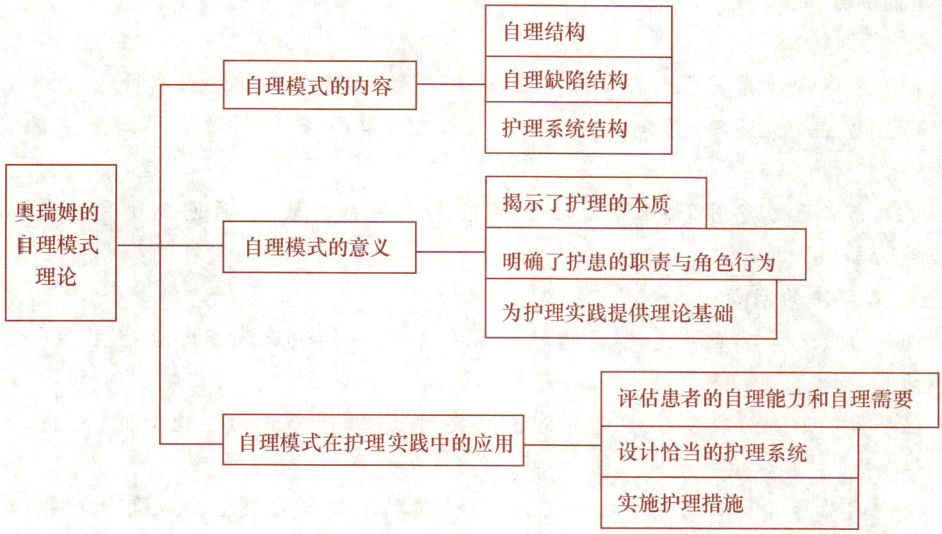

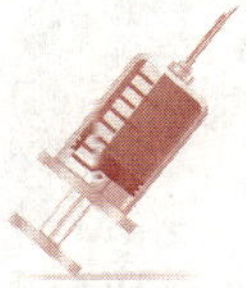

【思考训练】

1. 什么是自理、自理能力和治疗性自理需要？
2. 奥瑞姆对护理系统如何分类？护士将如何运用这些补偿系统对患者进行帮助？
3. 谈谈在奥瑞姆护理系统中护士和患者应充当什么样的角色职责？
4. 患者，李某，被诊断为“原发性肝细胞性肝癌”，入院行择期手术切除治疗，请分析在入院后、手术前、手术后各阶段：
   (1) 患者的自理需要各是什么？是否存在自理缺陷？
   (2) 护士应为患者选择何种护理模式？
   (3) 在各阶段护患关系中以谁为主导者？为什么？

第二节　罗伊的适应模式理论

【案例】

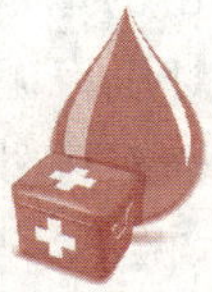

患者，男，45岁。慢性肾炎十余年，有厌食，恶心，疲乏，全身瘙痒近1个月，皮肤可见抓痕，瘙痒严重时可影响休息睡眠。其血清尿素氮81.5 mmol/L，血清肌酐1 025.2 μmol/L，血红蛋白67 g/L，BP 165/100 mmHg，入院后患者每周行3次血液透析，透析穿刺时均感疼痛和恐惧，之后因经费太高，患者强烈要求更换成每周2次透析。期间服用降压药，铁剂，皮下注射重组人红细胞生成素。患者高中文化，血液透析数次后便自行要求出院回工作岗位。

【案例分析】

1. 案例特征

(1) 患者慢性肾炎已发展至尿毒症，受疾病影响，出现各种适应性问题。

(2) 患者皮肤瘙痒，穿刺疼痛，对医院陌生恐惧等各种刺激影响着患者的身心健康。

(3) 患者医疗费用高，经济负担重，社会和支持系统缺乏，角色改变和冲突，心理适应能力弱。

2. 需解决的问题

(1) 为患者寻求经济支援，开通救治绿色通道，以接受正常透析治疗，提高生理适应能力。

(2) 帮助患者解决皮肤瘙痒不适等主要刺激，维持患者的生理功能（皮肤）的完整性。

(3) 调动患者家庭朋友及社会支持系统，帮助其恢复自我概念和角色功能，增强适应性反应。

3. 需完成的学习任务——罗伊的适应模式理论

任务目标

1. 认识常见的刺激源，能判断机体做出的反应是否适应有效。
2. 运用适应理论指导护理实践，帮助护理对象面对刺激做出适应性反应，维持和促进健康。

学习目标

1. 说出罗伊适应模式的基本内容和主要观点。
2. 能判别刺激的种类和个体应对刺激所产生的自我控制过程。
3. 能指出人体常见的效应器，能判断机体是否做出适应性反应。

教学活动方式

案例分析、课堂讲授、小组讨论、考核等。

卡利斯塔·罗伊（Sister Cauista Roy），美国护理理论家，她提出的适应模式（adaptation model），阐述了人如何适应环境中的刺激，揭示了人类应对压力源时所产生的压力反应和调节适应的过程（图 4－3）。她认为人作为一个系统面对内外各种刺激的输入，应调动应对机制，不断地从生理和心理两个层面进行调节，做出适应性反应，以应对内外环境的变化，维持自身在生理功能、自我概念、角色功能和相互依赖方面的完整性，从而达到维持和促进健康的目的。

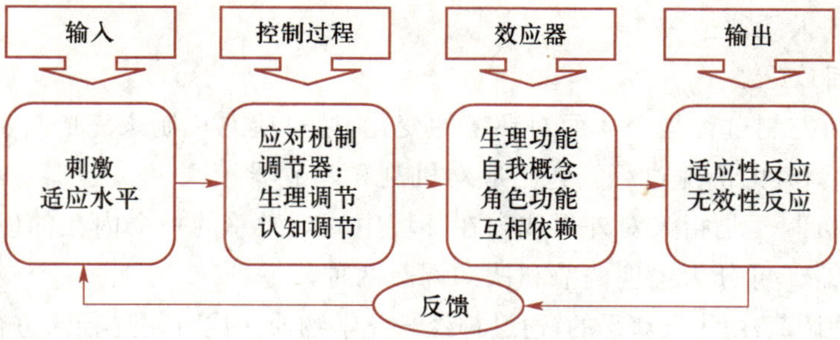

图 4-3　罗伊的适应系统模式

【知识链接】

罗伊简介

卡利斯塔·罗伊是美国护理理论家，临床护理人员、护理教师。20 世纪 70 年代提出了适应模式，先后出版了论述其适应模式的理论专著《护理学简介》、《适应模式》、《护理理论架构：适应模式》及《罗伊的适应模式》等。

一、适应模式的内容

（一）输入

罗伊认为刺激和人的适应水平构成适应系统的输入部分。

1. 刺激　指来自外界环境和人体内部的，能够引起护理对象某种反应的内部或外部的任何事物，包括物质、能量或信息。所有的内、外环境中的刺激均可影响人的适应。根据其作用方式的不同，刺激可分为以下三类：主要刺激、相关刺激和固有刺激。

（1）主要刺激：又称焦点刺激，指当时面对的，需要立即应对的刺激。可促使人立即发生某些显而易见的行为。主要刺激可以引起机体的病理生理改变，如昏迷、外伤；也可引起环境的改变，如入院、转科；或引起关系角色的改变，如生育、失业。

（2）相关刺激：即一些诱因性的刺激，包括所有内部的或外部的刺激，或对当时有影响的刺激，这些刺激是可以观察到的，可测量到的或由本人所诉说的。如：年龄、性别、遗传、宗教、文化、精神压力、自我概念等。

（3）固有刺激：指原有的、构成本人特征的刺激，这些刺激可能对当前的行为有影响，但其影响作用不确定或者未得到证实。如：人的嗜好、过去经验、性格、态度等。例如一个心肌梗死的患者，当时面临的主要刺激是心肌梗死造成的剧烈持续性地胸痛；相关刺激可能是运动量、疼痛阈、天气、饮食、饮酒、情绪变化等；固有刺激如吸烟史、家族遗传史、职业、性格、工作压力等。

2. 适应水平　是输入的另一部分，是指在一般情况下可实现适应性反应的刺激强度。其水平因人而异，并受应对机制的影响。如果刺激在人的适应区内，则人可能适应；反之，则人无法适应。

（二）控制过程

罗伊认为控制过程是个体面对环境的变化，通过应对机制来完成自身系统的调节过程，是人对刺激的应对过程。包括应对机制和调节器。

1. 应对机制　是指人对外界或内在环境中的刺激总的一个内在的应对过程。

2. 调节器　可分为生理调节和认知调节两种。

（1）生理调节：由先天获得的，通过神经—化学物质—内分泌途径来进行应答的应对机制。如缺氧时人体的呼吸代偿反馈调节机制、对抗侵入人体细菌的白细胞防御系统等。

（2）认知调节：也称心理调节，由后天通过感觉、加工、学习、判断和情感等复杂的过程来进行应答的应对机制。人是一个完整的个体，遇到刺激时，生理和心理调节如协调一致，将发挥更强大的维护健康的作用。

（三）效应器

效应器指经过生理和心理调节后的个体的适应活动。适应水平因人而异，并受应对机制的影响而不断改变。生理调节与认知调节将共同作用在以下四个适应层面。

1. 生理功能　与人的基本适应需要有关的生理性需要，主要作用是保持人体生理功能的完整，包括呼吸、循环、营养、排泄、活动与休息、水与电解质平衡、皮肤完整性等。

2. 自我概念　是人在特定时间对自己的情绪、思想、优点及缺点等的全面的看法，主要作用是维持人的心理功能完整。自我概念包括躯体自我及人格自我两部分，躯体自我包括躯体感觉及自我形象，人格自我包括自我统一、自我理想及道德-伦理-精神自我。

3. 角色功能　即人行使其社会角色的表现，主要作用也是保持人的社会功能完整。如角色冲突、角色强化、角色缺失等。

4. 相互依赖　是人的社交及人际关系方面的能力，主要作用也是保持人的社会功能完整。如分离性焦虑、社交孤独等。

（四）输出

输出即人的行为，包括内部和外部行为，这些行为都是可以被观察、测量并记录的，罗伊将输出分为适应性反应和无效性反应。

1. 适应性反应　即人能适应刺激、与环境保持和谐，并维持自我的完整统一。

2. 无效性反应　即人不能适应刺激，自我的完整统一受到损害，出现疾病甚至死亡。

护士可通过对以上四个层面个体行为的观察，识别个体所做出的反应是适应性反应，还是无效性反应。

二、适应模式的意义

（一）丰富了护理理论体系

罗伊适应模式的内容涉及对五个基本要素的描述，包括人、健康、环境、护理目标和护理活动。

1. 人　罗伊认为人作为护理的接受者，可以是个体，也可以是家庭、群体、社区或社会。人作为一个具有生物、心理和社会属性的有机整体，是一个适应系统，始终处于与变化着的环境不断反应的状态。在这种人与环境之间的互动变化中，人需要适应并保持其完整性。因此，人是一个适应系统。

2. 健康　罗伊认为健康是人的功能处于动态适应的状态。健康是静态和动态的结合，是人达到完整的一种状态和过程。机体作为完整的统一体，一旦失去完整性也就失去健康。所以健康也是适应的一种反应，适应是促进人的生理、心理和社会完整的过程。当人能作出适应性反应时，就能保持健康；当人应对无效时，就会产生疾病。

3. 环境　罗伊认为环境是"围绕和作用于人或群体发展和行为的所有情况、事件和影响因素"。来自机体内部和周围的刺激构成了环境，这些刺激包括主要刺激、相关刺激和固有刺激，它们不断输入人这个适应系统。人生存在一个对内部与外部刺激开放的环境中。

4. 护理　罗伊认为护理应先明确目标，然后再进行护理活动。

(1) 护理目标：是对作用于人的各种刺激加以控制，使个体能够耐受较强的刺激。促进人在四个适应层面上的适应性反应。适应性反应是对健康有利的反应，使人得以生存、成长、繁衍、主宰及自我实现。

(2) 护理活动：为了达到增进个体适应性反应的目标，护士可通过采取护理措施控制各种刺激，使个体减少无法承受的伤害；也可以扩展适应范围，使个体能够耐受较大范围的刺激，扩大适应范围。因此，护理人员应针对疾病情况，辨别各种刺激大小和程度，以便有意识地操控它们，使所有的刺激都落在患者的适应区内，维持和促进患者健康。

(二) 指导护士全面、整体地看待护理对象

人在面对刺激时会表现出生理功能、自我概念、角色功能和相互依赖等多方面的反应，护士在观察患者时，应收集这四个方面的适应性行为，从而在生理、心理和社会各方面了解患者，更好地实施整体护理。

(三) 人与环境的协调统一是维持健康的基础

护理的宗旨是帮助人改善和适应环境，以达到最佳的健康状态。护士应在了解护理对象的适应水平及所有的刺激的基础上，促进其在生理功能、自我概念、角色行为和相互依赖方面的适应性反应。各种内部和外部的刺激都是对人的适应能力的挑战，护士应观察和识别所有作用于护理对象的刺激并加以控制，使其落在护理对象的适应范围之内，也可扩大患者的适应范围和适应性反应，恢复和维持其身心健康。

三、适应模式在护理实践中的应用

罗伊根据适应模式发展，将护理的工作方法分为六个步骤，包括一级评估、二级评估、护理诊断、制订目标、干预和评价。

1. 一级评估　又称行为评估，是指收集与生理功能、自我概念、角色功能和相互依赖四个层面有关的输出性行为，找出无效反应。评估的方法包括观察、会谈、应用仪器设备检查等。通过一级评估，护士可确定患者的行为反应是否存在无效性反应。

2. 二级评估　又称影响因素评估，是对影响患者行为的三种刺激（主要刺激、相关刺激、固有刺激）因素的评估，帮助护士明确引起患者无效性反应的原因。

3. 护理诊断　护理诊断是对患者适应状态的陈述或诊断。护士通过一级和二级评估，可明确患者的无效性反应及其原因，进而推断出护理问题或护理诊断，为制定护理目标提供依据。

4. 制订目标　目标是对患者经护理干预后应达到的行为结果的陈述。制订目标时护士应注意尽可能与患者共同探讨制订，并尊重患者的选择，目标应可观察、可测量和可达到。

5. 干预　干预是护理措施的制订和落实。罗伊认为护理干预可通过改变或控制各种作用于适应系统的刺激，使其全部作用于个体适应范围内。在处理刺激时，应先处理主要刺激，然后是相关刺激及固有刺激。控制刺激的方式有消除刺激、增强刺激、减弱刺激，或改变刺激。干预也可着重于提高患者的应对能力、扩大适应范围，使全部刺激能作用于适应范围以内，以促进适应反应。

6. 评价　即将干预后患者的行为改变与目标行为进行比较，确定是否实现护理目标，找出未实现的原因，根据评价的结果对护理措施进行修订与调整。

【小结】

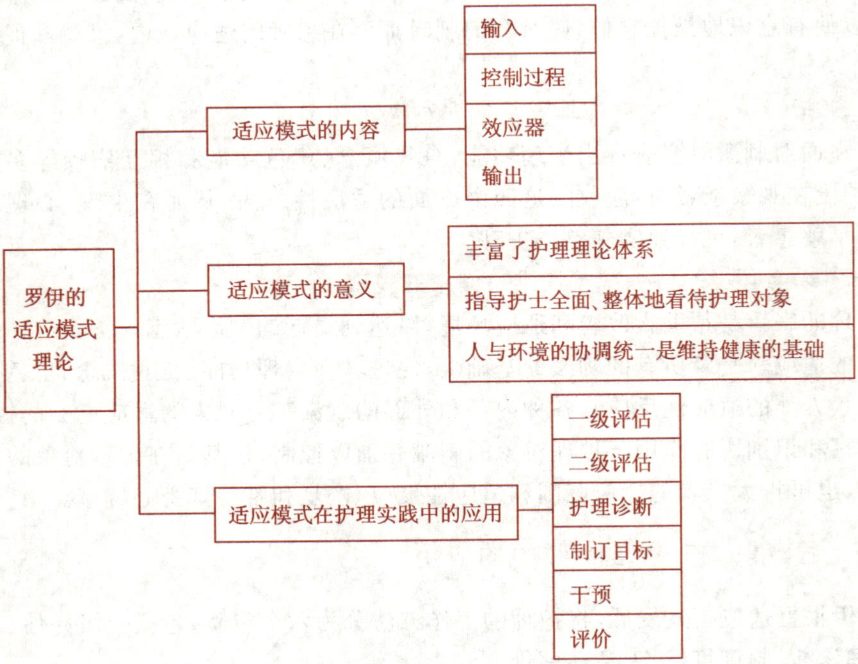

【思考训练】

1. 罗伊认为人类面临的刺激主要有哪几类？请分别举例说明。
2. 个体对环境的变化是先天和后天学习得到的反应方式，通过应对机制来完成自身系统的调节过程，包含哪几种调节机制？是如何调节的？
3. 罗伊认为调节器将共同作用于哪四个适应层面？请举例说明。

第三节　纽曼的健康系统模式理论

【案例】

患者，男性，退休干部。患有高血压病史，近日曾到外地旅游，路途比较疲乏，饮食、用药不规律，出现头晕、乏力，BP 160/90 mmHg，在家服用“卡托普利”等降压药，效果不明显。头疼、头晕、疲乏加剧，甚至呕吐，情绪焦虑，睡眠质量差，故来院就诊。入院后给予降压、利尿等对症治疗，并采用纽曼健康系统模式理论指导护理程序进行观察和护理。

【案例分析】

1. 案例特征

（1）患者为老年慢性病患，因旅游造成个体的内外环境压力源改变，降低了机体的三道防线，削弱其弹性防线的防御效能，导致疾病发生和恶化。

（2）患者担心疾病，情绪焦虑，睡眠质量差，在心理方面的承受和抵抗力降低；同时，心理压力也反过来作用于个体，导致生理反应。

2. 需解决的问题　护士应学习纽曼的健康系统模式理论，应用理论知识针对慢性病老年患者的不同阶段，选择正确的（三级）护理防御系统，帮助患者消除不良压力源的刺激，维持系统的稳定和平衡。

3. 需完成的学习任务——纽曼的健康系统模式理论

任务目标

能选择正确的护理防御对护理对象提供护理帮助，维持人体系统的稳定和平衡。

学习目标

1. 说出纽曼健康系统模式的基本内容和主要观点。
2. 知晓常见的应激源，理解机体的三种防御机制和防御过程。
3. 能运用纽曼的三级预防知识对患者的不同阶段采取不同的保健护理。

教学活动方式

案例分析、课堂讲授、小组讨论、考核等。

健康系统模式是由美国护理理论家贝蒂·纽曼(Betty Neuman)提出的。她在20世纪60年代以后逐步发展并完善了健康系统模式，纽曼健康系统模式是围绕压力与系统组织的，用于指导社区护理及临床护理实践。

【知识链接】

纽曼简介

贝蒂·纽曼(Betty Neuman)是美国杰出的护理理论家、精神卫生护理领域的开拓者，在公共卫生护理、社区精神及心理护理方面均有建树。20世纪60年代以后逐步发展并完善了其健康系统模式(health system model)。1982年正式出版《健康保健系统模式》，阐述了健康系统模式，并广泛应用于指导社区护理及临床护理实践。纽曼认为健康系统模式是一个综合的、以开放系统为基础的护理概念性框架，论述了压力源对人的影响及人面对压力时如何防御，并提出了帮助人应对压力源的干预措施，以发展及维持人最佳的健康状态。

一、健康系统模式的内容

纽曼健康系统模式包括三部分内容：压力源、机体防御和预防保健护理。

(一) 压力源

压力源指改变系统稳定的环境因素的总称，可引发个体紧张和导致个体不稳定的所有刺激。

1. 个体内　指来自于个体与内环境有关的压力，如愤怒、悲伤、自我形象改变、自尊紊乱、疼痛、憋气、失眠等。

2. 人际间　指来自于两个或多个个体之间的压力，如夫妻关系、上下级关系、护患关系紧张，父母与子女间的角色期望冲突等。

3. 社会　是指发生于个体外、距离比人际间压力更远的压力，如经济状况欠佳、下岗失业、环境陌生、社会医疗保障体系的改变等。压力源是中性的，也就是说承受压力的结果可能是有益的、积极的或有害的、消极的。这取决于压力源的性质及个体应对的能力。

(二) 机体防御

纽曼认为人与环境是互动的开放系统，这个系统的结构可以用围绕着一个核心的一系列同心圆来表示，如图4-4所示，中心部分为基本结构，在基本结构外机体具有三条防线，由内向外分别为：抵抗防线、正常防线、弹性防线。这三条防线可抵抗压力源的侵扰，维持人自身系统的稳定和完整。

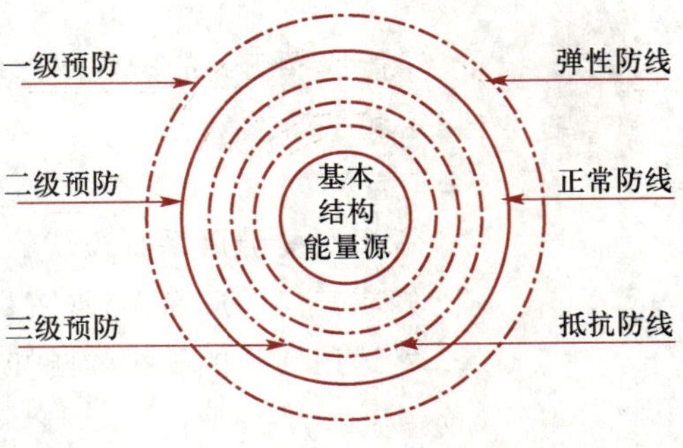

图4-4　纽曼人体结构及整体观示意

1. 核心部分　核心部分为基本结构，是机体生存的基本因素和能量源，它由生物体共有的生存基本要素组成，如解剖结构、生理功能、基因类型、反应类型、自我结构、认知能力、体内各系统的优势与劣势等。基本结构和能量源受人的生理、心理、社会文化、精神与发展这五方面功能状态及其相互作用的影响和制约。当能量源储存大于需求时，个体保持机体的稳定与平衡；当能量源储存小于需求时，个体的稳定和平衡就被打破，进而发生一系列不良反应。

2. 三条防线

(1) 弹性防线：弹性防线是机体的第一层防线，为最外层虚线，位于机体正常防线之外，充当机体的缓冲器和滤过器，常常是动态和变化的。弹性防线的主要功能是：防止压力源入侵，缓冲、保护正常防线。当机体受到刺激后，弹性防线可在短期内快速发生变化。一般来说，弹性防线距正常防线越远，弹性防线离核心部分越宽，缓冲、保护作用就越强。弹性防线受个体生长发育、身心健康状况、认知能力、社会文化、精神信仰等因素影响。良好的饮食、睡眠、作息规律、适当运动均可增强其防御效能；而失眠、营养不足、生活欠规律、身心压力过大等有害因素均可削弱其防御效能。

(2) 正常防线：正常防线是机体的第二层防线，为弹性防线内层的实线圈，位于弹性防线和抵抗线之间，是防御系统的主体，代表个体平衡状态和适应水平。正常防线是人在其生命历程中建立起来的健康状态或稳定状态，它是个体在生长发育及与环境互动过程中，对环境中压力源不断调整、应对和适应的结果。正常防线的强弱与个体在生理、心理、社会文化、精神与发展等方面对环境中压力源的适应与调节程度有关。正常防线也可伸可缩，但变化速度比弹性防线慢。当健康水平增高时，正常防线扩展；健康状态恶化，正常防线萎缩。当压力源侵犯到正常防线，个体可表现出稳定性降低和产生疾病。

(3) 抵抗防线：抵抗防线是机体的第三层防线，位于基本结构外，为紧贴基本结构外层的一系列虚线圈，是核心的防卫屏障。其主要功能是保护人基本结构的稳定、完整及正常功能。它由支持基本结构和正常防线的一系列已知和未知因素组成，如免疫功能、遗传特征、生理机制、应对行为等。当压力源入侵到正常防线时，抵抗线被无意识地激活，若抵抗线功能能有效发挥，它可促使个体恢复到正常防线的健康水平。若抵抗线功能失效，可导致个体能量耗竭，甚至死亡。

以上机体防御机制，既有先天的，也有后天习得的，抵抗效能取决于个体心理、生理、社会文化、精神、发展五个变量的相互作用。当个体遇到压力源时，弹性防线被首先激活；若弹性防线抵抗无效，则正常防线被侵犯激活，压力反应随即出现；若正常防线也衰竭无效，此时抵抗线就被激活，若抵抗有效，个体又恢复健康；抵抗无效，则再出现疾病甚至死亡。

(三) 预防保健护理

纽曼认为护士应根据个体对压力源的反应采取不同水平的干预，从控制压力源及增强人体各种防卫系统功能两方面帮助护理对象保持、维持、恢复护理系统的平衡与稳定，获得最佳的健康状态。护理措施是由三级预防保健护理完成的。

1. 一级预防　当怀疑或发现压力源确实存在而压力反应尚未发生时所采取的预防措施。一级预防的目的是防止压力源侵入正常防线，保持机体系统的稳定，促进及维护人的健康。主要措施可采取减少或避免与压力源接触，是巩固弹性防线和正常防线的干预。如对健康人群进行健康教育、做好灾害性事件的防范和心理干预，可大大的预防疾病的发生。

2. 二级预防　当压力源穿过正常防线，个体表现出压力反应所采取的治疗措施。此时压力源已侵入正常防线，系统的动态平衡被破坏，机体出现症状或体征。二级预防的目的是减轻和消除反应、恢复个体的稳定性并促使其恢复到健康状态。主要措施是为增强抵抗防线进行的干预，如早发现疾病，及时进行治疗。

3. 三级预防　当经过积极有效的治疗后机体达到基本稳定的状态时所采取的护理措施。三级预防的目的是进一步维持系统的稳定、减少后遗症，防止复发。主要措施是帮助护理对象彻底康复及重建功能，加强护理措施来进行干预。如对患者正确的出院指导、病后随访观察等。

综上，一级预防是保护系统的稳定；二级预防是获得系统的稳定；三级预防是维持系统的稳定。上述三级预防保健护理可应用于不同的护理对象，也可应用于同一护理对象对压力源反应的不同时期。

二、健康系统模式的意义

（一）促进了现代护理观的形成

纽曼的健康系统模式对护理学四个基本概念的解释如下。

1. 人　纽曼提出人是一个多维的、整体的开放系统，包括生理、心理、社会文化、精神信仰、生长发育五个层面。这五个层面的变量彼此关联，相互影响，并与环境中的压力源持续互动。人不仅包括狭义的个体，还包括广义的家庭、团体、社区。

2. 环境　纽曼提出环境是任何特定时间内影响个体和受个体影响的所有内外因素。人体内部的、外部的、人际间的压力源是环境的重要成分。环境与人相互影响，人要在不断地适应内、外环境的刺激过程中，创造、改造环境，使环境更利于人的健康。

3. 健康　健康是动态的，从疾病到健康是连续过程，是个体身、心、社会文化、精神与发展等各方面的稳定与和谐状态。健康就如一种“活能量”，当机体产生和储存的能量多于消耗时，个体的完整性、稳定性增强，保持健康；而当能量产生与存储不能满足机体所需时，个体的完整性、稳定性减弱，健康渐逝，机体生病并逐渐走向衰竭、死亡。

4. 护理　护理是一门独特的专业，是通过有目的的干预减少影响健康的压力因素，帮助系统减少压力源和减轻压力反应，从而维持、保存及恢复系统的平衡与稳定，最大限度地保持护理对象平衡、满足、和谐的健康状态。

（二）指导护士全面、系统地看待护理对象

机体具有三种防线抵抗有害压力源的干扰，维持自身系统的稳定和完整。机体防御系统的主体通过生理、心理、社会文化、生长发育、精神信仰等方面来预防、抵抗压力源的袭击。护士应从这五个层面了解、收集资料，用系统的观点看待护理对象，在诸多

因素影响机体健康时，应根据压力源对机体的影响程度进行排序，并制订出相应的预防措施，更好地实施整体护理。

(三) 帮助护理对象维护和保持健康

护士应根据个体对压力源的反应采取不同的干预，如对一般人群采取一级预防：健康教育、咨询；对已出现疾病的个体采取二级预防：指导及早就医，积极治疗；对已康复或处于恢复期的个体采取三级预防：有针对性的护理、帮助，使机体适应各种压力源，重建系统的稳定。护理的最终目标不仅是维持和促进个体高水平的健康，更重要的是面向家庭、面向社区，最终提高整个人类社会的健康水平。

三、健康系统模式在护理实践中的应用

纽曼发展了以护理诊断、护理目标和护理结果为步骤的独特的护理工作方法。她的护理方法反映了系统论思想，她认为系统进程和护理措施都是有目的的、有方向的。

1. 护理诊断　护士首先需要对个体的基本结构、各防线的特征，以及个体内、人际间、社会存在和潜在的压力源进行评估。然后再收集并分析个体在生理、心理、社会文化、生长发育、精神信仰各个方面对压力源的反应及其相互作用资料。最后就其中的健康问题作出诊断并排出优先顺序。

2. 护理目标　护士以保存能量，恢复、维持和促进个体稳定性为护理原则，与患者及家属一起，共同制订护理干预措施并设计预期护理结果。纽曼强调应用一级、二级、三级预防原则来规划和组织护理活动。

3. 护理结果　是护士对干预效果进行评价并验证干预有效性的过程。评价内容包括个体内、外及人际间因素是否发生了变化，压力源本质及优先顺序是否改变，机体防御功能是否有所增强，压力反应症状是否得以缓解等。

【小结】

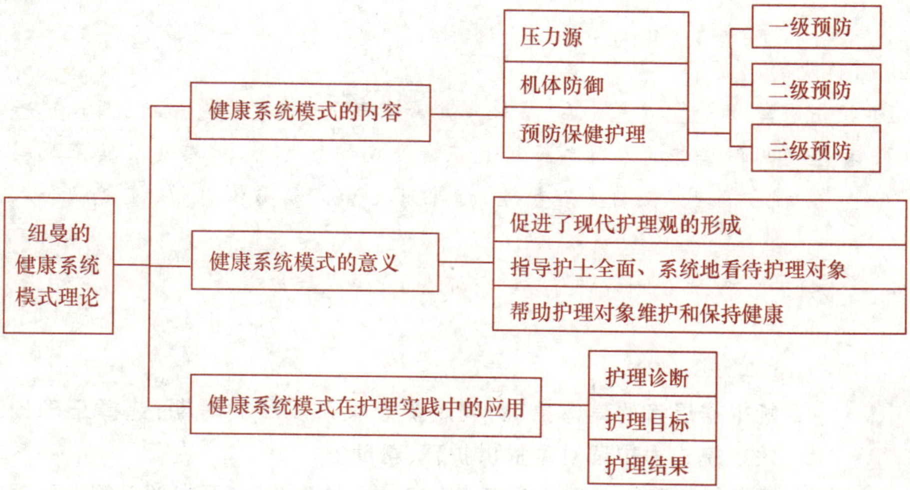

【思考训练】

1. 健康系统模式理论中，机体的防卫能力和结构是什么？具备哪些抵抗防线？
2. 健康系统模式理论中，常见的压力源有哪些？请举例说明。
3. 谈谈纽曼的三级预防保健护理的内容和目的。
4. 纽曼健康系统模式如何指导护理实践？

第四节　佩普劳的人际关系模式理论

【案例】

患儿，男，14个月。先天性左侧单纯性唇裂，其父也曾为唇裂患者，其母体健，文化程度低。患者出生后4个月即入院就诊，拟手术治疗，但因患儿出现多次呼吸道感染症状，且家庭经济收入欠佳，无法如期手术而出院。现又入院诊治，经护士和患儿家长的有效互动及沟通，患儿得到有效的治疗和护理照顾，顺利接受手术，术后恢复较好，康复出院。

【案例分析】

1. 案例特征

（1）患者因是幼儿，缺乏对疾病症状和健康要求的描述及对外的沟通。

（2）患儿因受家庭经济因素影响，反复出入院，存在护患关系发展的不稳定性和阶段性。

（3）患儿住院治疗阶段，因父母文化程度低，出现术前术后照顾无效和喂养知识缺乏。

2. 需解决的问题

（1）护士应建立发展护患关系，减轻患儿和家属的恐惧、焦虑和担忧。

（2）护士运用佩普劳的人际关系模式正确处理护患关系，对患儿及其家属提供生活照料及术前术后护理。做好心理护理，指导患儿和家属重树自信、恢复社会人际交往系统。

3. 需完成的学习任务——佩普劳的人际关系模式理论

任务目标

1. 能根据患者的具体情况，判定护患关系发展的时期，选择正确的人际关系模式为护理对象提供护理、帮助。
2. 运用佩普劳的人际关系模式正确处理护患关系、医护关系等人际关系。

学习目标

1. 说出佩普劳的人际关系模式基本内容和主要观点。
2. 用实例解释人际关系形成过程的各个时期在护理情境中的作用。

教学活动方式

案例分析、课堂讲授、小组讨论、考核等。

佩普劳(H. Peplau),美国著名的护理学家,人际关系模式是由她提出的。1952年出版《护理人际关系》一书,提出了人际关系形成过程的各个时期在护理情境中的作用,以及用这一过程来研究护理的一些方法。她强调患者或护理对象与护士之间的关系是在护理过程中形成的,重点是护患人际关系的形成与终止过程。

【知识链接】

佩普劳简介

佩普劳,(1909—1999)注册护士,博士,美国护理科学院院士,护理理论家,被称为"精神科护理之母"。1931年,佩普劳毕业于宾夕法尼亚州波茨敦护理学院,之后在波茨敦医院手术室工作。1943年,在佛蒙特州本宁顿学院,她获得在人际心理学学士的学位。她先后取得了哥伦比亚大学师范学院精神科护理学的硕士和博士学位。她还担任了美国护士协会执行主任和主席、国际护士会(ICN)董事会的执行董事。1997年,她在仁川被授予了护士的最高荣誉克里斯蒂安妮奖。在1996年美国护理学院,她被评为"活着的传奇",并于1998年荣誉登上安娜名人堂。她被评为"50个伟大的美国人之一"。佩普劳于1999年3月17日去世,她的名字成为护理人际关系的代名词,她的护理理念和对人际关系的论述对后世产生了深远的影响,为护理事业作出了卓越贡献。

一、人际关系模式理论内容

(一)护士在护患人际关系中的角色

佩普劳认为护患关系在整个护理过程中起关键性作用,是护士与患者为了患者的健康这一共同目标互相理解、并共同努力解决患者健康问题的人际关系。佩普劳认为护士在护理过程中应对患者承担帮助者、教育者、咨询者、领导者、代理人等多种角色,以达到维护和促进患者健康的目的(表4-1)。

表4-1 佩普劳护士角色功能

护士角色	角色功能
陌生人	在平等的条件下接待病患,初步建立信任的开始
教育者	提供患者需要或有兴趣了解的知识
咨询者	提供特定的需要的信息,增加对问题或新形势的认识

续表

护士角色	角色功能
辅导者	有助于理解和整合目前的状况下提供指导和鼓励
代理者	有助于代表患者行为，使之依赖和依存
责任人	在双方均满意的方式下承担治疗目标的最大责任
其他角色	技术专家、管理者、观察者、研究者、安全维护者等

(二) 人际间关系形成过程

佩普劳将人际间关系（护患关系）的发展分为四个连续的时期（图 4－5）。

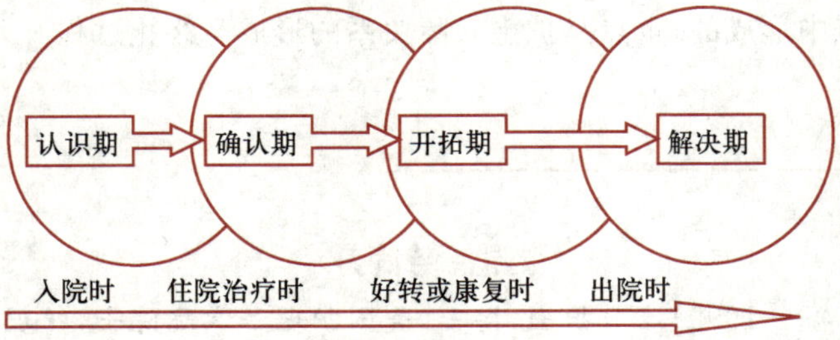

图 4－5　护患关系中的各阶段

1. 认识期　护士和患者互相认识的阶段。此期患者有寻求专业性帮助的需要，护士通过收集患者资料增进双方了解。

认识期是了解问题的时期，护士和患者初次见面，患者感到陌生，此时护士需要帮助患者认识所发生的问题，与患者及其家属在共同合作的基础上，收集资料、分析情况，认识、澄清和明确问题所在，达成共识，共同制定护理目标及措施。在这一时期，护士初始作为一个陌生人的角色，应强调对患者的关心和尊重，并按照每个患者的不同情况进行接待和照顾。例如，刚入院的患者，护士应做好自我介绍和病区环境和规章制度的介绍，告知其当前的病情状况和解释正在进行的医疗护理措施，以建立初期的护患关系，帮助患者认识自己的基本问题。

2. 确认期　确认期是确定适当的专业性帮助的时期。在这阶段，患者对护士作出选择性反应，并表达其对健康问题的认识。一般有以下三种情况：① 独立自主，不依赖护士；② 与护士分担、相互依赖；③ 被动地完全依赖护士。护士通过观察和收集资料找出患者存在的问题。确定为患者提供何种帮助，制订护理计划。这常常是与上一阶段，护士与患者相处的态度有关。因此在这一阶段要求双方给予更多的理解，建立更紧密的治疗性关系，才有利于患者通过适当的调整，开始产生归属感，对如何处理问题心中有数而乐于接受帮助。例如，一个高血压的患者，经过护士的帮助和耐心解释，从不重视病情、不配合用药，到能较好地配合护理措施，在护士的专业指导下，坚持用药、控制饮食、适当锻炼、合理休息，积极参加健康教育讲座，在护士鼓励下增强战胜疾病的信心。

3. 开拓期　患者从护理过程中获益，健康逐渐恢复。开拓期的患者可以得到根据其需要和利益的所有可能的服务，使情况好转，并为达到目标应有的适当行为显示出主动性。可能主动对自我照顾发生兴趣，开始参与自我照顾，并通过自我决定，逐渐建立了自我责任感，向着自信和独立进行调整。但此期患者易出现依赖与独立的冲突，护士应充分利用这种积极的人际关系，发挥佩普劳所提出的各种角色（如教育者、资讯者、咨询者、代言人、领导者等）的作用，针对患者个体的实际情况，提供健康教育信息、治疗护理方案等，鼓励患者合作性的积极参与，共同实施护理措施，以满足患者的需要。例如，一个糖尿病的患者，病情稳定后深感护理措施对自己的帮助，开始自发通过医学录像、宣传报、知识讲座等学习方式了解糖尿病相关护理知识，并向护士探讨相关内容。

4. 解决期　此期患者已经在护士和患者的共同努力下需要得到满足，躯体上基本康复，心理上情绪良好稳定，具备能独立处理问题的能力，因而他们之间的治疗性关系可以结束了。此期护士与患者需要进一步共同发现新问题，制定新目标，解决新问题，最终使患者朝着富有创造性、建设性、生产性、自身性及适应于社区生存的方向发展，帮助患者进一步恢复生理上和心理上的自立能力。

在整个过程中，这些阶段之间可能出现部分重叠和互相关联，特别是确认期。各期的持续时间可以是不同的，护士在不同阶段所扮演的角色也是不同的。

二、人际关系模式的意义

（一）丰富了护理理论体系

1. 人　人是生活在不稳定平衡中的一个有机体，即其生理、心理、社会都处于动态变化的有机体。人具有生理的、生化的和人际关系的特征和需要。生命是维持稳定平衡的过程，但一个固定的恒定状态是永远达不到的，除非死亡。所以人以自己的方式采取各种应对方式，努力减轻压力和满足需要。

2. 健康　健康是人格和人类发展过程中，为使人的各种生理和心理的需求得到满足，朝着富有创造性、建设性、价值性及适应于社会生存的方向发展的各种活动。因而健康要求各种生理和人格的需要得到满足，这样人才能充分发挥其能力。

3. 环境　与人相互作用的重要因素，如文化、家庭、道德等。机体外存在一些力量，并且存在于文化背景之中，如工作环境、习惯和信仰等。在一般情况下，环境在人与人之间发生作用，影响健康。因此，她强调护理住院患者时，护士应考虑到每个患者不同的文化背景。

4. 护理　是在患者或需要健康服务的个体，与能认识这些需要并能做出反应的、受过特殊教育的护士之间的人际关系。是帮助人们满足现有需要的、建立重要的、治疗性的人际间关系的过程。护理是具有治疗性质的一种帮助患病者或需要健康服务的个体的艺术，护士与患者之间的关系是治疗性过程的关键。护理也是一种重要的、有治疗意义的人际间过程，护士在这种人际间过程中帮助患者。护理对涉及人际间活动的双方都是一种学习的经历，双方的互相尊重和互相作用使双方最后都得到学习和成长。

（二）奠定人际关系（护患关系）的理论基础

佩普劳关于人际关系（护患关系）的理论及精神科护理的理论影响深远，很多护患关系的理论描述均是根据她的理论概念而来的。例如，海斯的焦虑相关理论的提出；斯普林和特克在护患关系研究中发展了一个行为量表；梅塞温和斯科洛尔德基于佩普劳的治疗性沟通可减轻焦虑的假设，总结出了一套评价言语应答的工具；拉莫尼卡用佩普劳的理论模式设计出一测量同情的工具。苏扎尼勒果对佩普劳的理论模式的意义，护患关系等方面进行了充分的讨论。此外，很多文献中有关一对一的护患关系的描述都是根据佩普劳的理论概念而来的。佩普劳通过研究来评价和证实人际关系理论，并由此完善该理论，对人际关系尤其护患关系的发展做出了显著的贡献。

(三) 强调治疗性护患关系与合作，为护理实践提供理论基础

由于佩普劳模式的四个时期是连续的、有顺序的，其目的是为患者解决问题、满足患者需要的，因而与护理程序有很多相似之处，如表 4－2 所示。根据此表可以看出护理程序多为护士主动收集资料，做出护理诊断，共同制订目标和措施，然后执行计划，最后根据目标的最终期望行为进行评价。佩普劳模式的四个时期可与之相对应，但缺乏护理诊断，也就是对问题没有统一的总结性陈述，最后也没有强调评价。在整个过程中强调的是建立一个强有力的治疗性护患关系，启发患者的主动性以满足患者的需要。

表 4－2　护理程序与佩普劳分期的比较

护理程序	主要内容	佩普劳模式分期	主要内容
评估	护士主动收集资料加以分析	认识期	护患初次见面，护士帮助患者识别、理解问题
诊断 计划	经过分析，做出总结性陈述与患者共同制定护理目标及措施	确认期	确定共同目标，患者有归属感，患者主动地、选择性地对能满足其需要的人做出反应
实施	为达到目标，执行护理措施，可由患者自己、家属或医护、卫生保健人员完成	开拓期	共同利用资源、共同实施措施，满足需要或解决问题，患者是主动的
评价	在共同建立的最终期望行为的基础上进行评价，以此结束或更新修订计划	解决期	在其他各期成功地完成后结束

三、人际关系模式在护理实践中的应用

佩普劳核心思想是人际间关系，其基本理论是互动。她认为护理是一种有意义的治疗性的人际关系过程，将重点放在特定的护患关系上，要求在建立关系的整个过程中，贯穿和谐的、互相理解的、互相尊重的氛围，才可更广泛地理解患者的问题和提出切实可行的方法，从而双方才可得到满足和成长的体验。她的人际关系模式主要用于精神科患者的护理，所包含的概念简明，用字精练，容易被接受和理解。由于其概念所涵盖的范围较广泛，也可用于许多不同的护理领域。

（一）护理教育

佩普劳对护理教育具有较为深远的影响。二十世纪五六十年代，佩普劳的理论模式就已经被编辑出版，尤其在精神心理护理方面可以查阅到大量的关于佩普劳理论模式的早期评论。许多精神科护理教材都对佩普劳的工作给予肯定，并将其工作纳入了教材内容，其中《护理人际关系》一书，今天已经成为护理研究生和护理专业学生的工具书。之后，有关她理论模式的评论也随即出现。佩普劳的理论思想，特别是她有关护理、护理程序、焦虑、学习、精神心理治疗方法等观点，已经成为护理学科共同文化的一部分。

（二）护理科研

佩普劳的工作影响着临床护理和研究的方向，是一种作为在定量和定性研究发展护理知识体系的不一般的工具。早期的护理研究局限于理论模式的概念性研究，遵循患者的健康问题是人内在的现象和探索护患关系的假设。佩普劳的理论模式提出以来，护理研究就开始转向于对社会系统内部的研究，由此更广泛地检验了护理工作中的各种关系。佩普劳的理论模式形成 40 多年来，为大量的护理科研提供了基本方法，至今仍继续适用于护理研究。

（三）临床护理

目前，佩普劳的理论被临床工作者所广泛应用，为临床护理的进展开辟了新的方向，它带来了“一种新思维，一种新方法，一种以理论为基础的，并指导护理实践的、有利于患者的治疗性工作”。在处理个体精神心理问题时，建立治疗性人际关系的过程是相当重要的，否则护士的咨询者角色工作将无从开展。“佩普劳的治疗是一种应用于个体的短期治疗。”后来，佩普劳的理论又被运用到个案护理中，并强调护患之间相互作用的重要性。总之，佩普劳的人际关系模式的提出，为护理的临床实践、理论和研究做出了显著的贡献，奠定了护理学人际关系知识体系的基础。

【小结】

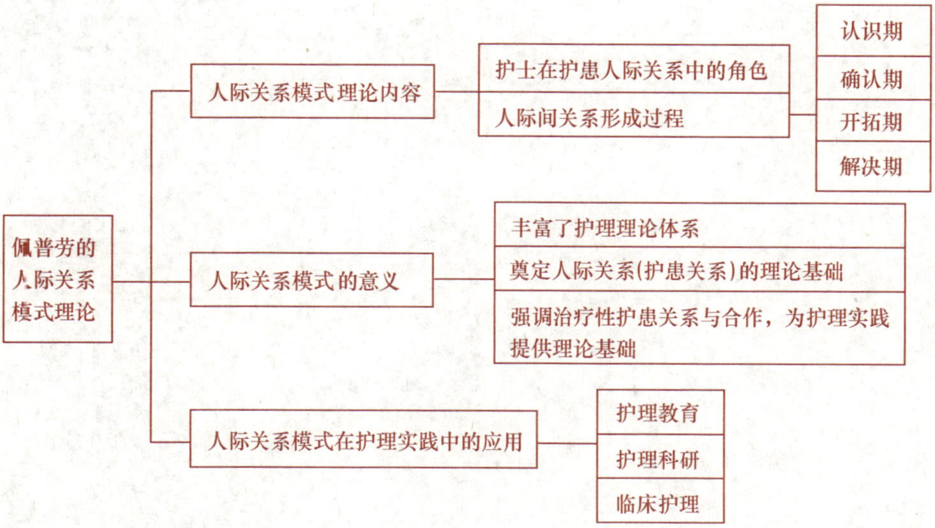

【思考训练】

1. 简述佩普劳人际关系模式的主要内容?
2. 确认期患者对护士作出选择性反应有几种?请举例说明。
3. 佩普劳将人际间关系(护患关系)的发展分为哪几个连续的时期?各期患者的特点有哪些?各期的护理重点在哪里?

单元 4　认知护理职业道德与文化

第五章　护理职业道德与伦理

【案例】

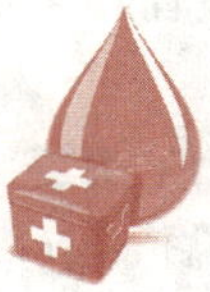

王某，女性，32 岁。因“不孕症”就诊。行各项检查后，发现患者患有艾滋病。门诊李护士将其消息告知了科室的其他护士和其他前来就诊的患者，并以该患者为例大力宣传艾滋病的防护知识。李护士的行为是否违反了护理职业道德？侵犯了患者的权利？

【案例分析】

1. 案例特征　“患者患不孕症、艾滋病，李护士将患者的隐私告诉了其他护士和患者；并以该患者为例大力宣传艾滋病的防护知识”等特征，说明李护士缺乏作为一个护士应具备的最基本的职业素养和职业伦理道德。

2. 需解决的问题　护士应学习护理职业道德和护理伦理学知识，遵循职业道德基本原则为患者提供良好服务。

3. 需完成的学习任务

(1) 护理职业道德

(2) 护理伦理

第一节　护理职业道德

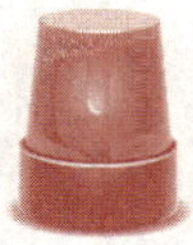

任务目标

通过学习能确立护理职业道德观念，明确护理道德的基本原则、规范与范畴，并能应用于护理实践中。

学习目标

1. 说出职业道德、护理道德修养概念。
2. 叙述护理道德的基本原则、规范与范畴。
3. 列举提高护理道德修养的途径和方法。

教学活动方式

案例分析、多媒体展示、讲授、小组讨论、互相评议等。

一、职业道德的概念

（一）职业道德

职业道德是指从事一定职业的人们，在职业生活中应遵循的道德规范，以及与之相应的道德观念、情操和品质。它是社会道德的一个重要组成成分，是从事一定职业的人们在其特定的职业活动中形成的、指导自己行为的道德规范的总和。因此，职业道德是从业人员在职业活动中的行为标准和要求，也是本行业对社会所承担的道德责任和义务。

（二）护理职业道德

护理职业道德是指在一般社会道德基础上，根据护理专业的性质、任务，以及护理岗位对人类健康所承担的社会义务和责任，对护理工作者提出的护理职业道德标准和护士行为规范。

二、护理道德的基本原则、规范与范畴

（一）护理道德的基本原则

原则是人们观察问题和处理问题的准绳，而护理道德的基本原则则是指护理人员在其护理实践中处理各种人际关系、说话和行事时所依据的最根本、最主要的法则和标准。它在护理道德体系中居首要地位，是评价护理人员在职业生活中的行为和品质的根本道德标准。护理道德的基本原则内容为：防病治病、救死扶伤，实行社会主义人道主义，全心全意为人民健康服务。

1. 防病治病、救死扶伤　是社会主义护理工作的核心任务和基本内容，也是衡量护士道德的最基本尺度。作为一名护理人员，既要有防病治病、救死扶伤的工作积极性，又要有过硬的本领；既要有严谨审慎的科学态度，又要有勇于承担风险的精神。只有把崇高的愿望和精湛的技术融为一体，把高尚的情操和科学的态度紧密结合，才能在护理实践中做到防病治病、救死扶伤，完成护理职业赋予的神圣使命。

2. 实行社会主义人道主义　体现护理道德继承性和时代性的统一。它要求护理人员对人的生命加以敬畏和珍爱；对人的尊严予以理解和维护；对病人的权利给以尊重和保护；对病人的身心健康投以同情和仁爱等。

3. 全心全意为人民的健康服务　是社会主义护理道德的实质和核心。它强调：一是护士为服务对象提供全方位的服务，包括生物、心理和社会适应等方面。二是护士不是为少数人或某一阶层的人提供健康服务，而是为广大人民群众服务，这是崇高的护理道德境界。

护理道德的基本原则反映了护理工作的主要特点和护理道德的基本要求，即社会主义护理工作，是以防病治病的手段来保障人民群众的健康的，护士不但要同情、关心、爱护病人，更应该尊重病人。因此，护理道德的基本原则要求护士应树立新的医学模式观，尊重人的生命价值，刻苦学习，积极实践，不断提高技术水平。

（二）护理道德的基本规范

护理道德的基本规范是指依据护理道德的基本原则，对护理人员行为的基本要求

的概括。

1. 热爱护理专业，献身护理事业　对护理工作的热爱是护士积极进取、做好护理工作的动力源泉。同时，选择护理职业，从事护理工作就意味着无私的奉献，即护士应对患者提供充分的帮助和照顾，使患者恢复健康，这种奉献也正是护理工作的意义所在。因此，热爱护理专业、献身护理事业是护理道德基本规范的要求之首。

2. 尊重患者，慎言守密　尊重患者是护士最基本的道德品质，也是建立良好的护患关系的前提与基础，主要体现在三个方面：① 尊重患者的人格；② 尊重患者的权利，不泄露患者的隐私；③ 尊重患者的生命价值。

3. 遵章守纪，认真负责　护理工作直接关系到人的健康与生命，护士在工作中一定要严格遵守各种规章制度的操作规程，认真负责，一丝不苟，严防任何差错事故的发生。

4. 钻研业务，精益求精　现代医学和护理学的发展使护理工作的内容和范围不断扩大，对护士的知识和能力要求也越来越高。因此，钻研业务，精益求精，不断进取，是护理学科发展的要求，也是护士对人类的健康高度负责的体现。

5. 言语规范，举止端庄　护士的言行举止不但是实现护理道德规范的主要途径，而且也直接影响着患者的情绪。护士精神饱满、言语规范、衣着整洁、举止端庄，有助于传达一种积极向上的心态，增加患者战胜疾病的信心。

6. 互学互尊，团结协作　是正确处理同行同事间关系的行为准则。坚决反对同行如敌，互相拆台，视患者利益于不顾，工作中斤斤计较，损人不利己的思想和行为。

7. 廉洁奉公，洁身自好　是对医务人员道德品质的要求，任何护士都不能乘人之危，以权谋私，向患者及家属索取财物或让患者为自己办私事。

（三）护理道德的基本范畴

护理道德范畴是护理道德规范在护理活动中的具体运用，是护理道德现象的总结和概括。它有狭义和广义之分，广义的护理道德基本范畴是指在护理过程中，反映护士与护士、护士与服务对象、护士与社会之间的最基本的道德现象、关系的概念。狭义的护理道德基本范畴是指反映护理道德现象的最一般、最普遍的概念，主要包括：权利与义务、情感与良心、审慎与保密、荣誉与幸福。

1. 权利与义务

（1）权利：是指公民依法享有的权力和利益。护理道德范畴中所指的权利是指护患双方的权利。患者的权利是指人在患病期间应该享有的权力和必须保障的利益。主要包括：① 平等享有医疗的权利；② 知情同意权利；③ 要求保密的权利；④ 监督医疗护理的权利；⑤ 免除一定社会义务的权利；⑥ 获得赔偿的权利；⑦ 医疗费用支配权利；⑧ 获得住院时及出院后完整的医疗的权利。护士的权利主要包括：① 享有获得物质报酬的权利；② 享有安全执业的权利；③ 享有学习培训的权利；④ 享有获得履行职责相关的权利；⑤ 享有获得表彰、奖励的权利；⑥ 享有人格尊严和人身安全不受侵犯的权利。护士权利的实质是维护患者的利益、保证患者医护权利和健康权利的实现。

（2）义务：是指责任，是一个人应该对他人、集体和社会承担的责任和使命。护理道德范畴中所指的义务是指护患双方的义务。患者的义务是指患者在患病期间要履行的对自己、对他人及对社会的责任。主要包括：① 尊重医务人员的职业自主权；② 保持和恢复健康的义务；③ 主动配合治疗护理的义务；④ 遵守医院各项规章制度的义务；⑤ 按照规定缴纳费用的义务。护士的义务是指护士在护理活动中对患者、对他人及对社会应承担的职业道德责任。主要包括：① 依法进行临床护理义务；② 紧急救护患者的义务；③ 正确查对、执行医嘱的义务；④ 保护患者隐私的义务；⑤ 积极参加公共卫生应急事件救护的义务。护士的义务是患者权利得以实现的前提和保障。

2. 情感与良心

（1）情感：是人们对客观事物及周围人群所产生的喜、怒、哀、乐的外在表现。护理道德情感是指护士对患者、他人、集体、社会及国家所持态度的内心体验，它产生于护理实践活动中，并在护理活动中发挥作用。主要包括三个方面：同情感、责任感和事业感。不论护士自身情绪如何，只要面对患者，就应该克制住自己的不良情绪，表达出护士角色特有的对患者的同情、关心等情感。

（2）良心：是道德责任的自我意识，是人们在履行对他人，对社会的义务过程中，对自己行为应负的道德责任的自我意识。护理道德良心是护士在履行护理职业活动过程中的道德责任自觉认识和自我评价能力。护士的职业特点，更应受到良心的监督，做到慎独、慎处、慎为。

3. 审慎与保密

（1）审慎：即周密思考，谨慎行事。护理道德的审慎是指护士在医疗护理行为前严谨、周密的思考，认真、谨慎的服务。是护士对患者和社会履行义务的高度责任心和事业心的具体体现，是每个护士不可缺少的道德修养。它包括语言审慎和行为审慎。

（2）保密：就是保守秘密，不让秘密泄露出去。护理道德的保密是指护士要保守患者的秘密和隐私，以及对其采取保护性措施。主要包括两个方面：一是为患者保密，二是对患者保密。

4. 荣誉与幸福

（1）荣誉：荣誉是指人们履行社会义务，并对社会做出了一定贡献后，得到社会的褒奖和赞许。护理道德的荣誉是指护士在履行自己对社会和患者的义务之后，得到社会舆论的公认和褒奖，并由此产生的满足感。荣誉和义务是一致的，忠实履行自己的护理道德义务，是获得荣誉的前提。

（2）幸福：幸福是当一个人在追求目标时达成的理想状态和内心喜悦的激情。护理道德的幸福是指在为患者健康服务的过程中，以自己辛勤的劳动，实现从事护理事业的人生价值而感受到的精神满足。主要包括：① 物质生活幸福和精神生活幸福的统一；② 个人幸福和集体幸福的统一；③ 创造幸福和享受幸福的统一。

（四）护理道德的特殊性

护理道德是一种职业道德，既具有一般职业道德的特点，还具有本身的特殊性。

1. 广泛性与社会性　随着医学和护理学的发展，护理工作范围不断扩大，护理工作联系面越来越广，既要面对医院的患者，又要面向社会上的健康人群，既要治疗护理患者，又要进行卫生宣传、保健咨询、家庭医疗保健等。同时，护士又处于医、护、患三者的中间位置，和医生、辅助科室及后勤等都有联系。这一切决定了护理道德的广泛性与社会性。

2. 主动性和服务性　在护理工作中，护士具有极大的主动性。护士是患者病情变化信息的主要提供者和医嘱的执行者，任何的疏忽、懒惰和被动都可能带来极其严重的后果。同时，护理工作又是集脑力劳动和体力劳动为一体的服务性极强的工作，且服务的内容繁琐复杂。因此，增强对护理工作的主动性和服务性的认识，对于保障人类健康和维护生命无疑具有重要的意义。

3. 继承性与连续性　护理道德是伴随着人类同疾病作斗争、运用医学和护理学知识及技术战胜疾病的过程产生和发展起来的，并且在实践中传承和积累而逐渐形成一些运用于一切阶级的医疗卫生服务公共准则，成为适用于一切社会的人类宝贵的文化遗产。

4. 科学性和艺术性　护理工作是一项技术性很强的工作，具有严格的科学性。因此，护理工作必须以医学、科学理论为指导，要求护士严守各项操作规程，准确、及时、无误地做好各项护理工作。护理道德在强调科学性同时，还注重艺术性，护士的语言美及行为美体现着护理工作的艺术性。它是护理道德的重要特点之一。

三、护理道德修养

(一) 护理道德修养的含义

“修”是整治、提高、完善的意思；“养”是养成、培育的意思。护理道德修养是指护士通过自我教育、自我锻炼和自我评价，将护理道德的基本原则和规范转化为个人内在品质的过程。护理道德修养的含义有两个方面：一是指护士在道德意识方面进行的自我教育和自我改造的过程；二是指护士在道德实践中经过长期努力和锻炼所达到的护理道德境界或水平。

(二) 护理道德修养的特点

1. 自觉性　护理道德修养是一种自律行为，关键在于“自我锻炼”和“自我改造”。任何一名护士，职业道德素质的提高，一方面靠他律，即社会的培养和组织的教育；另一方面就取决于自己的主观努力，即自我修养。两个方面是缺一不可的，而且后者更加重要。护理道德所起的作用的一个重要因素是依靠内心的道德信念，这种信念的形成离不开自我修养。

2. 艰巨性　护理道德修养实质上就是两种对立的道德意识之间的斗争，是善和恶、正和邪、是和非之间的斗争，对于护士来说，要取得职业道德品质上的进步，就必须长期地、艰苦地进行两种道德观的斗争，促使“为他”的职业道德观念去战胜“为己”的职业道德观念。因此，护理道德修养是一个艰巨的系统工程。

3. 实践性　护理道德问题产生于护理实践又需在实践中加以鉴别和处理，它的发展与护理职业活动密切相关，因此，高尚的护理道德品质只能在护理实践中通过锻炼和修养才能形成。

(三) 护理道德修养的途径和方法

护理道德修养的提高不是自发产生的，而要经过后天的教育和培养才能逐步形成。加强护理道德修养的途径和方法主要有以下几个方面。

1. 加强理论知识学习　护士要想得到道德修养的提高，必须加强理论知识的学习，掌握本行业最基本的道德规范要求，了解社会发展和科学进步对护士道德建设提出的新要求。只有这样，才能不断提高自己的医德修养境界。

2. 在实践中体会和学习　参加社会实践，是护理道德修养的主要方法，是检验护理道德修养效果的标准。一个人只有积极投身于道德实践之中，才可能真正理解道德的内涵，形成坚定的道德意志和信念，养成相应的道德行为习惯。纸上谈兵或言行不一，不是一名护士真正的护理道德修养水平，也很难培养自己高尚的道德品质。

3. 贵在自觉，学思结合　护理道德修养是一个不断反思、不断总结与提高的过程。护理道德修养能否取得成效，除受客观因素制约外，关键还在于护士要经常地、自觉地反思自己的言行举止，勇于剖析自己，敢于自我反省，自我肯定，崇高的护理道德境界才能形成。

4. 持之以恒，贵有恒心　护理道德修养是一项长期艰巨的任务，绝不是一朝一夕之事，不可能短期内一蹴而就，必须持之以恒进行修炼。

5. 力求慎独，实现慎为　医护中的"慎独"，是指医务人员在单独工作、无人监督时，仍然坚持道德信念，自觉遵守道德原则，按道德规范行事。"慎独"既是一种道德修养方法，也是一种崇高的道德境界。护理工作直接关系到人的生命，且多数情况下独立进行工作，无人监督，而且专业性强，非专业人员很难进行监督，故"慎独"在护理道德修养中有着极为重要的作用。

护士要自觉地把"慎独"作为一项重要的道德要求，作为保障自己正确履行道德规范的一个重要手段，从大处着眼，小处着手，防微杜渐，始终如一地坚定道德信念。

【小结】

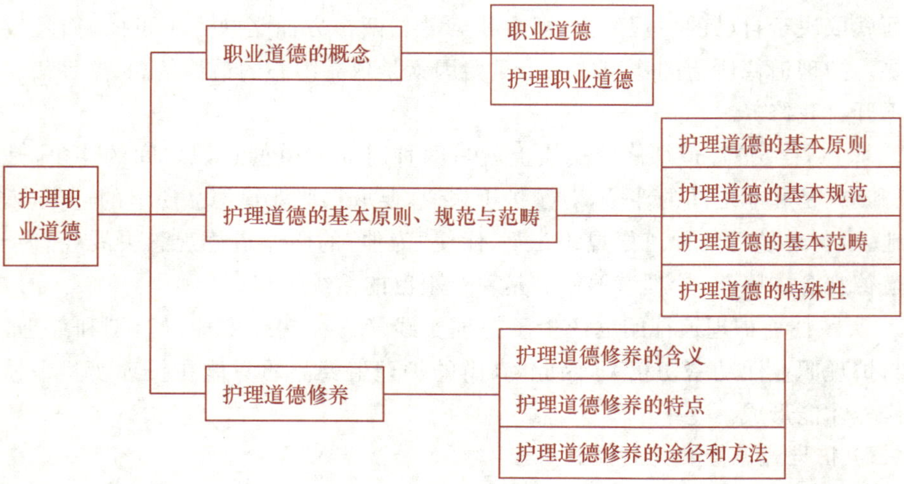

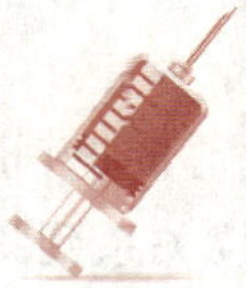

【思考训练】

1. 何谓职业道德？护理道德有什么特殊性？
2. 护理职业道德的基本原则、规范与范畴分别包括哪些？
3. 你认为应该如何提高护理道德修养？

第二节 护理伦理

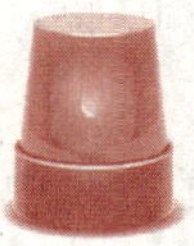

任务目标

通过学习具有伦理决策能力，并能应用于护理实践，解决工作中常见的护理伦理问题。

学习目标

1. 掌握护理伦理的概念。
2. 熟悉常见的护理伦理问题。
3. 了解护理伦理学的研究对象。

教学活动方式

多媒体展示、讲授、案例分析、小组讨论等。

一、护理伦理概念

1. 伦理 “伦”本意是“辈”的意思，“理”的本意是“治玉”，意为要顺玉的纹路对其加工。后来，人们逐渐认为“伦”是指人与人之间的关系，“理”是指道理和规则，“伦理”的含义就是协调人与人之间关系的道理和原则，是关于人性、人伦关系及结构等问题基本原则的概括。

伦理与道德的含义相近，都是指社会道德现象。但严格来说，二者有区别，道德更侧重于道德实践，具体规定了道德规范、行为等。而伦理侧重于道德理论，是道德现象的抽象概括，因而国内外把研究道德的科学一般都称为伦理学。

2. 伦理学 又称道德哲学，是研究社会道德现象及其发展规律的科学。它的基本问题就是如何处理道德与利益的关系问题，任何道德问题都离不开个人利益和社会利益的矛盾关系。因此，伦理学将道德作为唯一的研究对象，从一定的哲学和历史观来解释这一概念，并逐渐成为一门独立的学科。

3. 护理伦理 是指护士在其职业活动中，正确处理个人与他人、个人与社会关系的行为准则及规范的总和。

二、护理伦理学研究对象和特殊性

（一）护理伦理学研究对象

护理伦理学作为一门独立的学科，是以护理领域中的道德现象和道德关系为研究对象的，其中，护理道德关系是指在护理领域中由经济关系决定的按照一定的道德观念形成的人与人、人与社会的护理关系，而护理道德现象是指护理领域中普遍存在的各种道德关系的具体体现。因此，护理伦理学的研究对象主要包括以下几个方面。

1. 护士与患者之间的关系　是护理伦理学研究对象的主要内容和核心问题，也是护理工作中最为关键、首要的关系。这一关系是否密切、和谐、协调，直接关系到护理质量的高低和患者的健康。

2. 护士与其他医务人员之间的关系　主要包括护士与医生、护士与医技人员、护士与医院行政管理人员、护士与后勤人员等之间的关系。这些关系的好坏，将直接影响护理工作的开展，影响医护人员整体力量的发挥和医护工作质量的提高。因此，这一关系是护理伦理学研究的重要对象。

3. 护士与社会的关系　由于护理领域的扩大，护士功能的增加，在护理实践中，护士不仅要履行对患者的健康责任，还要承担对他人、对社会的健康责任。如护理教育改革、计划生育、卫生资源的分配等问题，如果不考虑国家、社会的公益，就难以确定护士行为的道德性。因此，这一关系也必然成为护理伦理学的研究对象。

4. 护士与医学科研、护理科研之间的关系　医学科学和护理科学的迅速发展，以及医学高新技术在临床上的应用，势必带来许多道德问题，如人工生殖技术、器官移植、生与死的控制等都涉及护理行为道德与否的问题，因此，护士与医学科研、护理科研之间的关系也是护理伦理学的研究对象。

5. 护理道德规律　是指在护理道德现象之间的固有的内在的本质的必然联系。各种护理道德现象之间的内在联系、护理道德的本质问题和护理道德的产生、变化、发展的必然规律等，这些问题也是护理伦理学的研究对象。

（二）护理伦理学的特殊性

护理伦理学这门学科虽然发展历史短，很年轻，仍然没有完全脱开医学伦理学的框架，但作为一门独立的学科，护理伦理学仍然有其自己独特的特点。主要体现在，在不同的护理工作岗位上及护理不同类型的患者时会面临不同的具体的伦理问题。如门诊护理工作侧重于创造优美安静的环境，帮助患者舒适就诊，并对患者热情相迎，高度负责；急诊护理工作强调应对工作有紧迫感，不计报酬，不讲条件等；以及护理临终患者和肿瘤患者时，护理侧重于治疗等都体现了护理领域的特点，显示了护理伦理学的特殊性。

三、护理伦理原则

护理伦理基本原则是社会主义道德原则在护理领域的具体运用和体现，它是护理人员树立正确的道德观念、选择良好的护理道德行为进行护理伦理评价和教育应遵循的原则，也是衡量护理人员道德水平的最高标准，主要包括自主原则、有利原则、不伤害原则和公正原则。

1. 自主原则　是指患者自我选择、自主行动或依照个人意愿进行自我管理和决策。即护士在为患者提供护理活动前，事先向患者说明护理活动的目的、优点及可能的结果，然后征求患者的意见，由患者自主选择，其实质是体现了对人的尊重。因为自主原则承认服务对象有权根据自己的考虑就自己的事情做出合乎理性的决定。

自主原则适用于意识清醒且能够做出理性决定的人，由于疾病状态的特殊性，并非所有的患者都能达到自主，如意识不清醒者、精神障碍者和婴幼儿等缺乏或丧失自主能力的患者，护士应当尊重家属、监护人的选择权利。但是，如果这种选择违背丧失自主能力患者的意愿或利益，护士不能听之任之，而应向患者单位或社会有关机构寻求帮助，以维护患者的利益。因此，护士在临床上应灵活应用自主原则，并对服务对象非理性的行为适当加以控制，避免给患者自身或他人带来伤害，如传染病患者拒绝隔离时，护士有责任协助医生对患者的自主权加以限制。

体现自主原则的主要方式是知情同意。知情同意是指患者在医院所接受的主要治疗必须在患者或其家属全面了解情况，经过自身的判断，自愿表示同意的条件下才能进行。知情同意必须符合三个条件：① 患者必须对所接受的诊断、治疗或护理完全知情，即了解其原因、方法、优点及缺点，可能出现的反应或副作用等；② 同意必须建立在完全自愿的基础上，任何强迫患者同意或患者由于害怕报复而同意的均不属于知情同意；③ 患者或家属是在完全清楚、有能力做出判断及决定的情况下同意的。

2. 有利原则　也称行善原则，是指护士在护理活动中把对患者健康有利放在第一位并为患者谋利益的伦理原则。但有利原则不是绝对的，在护理活动中，不要过分以有利原则为前提，若遇到有利原则和其他原则（如公正原则）冲突时，需要护士权衡厉害大小，把对患者的有利与社会有利相统一。

3. 不伤害原则　是指在护理活动中不要给患者及第三方造成身体、心理及精神上的伤害。不伤害原则也不是绝对的，众所周知，药物的毒副作用、各种穿刺都会给患者带来不同程度的痛苦，因此，不伤害原则的意义并不在于消除任何医护伤害（这既不现实也不公平），而是在于坚决杜绝有意伤害和责任伤害，以及当不伤害原则与其他原则发生冲突时，尽力减小伤害程度，不给患者造成不必要的伤害和损失。换句话说，不伤害原则也就是“权衡利害”的原则，或者说“两害相权取其轻”。

4. 公正原则　公正是指公平、正义，不偏不倚，其实质是平等。即对患者一视同仁、平等待人，既不能因种族、年龄、职业、社会地位、经济状况、文化水平等歧视患者，又要做到基本医疗需求人人享有，医疗资源分配公正。还要在护理纠纷、护理差错事故的处理中，护士能坚持实事求是，站在公正的立场上。

四、常见的护理伦理问题

在护理实践中，常遇到的伦理问题一般有：如何建立融洽的护患关系；在对患者的关怀照顾中如何帮助患者权衡利弊得失，以让患者获取最大利益；如何维护患者的知情同意权、自主权等；如何公正分配护理保健资源；如何告诉患者一些特殊消息，如病情恶化或预后不佳等情况；如何避免因医务人员之间的不和谐而对患者造成伤害；以及如何面对要求实施安乐死的患者等。这些都是护理工作实践常见的伦理问题。

鉴于以上这些常见的护理伦理问题，因此，作为一名护士，在护理实践工作中，应具有伦理决策的能力，在护患沟通中，既要做到满足患者知情权，又要兼顾不伤害的伦理原则，要反复权衡患者“知情”欲望的强烈和“知情”后的损害程度，把握“知情”的内容和尺度。同时,在任何情况下,护士都要注意语言的得体,运用恰当的语言来表达,并尊重患者,全心全意为患者服务等。总之,认真遵守护理工作中的伦理道德,是做一名高素质、有修养的护士的必备条件。

【知识链接】

国际护士伦理守则

护士的基本任务有四个方面:增进健康,预防疾病;恢复健康,减轻痛苦。

全人类都需要护理。护理从本质上说就是尊重人的生命,尊严和权利。不论种族、国籍、信仰、肤色、年龄、性别,政治或社会地位,一律不受限制。

护士们为个人、家庭和社区提供卫生服务中与有关团体协作。

【小结】

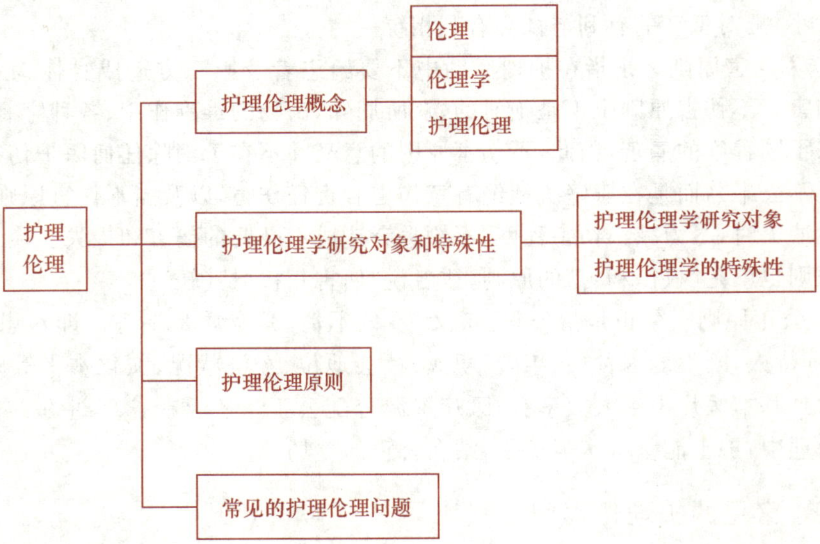

【思考训练】

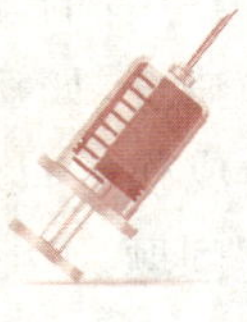

1. 什么是护理伦理?护理伦理学有什么特殊性?
2. 护理伦理学的研究对象包括哪些?
3. 你遇见过哪些常见的护理伦理问题?

第六章 多元文化与护理

【案例】

服务对象A，男，48岁。英国人，大学教授，信仰伊斯兰教，是位素食主义者。糖尿病史3年，喜欢甜食，忌食肉类。体格检查：T 37.0℃，P 84次/min，R 18次/min，BP 120/72 mmHg，空腹血糖(GLU)16.2 mmol/L，血红蛋白(HB)93 g/L，体型偏瘦，轻度水肿。

【案例分析】

1. 案例特征

(1) 服务对象信仰伊斯兰教，是位素食主义者。其蛋白摄入不足，导致血红蛋白低于正常值，出现贫血症状；又因为其喜食甜食，导致血糖控制不合理，出现空腹血糖高于正常值；血糖、血红蛋白异常，导致体液过多，服务对象出现轻度水肿。服务对象为大学教授，对知识的理解和领悟能力较强。

(2) 针对案例的症状、体征和检查结果，确定服务对象的异常状况均与其宗教信仰、饮食习惯有密切的关系。服务对象有哪些文化需求？护理人员需要为服务对象提供哪些个体化的文化护理服务？

2. 需解决的问题　一是与服务对象进行有效的沟通，进一步全面地收集资料，找出导致健康问题的原因，对服务对象进行饮食相关的健康教育，与服务对象共同制定切实可行的护理计划。二是必须应用所学的文化护理理论为服务对象提供全面、科学的文化护理服务。

3. 需完成的学习任务

(1) 文化与多元文化

(2) 跨文化护理

第一节 文化与多元文化

任务目标

通过学习能明确多元文化和文化休克与服务对象的关系，并用于帮助服务对象更好地适应医院的文化环境。

学习目标

1. 说出多元文化和文化休克的概念。

2. 理解文化休克的原因、过程、表现、影响因素和预防。
3. 列举生活中常见的文化休克现象。

教学活动方式

多媒体展示、讲授、小组讨论、互相评议、考核等。

在人类社会越来越复杂、信息流通越来越发达的情况下，文化的更新转型日益加快，各种文化的发展都面临着不同的机遇和挑战，新的文化也将层出不穷。在现代复杂的社会结构下，必然需要各种不同的文化服务于社会的发展，这些文化服务于社会的发展，就造就了文化的多元化，即现代复杂社会背景下的多元文化。多元文化不仅是多民族各自所具有的不同文化，更重要的还是不同文化的共存，而且要承认不同文化的差异并平等对待它们。

一、概念

1. 文化　文化所反映的是一个民族中群体的世界观和价值观，它是包括知识、信仰、艺术、道德、风俗习惯等要素的综合体。

2. 多元文化(multiculture)　即是多民族各自具有的不同文化，共存于社会文化环境中，不同阶层和不同族群的文化差异，需用不同的文化为其提供平等的服务，这些文化服务于社会的现象就构成了复杂社会背景下的多元文化。

3. 文化休克(culture shock)　又译为文化震撼或文化震惊，是美国人类学家奥伯格(Kalvero Oberg)于1958年提出来的，是指生活在某一种文化环境中的人初次进入到另一种不熟悉的文化环境，因为失去自己熟悉的所有社会交流的符号与手段所产生的思想混乱与心理上的精神紧张综合征。例如，当一个已经长期适应于自己的本土文化的人，突然来到了不同的民族、地区、社会群体甚至国家时，常会出现一段时间的迷失、疑惑、排斥甚至恐惧的感觉。每个人在成长的不同阶段都会有文化休克的经历，如进入幼儿园、升学、搬家、工作调动、住院等，由于文化环境的变化，造成对人的过度刺激和心理负担，产生行为改变或者行为无效，以至于不能适应和应对。

二、文化休克概述

(一) 文化休克原因

引起文化休克的原因主要是突然从一个熟悉的环境到了另一个陌生的环境，从而在以下几个方面产生问题。

1. 沟通交流(communication)　人际沟通的发生通常会受到文化背景的影响。不同的文化背景下，同样的沟通内容可能会有不同的含义，脱离了文化背景来理解沟通的内容往往会产生误解。

(1) 语言性沟通：文化背景、文化观念的差异，如语种不同或者应用方言、土语等均可导致语言不通。如在中国，朋友见面时直接询问对方的年龄、工资等是常有的事情，很少有人会拒绝回答，但是如果遇到西方国家的人也询问同样的问题，对方可能会非常生气，因为他们认为年龄和工资是个人隐私，从而导致沟通的中断。即使使用同一种语言，语言表达的各种形式受文化背景的影响也会产生不同的含义。如我国有56个民族，各个民族有自己的语言和交流沟通的方式，当一个人从熟悉的环境到陌生的环境时，就会遇到语言沟通的问题。

(2) 非语言性沟通：非语言性沟通的形式有身体语言、空间效应、反应时间、类语言、环境等多个方面。不同的文化背景下的非语言性沟通模式不完全相同，所代表的信息含义也不尽相同。例如，印度人交谈中赞同对方的意见时摇头，不赞同时点头；泰国人朋友相遇时双掌合十以致敬意，双掌举得越高，表示尊敬的程度越深；非洲人见面时握手，对尊敬者先用左手握住右手的手腕，再用右手与对方握手，对特别尊敬者则先握一下对方的手，继而握对方的手指，最后再握一下对方的手。

2. 日常生活活动差异(mechanical difference)　每个人都有自己规律的日常生活习惯。当一个人的文化环境发生改变时，其日常生活习惯如新环境中的住宿、交通工具、作息制度、工作环境等因素也会发生变化，需要人们花费精力和时间去适应新环境的文化模式。在这个适应过程中，人们往往会产生挫折感，进而造成克服日常生活习惯的改变而引起的文化休克。

3. 孤独(isolation)　在异域文化中，一个人丧失了自己在原有文化背景中原有的社会角色，同时对新环境感到生疏，与亲人或知心朋友分离或语言不通，孤独感便会油然而生，因此倍感孤单、无助，导致情绪的不稳定，产生焦虑、对新环境的恐惧等情绪，出现文化休克。

4. 风俗习惯(customs)　不同文化背景的人有不同的风俗习惯，一旦改变了文化背景，就必须适应新环境中的风俗习惯。新环境中的饮食、服饰、居住、消费等生活习惯可能与自身原有的文化环境不同，使身处异乡的人难以适应，但又必须了解和接受。例如，很多中国人想到乳酪的味道就难以忍受，但是有些民族却视为美味。类似文化的差异会使人短时间内难以忍受，出现文化休克。

5. 态度和信仰(attitudes and beliefs)　态度是人们在一定的社会文化背景中，与他人长期相互作用而逐渐形成的对事物的评价和倾向。信仰是对某种主张或主义的极度信任，并以此作为自己行动的指南，主要表现在宗教信仰上。受自身环境文化模式的影响，每个文化群体之间的态度、信仰、人生价值和人的行为都是不同的。当一个人的文化环境突然变化时，其长期形成的母文化价值观与异域文化中的一些价值观会产生矛盾和冲突，就会造成其行为的无所适从，产生文化休克。

以上造成文化休克的五个因素使个体对文化背景的变化必须做出适应和调整，当同时出现的因素越多、程度越强烈时，个体产生文化休克的强度就越明显。

(二) 文化休克过程

当一个人离开熟悉的环境进入陌生的文化环境时，常常经历四个阶段的变化历程：蜜月阶段、沮丧或敌意阶段、恢复调整阶段和适应阶段。

1. 蜜月阶段(honeymoon phase)　指一个人初到一个新环境，由于新鲜感，往往会心理上兴奋，情绪亢奋和高涨，处于乐观的、兴奋的“蜜月”阶段，此阶段持续几个星期到半年的时间。人们常常在到达其他国家之前对异邦的工作和生活充满美好的憧憬，初到异国，往往被新文化环境中的人文景观和意识形态所吸引，对一切事物都会感到新奇，对新环境的人、景色、食物等都感到满意。此时人们往往渴望了解新环境的风俗习惯、语言行为等，希望能顺利生活和工作。虽然有的人在整个短期的异国逗留期间都停留在"蜜月"阶段，不会有文化休克，但是，很多人在进入新的文化环境一段时间后，会进入第二个阶段，沮丧或敌意阶段。

2. 沮丧或敌意阶段(anxiety or rejection phase)　"蜜月"阶段后，处在异域文化中的"外乡人"由于生活习惯等与原有文化的差异，会出现价值观的矛盾和冲突，加之人地两生、孤立少援和种种的生活不便，原来认为是规范、良好的生活方式在异域文化中频频碰壁，可能因不了解本土文化和习惯而被本地人嘲笑、伤害，兴奋感逐渐被失望、失落、烦恼、焦虑等情绪所代替，继而感到迷茫和挫折，即进入沮丧或敌意阶段，此阶段一般持续几个星期到数月的时间。在此阶段，人们面对心理上的沮丧、失落感时，通常有两种表现方式：一是敌意。一些人常常看不起本地人，嘲笑所在地区或者国家；还有的人以损害个人和公有财产来发泄其敌意。二是回避。有的人可能回避与当地文化的接触，表现为不仅不愿意讲、也不愿意学当地语言，而且还不愿意和当地人接触，而是喜欢在"老乡"中消磨时间，甚至以酒消愁。在严重的情况下，有的人可能会因为心理压力大而返回自己的家乡。沮丧或敌意阶段是文化休克综合征中最严重也是最难过的时期，当然，有的人也会不经历这个阶段。

3. 恢复调整阶段(regression and adjustment phase)　在经历了一段时间的沮丧和迷惑之后，人们开始学习新环境中的文化模式，找到了应对新文化环境的办法，采取一定的适应方式重塑自我，逐渐适应了异域文化环境，即进入恢复调整阶段。在此阶段，个体通过与当地人的频繁接触，如参加日常生活活动等，开始熟悉本地的语言，逐渐了解、熟悉新环境中的"软文化"和"硬文化"，并与一些当地人建立了深厚的友谊，其心理上的混乱、沮丧、孤独感、挫折感逐渐减少，对发生的文化冲突不再认为是对自己的伤害，慢慢地解决了文化冲突问题。

4. 适应阶段(acceptance and adaptation phase)　随着文化冲突问题的解决，"外乡人"与当地人和平相处，接受了当地的风俗习惯，基本上适应了新的文化环境。在此阶段，人们已经完全接受新环境中的文化模式，建立起了符合新文化背景的价值观念、审美意识等评判标准，在新环境中感觉安全、舒适，一旦需要再次离开新环境回到旧环境中，会经历又一次的文化休克。如很多早年移居国外的华人都处于适应阶段，重返故里反而会产生文化休克。

(三) 文化休克表现

随着所处的文化休克的阶段不同，个体文化休克的表现也各不相同。

1. 焦虑　焦虑是指个人处于一种模糊的不适感中，是自主神经系统对非特异性或未知威胁的一种反应。

(1) 生理表现：坐立不安、失眠、疲乏、声音发颤、手颤抖、出汗、面部紧张、瞳孔散大、眼神接触差、尿频、恶心、呕吐，特别是动作增加(如反复洗手、喝水、进食、吸烟等)，心率增加、呼吸频率增加、血压升高等。

（2）情感表现：自诉不安，缺乏自信，警惕性增强、忧虑、持续增加的无助感、悔恨、过度兴奋、容易激动、爱发脾气、哭泣、自责和谴责他人，常关注过去而不关心现在和将来，害怕出现意料不到的后果等。

（3）认知表现：心神不定，思想不集中，对周围环境缺乏关注，健忘或者思维中断等。

2. 恐惧　恐惧是指个体处于一种被证实的、有明确来源的惧怕感中。文化休克时，恐惧的主要表现是躲避、注意力和控制力缺陷。个体自诉心神不安、恐慌，有哭泣、警惕、逃避的行为，冲动性行为和提问次数增加，疲倦、失眠、出汗、晕厥、夜间噩梦，尿频、尿急、腹泻、口腔或咽喉部干燥，面部潮红或者苍白，呼吸短而急促、血压升高等。

3. 沮丧　沮丧是指因对陌生环境的不适而产生的失望、悲伤等情绪。① 生理表现：胃肠功能减退，出现食欲减退、体重下降、便秘等问题。② 情感表现：忧愁、沮丧、哭泣、退缩、偏见或者敌对。

4. 绝望　绝望是指个体主观认为没有选择或者选择有限，万念俱灰，以至于不能发挥自己的主观能动性。文化休克时，绝望的主要表现是生理功能低下，表情淡漠，言语减少，感情冷漠，被动参加活动或者拒绝参加活动，对以往的价值观失去评判能力。

（四）影响文化休克因素

1. 新旧文化间的差别程度　文化休克的明显程度与新、旧文化之间的差异大小成正比。如果新文化和旧文化之间的差异较小，文化休克的表现较轻，反之则重。例如，一个加拿大人到美国比到中国所经受的文化休克要轻得多。

2. 新文化的包容性　在一个包容和接受新文化的环境中，个体对新文化模式适应较快，如果个体受到新文化环境的排斥，则往往会加深外乡人最初的不安和焦虑的感觉。

3. 个体因素　个体的年龄、性别、职业、受教育程度、健康状况、以往应对生活改变的经历和应对方式等都与应对文化休克的能力有关。

（1）年龄：儿童处于学习阶段而且生活习惯尚未成型，对生活方式改变适应较快，应对文化休克的困难较少，异常表现较轻。反之，年龄越大，原有的文化模式越根深蒂固，则不会轻易放弃熟悉的文化模式而去学习新的文化模式。

（2）健康状况：在应对文化冲突的过程中，身心健康的个体应对能力强于身心衰弱的个体。

（3）以往应对生活改变的经历：一个以往生活变化较多，对各种变化适应良好的人，在应对文化休克时，比生活上缺乏变化的个体的困难要少，症状要轻。

（4）一般性的应对类型：对外界变化作出一般性反应和易适应的个体，与对外界变化容易做出特殊反应的个体比较，应对能力要强，异常表现要轻。

（五）文化休克的预防

1. **提前熟悉新环境的基本情况**　在迁移至新环境之前，通过各种途径了解、掌握新环境的风俗习惯、价值取向、道德观念、地理环境、人文知识、办事程序等文化知识，可以比较容易地使用新环境，避免文化冲突时突然产生强烈的文化休克。

2. **针对新文化环境进行模拟训练**　在进入新环境之前，可以有的放矢地进行生活方式及生存技能的模拟训练。

3. **主动接触新文化环境中的文化模式**　在进入新环境之后，应尽快地接触和理解新的文化模式。个体要树立从零开始的信念，以积极、乐观、宽容的态度迎接新环境，充分理解新环境中文化现象的主体，打开社交圈子，踊跃参加一些有益的社会活动，以开阔视野，学习如何处理人际关系。

4. **寻找和利用支持系统**　个体在新环境要善于发掘和充分利用对自己有帮助的支持系统。提高自己的跨文化沟通能力，妥善处理新环境中的人际关系，取得新环境中人群的认同和帮助，从而提高文化适应能力，减少文化休克的影响。

当然，文化休克不是一种疾病，而是一个学习的过程，是一种复杂的个人体验，在此期间个体可能会产生不舒服甚至痛苦的感觉，可通过不同方式影响个体。其实任何一次重大的文化转换都可能使个体产生巨大的压力和焦虑，但这种压力与焦虑是一种正常的社会适应性效果。从某种意义上说，即使是再严重的文化休克现象，都可以称得上是一种新的文化体验。

【小结】

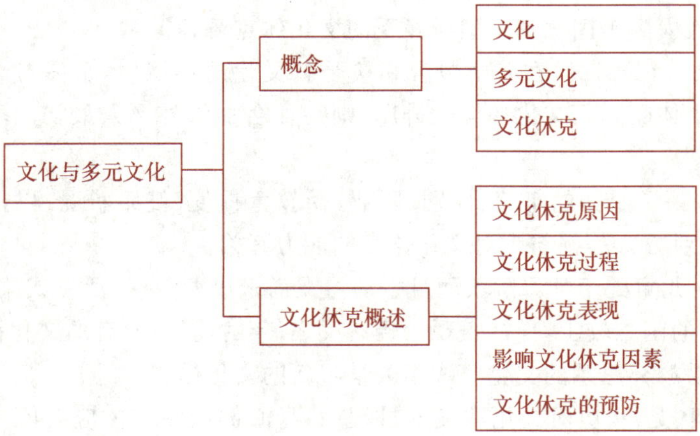

【思考训练】

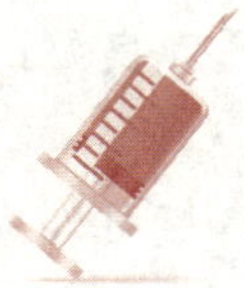

1. 何谓多元文化、文化休克？文化休克分为哪几个阶段？有哪些表现？
2. 简述影响文化休克的因素。
3. 文化休克如何预防？
4. 分析如何预防和减轻住院患者的文化休克现象，使其尽快适应医院的文化环境？

第二节 跨文化护理

任务目标

1. 通过学习能明确服务对象的文化需求，理解跨文化护理理论的内涵并能应用于护理工作中。
2. 通过继续学习不断提高自己的文化素养。

学习目标

1. 说出满足服务对象文化需求的护理措施。
2. 了解跨文化护理的相关概念、内涵和特征。
3. 列举护理人员在患者文化需求中的作用。

教学活动方式

多媒体展示、讲授、小组讨论、互相评议、考核等。

一、跨文化护理理论的内容

(一) 跨文化护理的相关概念

美国护理学者莱宁格博士认为，护理的本质是文化关怀，关怀是护理的中心思想，是护理活动的原动力，是护士为服务对象提供合乎其文化背景的护理基础。她的跨文化护理理论的重点是文化，中心是跨文化护理和人类护理关怀。围绕文化和护理关怀提出了以下概念。

【知识链接】

莱宁格(M. Leininger)博士是美国著名的跨文化护理理论学家。从20世纪50年代中期开始了自己的跨文化护理研究。当时她在“儿童指导之家”工作，与那里的儿童及双亲接触，观察并了解到儿童中反复出现的行为差异由不同的文化背景造成。经过多年的研究，她创立了“跨文化护理理论”(transcultural nursing theory)。因此，莱宁格成为了世界上第一位获得人类学博士学位的专业护士和理论学家，她出版了许多著作，具有代表性的有《跨文化护理：概念，理论和实践》、《护理与人类学：两个交织的世界》、《关怀：护理与健康的本质》、《照顾：人类的基本需要》、《文化照顾的多样性与普遍性》。

1. 文化(culture) 是指不同个体、群体或者机构通过学习、共享和传播等方式所形成的生活方式、价值观、信仰、行为标准、个体特征和实践活动的总称，它以一定的方式传承，用来指导人们的思维方式、生活决策和行为活动。

2. 关怀(care) 是与帮助、支持或促进服务对象健康状况和改善生活方式需要相关的指导性行为，是人类的一种普遍现象。关怀的内容包括生物、文化、心理、社会等方面，不同文化背景的人有不同的关怀体验。莱宁格认为关怀在护理中占统治地位，没有关怀，治疗就不能有效进行；而没有治疗，关怀却可以有效地进行。关怀分为一般关怀和专业关怀。

(1) 一般关怀(common caring)：是指某文化所特有的传统、固有的文化关怀知识与技能，可以通过模仿、学习而获得。

(2) 专业关怀(professional caring)：是通过大学、学院或临床机构传授和规范学习而获得的专业关怀知识和实践技能。

3. 文化关怀(cultural care) 文化关怀是指为了满足自己或者他人现有或潜在的完好健康，应对伤残、死亡或其他状况的需要，用一些符合文化、被接受和认可的价值观、信念和定势的表达方式，为自己和他人提供的综合性、符合相应文化背景的帮助、支持和促进性的行为。护理关怀就是一种文化关怀，体现在护士与患者的护患关系，以及各种各样的护理活动中。护理关怀与其他职业关怀不同，它是以服务对象的健康为中心，从整体观念出发，为服务对象提供符合其个体需求的文化关怀。文化关怀具有共性和多样性的特点。

(1) 文化关怀的共性(university in cultural care)：是指人们对待健康、环境、生活方式和面对死亡的文化中衍生出来的对关怀的共同的、相似的或者一致的意义、价值和方式。

(2) 文化关怀的多样性(diversity in cultural care)：是指文化内部或不同文化之间、某群体内部或群体之间、个体之间在关怀的信念、含义、模式、价值观、特征表型和生活方式等方面的差异性，从而衍生出不同的关怀意义、价值、形态和标志。

4. 跨文化护理(transcultural nursing) 莱宁格认为跨文化护理是根据服务对象的社会环境和文化背景，了解服务对象的生活方式、信仰、道德、价值观和价值取向，向服务对象提供多层次、多体系、高水平和全方位的有效护理。跨文化护理旨在通过文化环境和文化来影响服务对象的心理，使其能够处于一种良好的心理状态，利于疾病的康复。

(二) 跨文化护理的内涵

莱宁格指出以文化为基础的护理关怀是有效地促进、维持健康，从疾病和残疾中康复的关键性因素。所有的文化关怀既包括专业关怀护理，又包括一般性保健服务。护理作为一个跨文化关怀专业，能够为不同文化的服务对象提供护理关怀。

莱宁格认为人类无法与其所处的文化环境、社会结构相分离，并应用微观、中观和宏观法探讨和研究关怀的本质、意义和属性。微观法是指在小范围内研究特定文化中的个体；宏观法研究各种不同文化之间的文化跨越现象；中观法是介于微观法和宏观法之间，对某一特定文化中的一些复杂因素集中进行探讨。

1. 莱宁格跨文化护理“日出模式” 莱宁格将跨文化护理形象的描述为“日出模式”(sunrise model)(图 6－1)。如图所示，“日出模式”的上半部分描述了文化关怀、文化与社会结构和世界观的构成，这些因素通过语言和环境影响人们的关怀与健康。下半部分是对个体、家庭、群体及机构健康产生影响的一般关怀和专业关怀，两者相互关

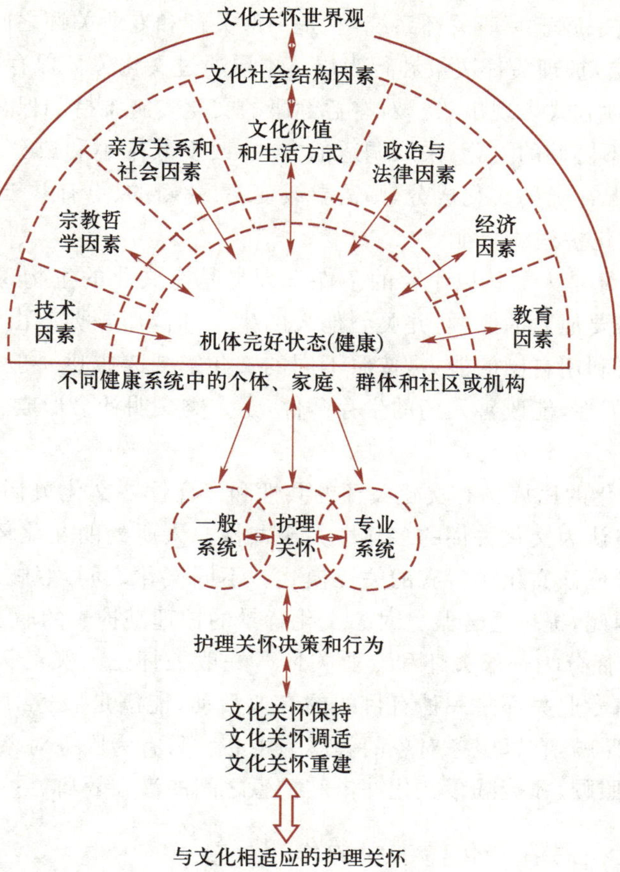

图 6-1　跨文化护理"日出模式"

联、相互影响。护理关怀是一般关怀和专业关怀之间联系的桥梁,并通过了解服务对象的文化背景和健康状况,做出护理关怀决策,进行文化关怀实践,从而达到为服务对象提供和文化一致的护理关怀的目的。

2　莱宁格的"日出模式"层次含义　莱宁格的"日出模式"共包含以下四个层次。

(1) 第一层:世界观、文化和社会结构层。本层属于超系统,用于指导护理评价和收集影响服务对象关怀表达方式和关怀实践的因素,包括所处文化、服务对象的世界观、文化和社会结构要素及其环境背景、种族史等。

(2) 第二层:文化关怀和健康层。本层提供解释个人、家庭、社区或机构的健康、疾病、死亡的社会文化结构、文化关怀表达方式等与健康密切相关的因素,说明与文化有关的关怀和健康的特定意义及表达方式。

(3) 第三层:健康系统层。本层包括一般关怀系统和专业关怀系统。两个系统都提供帮助性、支持性和促进性关怀,帮助人们保持完好的健康状态,积极面对疾病和死亡。但是,一般关怀主要通过传承和传播的方式获得,可由非专业人士操作;而专业关怀则需要经过培训的专业人员来完成。护理关怀系统的理论和时间大多来源于专业关怀系统，少数来源于一般关怀系统，它是一般关怀和专业关怀之间连接的桥梁。

(4) 第四层：护理关怀决策和行为层。本层通过文化关怀保存、文化关怀调适、文化关怀重建三种方式表现出来。对有益健康的文化实施维持和保存的护理关怀；对部分与健康状况不协调的文化，采取调适的方式，改变其中不利成分、保留有益因素；对与现有健康状况冲突的文化成分，则需要改变，重建新的、更有益于健康的文化关怀。

(三) 跨文化护理的特征

1. 文化关怀是人类赖以生存的条件　人类是有文化的生物，照顾是人类的一种普遍现象，人需要他人的照顾，并关心他人的生存和健康需要。由于生活的文化背景不同，人们需要利用自己的能力，按照不同的文化需要来提供一般性文化关怀。文化关怀是人类的天性，能改善人们的生存条件，是人类文明社会形成、生存与发展的基础和必需条件。

2. 不同文化的民族具有文化关怀的共性和多样性　文化关怀具有共性和多样性的特点，莱宁格认为文化关怀的多样性大于共性。人所处的文化环境不同，关怀体验也不同，就会形成该文化所特有的关怀模式。不同文化之间，照顾的表达方式可能存在天壤之别，因此，提供适合服务对象文化背景的护理是护士的职责。

3. 文化关怀分为一般关怀和专业关怀　一般关怀是人类的天性，它存在于人们的日常生活中；专业关怀是一种有目的的专业活动，能满足服务对象的需求。护理关怀是一种专业照顾，它以服务对象的健康为中心。只有为服务对象提供与其文化背景相符合的护理照顾，才能减缓文化冲击和护患之间的潜在矛盾。

二、护士在患者文化需求中的作用

护理人员是帮助住院的服务对象减轻或克服文化休克的最重要力量。当服务对象出现生理、心理或精神问题时，护理人员要理解服务对象对健康、疾病的文化信仰和价值观念。不同民族、不同地域的人们都有自己独特的习惯模式、语言和生活模式及对疾病的应对方式，只有结合他们的文化模式作出全面护理评估，才能提供个体化的整体护理。

(一) 护士在多元文化护理中的作用

随着护理理论体系的形成，护理人员角色向复合角色发展，在多元文化护理中，护理人员的作用主要有以下几点。

1. 综合管理　护理人员有责任管理及组织服务对象护理的全过程，在住院服务对象的护理过程中可采取多方面的护理措施，如饮食护理、心理护理、支持护理等综合方法，使服务对象尽快适应医院文化环境。

2. 教育咨询　服务对象有获得自己疾病相关信息知识的需求，护理人员应根据服务对象的文化背景(如接受能力、知识水平)，有目的、有计划、有步骤地对服务对象进行健康宣教。

3. 健康促进　文化护理的目的之一就是调动服务对象的主观能动性和潜在能力，配合服务对象的文化需求，调动服务对象的参与意识，使服务对象积极配合治疗和护理，采取健康促进的自护行为，对疾病的治疗和预后充满信心。

4. 心理疏导　在文化护理过程中出现文化休克时，应对服务对象进行心理疏导，使其理解、接受文化护理。

5. 整体协调　实施文化护理时，不仅要考虑服务对象本人的情况，还要评估其家庭、社会背景，争取得到各方面的支持和帮助，注意协调护理过程中所涉及的各种人员之间的关系，帮助服务对象适应医院的文化环境，保证高质量的护理。

(二) 帮助患者融入医院的文化环境

服务对象因病进入陌生的医院环境，可能出现不同程度的文化休克。我国是多民族国家，幅员辽阔，人们所处的社会和文化环境各不相同，生活方式、道德、信仰、价值观等也不相同。因此，护理人员应尊重不同文化背景下的服务对象的文化要求、健康观、信仰和行为方式，为其提供全方位、多层次、高水平、有效的护理服务，以预防和减轻住院服务对象的文化休克，帮助其尽快适应医院的文化环境。

1. 帮助服务对象尽快熟悉医院环境　护理人员应通过热情、主动的入院介绍，使服务对象尽快熟悉和了解医院、病区、病室的环境、设备、工作人员、规章制度等医院相关的文化环境。

2. 尽量少用专业术语　在医院环境中，医护人员常用的一些医学专业术语，如医疗诊断名称、化验检查报告、治疗和护理过程中的简称等，经常会使服务对象迷惑不解，感到恐慌，甚至产生误会而造成与医护人员之间的沟通障碍，加重住院服务对象的文化休克。因此，护理人员应该使用通俗易懂的语言及非语言方式，对诊断、治疗、医学术语进行详尽的解释，尽量避免直接、大量使用医学术语，以减轻服务对象对医院和疾病的焦虑、恐惧，帮助其尽快适应医院的文化环境。

3. 采取符合服务对象文化背景的护患沟通方式　不同文化经历者对沟通交流的期待和方式不同，而有效的沟通需要双方分享彼此的想法和感受。因此，护理人员应掌握和理解服务对象及其家庭的文化背景、沟通方式、对角色及护患关系的期望、对健康和疾病的态度等，这样才能与服务对象进行有效地沟通，满足服务对象对文化的需求，取得服务对象的信赖和合作，建立良好的护患关系，帮助其预防和减轻住院引起的文化休克。

(三) 提供适合患者文化环境的护理

当服务对象从熟悉的文化环境中来到陌生的医院环境中时，因受到陌生文化冲击会产生生理和心理上的失衡。作为护理人员，既要有责任心和同情心，还要注重服务对象的文化背景、工作性质、生活习惯、宗教信仰等多元文化的因素，增强自身的人文知识和文化素养，将护理工作与服务对象的文化背景密切结合，提供适合服务对象文化需求的全方位、高水平的护理服务。

1. 理解服务对象的就医行为　不同的文化背景会影响服务对象的就医行为。护理人员应首先了解服务对象对医院、医生、护士的看法和态度，结合服务对象对治疗和护理的期待进行护理。例如临床有些服务对象缺乏医学知识，轻视护理效果，认为只要舍得花钱治病就可以了。殊不知临床上有许多身心疾病单靠吃药往往不能解决健康问题。因此，护理人员应该根据具体情况进行健康宣教，以取得服务对象的理解与合作。

2. 明确服务对象对疾病的心理和行为反应　不同文化背景的服务对象对疾病的心理和行为反应各不相同。护理人员在实施护理的过程中，应动态地了解服务对象的健康问题，以及服务对象对健康问题的发表和陈述方式。不同性别的人表达悲伤的方式不同，男人多用沉默来怀念逝者，女人则多哭泣并需要别人的安慰和支持。在东方文化背景下，人们的心理挫折无法表露时，往往将它压抑下来，以“否认”、“合理化”、“外射”等心理防卫机制来应对，或以身体的不适如头痛、无食欲、胸口发闷等作为就医的原因。但如果医护人员进一步询问，大多数服务对象会说出自己内心的困扰、人际关系和文化冲突。此时护理人员不应该直接指出服务对象存在的是心理问题，而应该在建立良好护患关系的基础上，进一步明确服务对象的社会心理问题所在，制订相应的护理措施，与服务对象及其家属一起来共同完成护理活动。

3. 尊重服务对象的风俗习惯　不同民族在饮食习惯方面各具特色。为服务对象提供适合其文化环境的护理服务，首先要在饮食方面充分尊重服务对象的风俗习惯，提供适合不同民族习惯的饮食护理，不要触犯服务对象的特殊忌讳和民族习俗。例如，我国满族、锡伯族禁食狗肉，蒙古族禁食牛肉，回族、塔吉克族、维吾尔族等信仰伊斯兰教，禁食猪肉、死物，每年九月斋戒期间从黎明到日落禁止进食和饮水。还有，南方人认为数字“4”和“死”谐音，不吉利，护理人员在安排床位时要避开服务对象忌讳的数字。有的民族术前不宜剃阴毛，有的民族术前要祈祷。此外，在病情观察、疼痛护理、临终护理、尸体护理和悲伤表达等方面要尊重服务对象的文化模式，如对信仰伊斯兰教的服务对象的尸体进行特殊的沐浴。

4. 合理利用社会支持系统　社会系统和家庭的支持可以降低服务对象的不良心理反应，提高其心理健康水平，提高服务对象对治疗的依从性。护理人员应了解服务对象的家庭结构、家庭关系、教育方式等信息，鼓励服务对象的亲人、朋友或同事对其进行疏导、安慰，利用家庭系统的力量预防或减轻文化休克的症状。如住院儿童的护理中，可充分利用父母的爱心和责任心，依靠他们帮助住院儿童克服孤独感，应对及解决问题。

5. 注意价值观的差异　不同民族和文化背景下，产生不同的生活方式、信仰、价值观，护理人员应注意不同文化背景的服务对象的价值观念差异。例如，中国人主张“孝道”，为了尽孝，对住院老人往往照顾得无微不至，包揽了所有生活护理，使老人产生依赖思想，丧失了自我、自立，作为护理人员应顺应老年患者及其家属的价值观念，满足他们的自尊心和愿望。对于依赖性很强的服务对象，在其病情允许的情况下，护理人员应鼓励和培养服务对象的自理能力。

6. 重视服务对象的心理感受　不同文化背景的人对同一问题有不同的解释和理解，护理人员不能因为服务对象使用了与自己不同的文化模式来解释事情的发生及健康问题就取笑服务对象，甚至认为服务对象不可理喻而不理睬。例如，一个人身体不适，他认为是去世的亲人灵魂附身，此时护士要根据服务对象的年龄、知识结构等文化背景与服务对象进行沟通，了解服务对象的心理感受和情感体验。

综上所述，文化是一定历史、地域、经济、社会、政治的综合反映。不同民族、不同文化环境产生的不同的行为规范，导致不同的社会发展。护理学是一门边缘、交叉学科，是以社会科学、自然科学等多领域知识为理论基础的综合性应用科学。随着社会的发展，护理学已经逐步形成以人的健康为中心，研究自然、社会、文化教育、心理等多因素对人的健康的影响，从而进行整体护理的学科。作为护理人员，既要有责任感、同情心，更要关注护理对象的文化背景、工作性质、生活习惯、宗教信仰等多元文化的因素，增加自身的人文知识和文化素养，将护理工作与服务对象及其文化背景密切结合，提供适合服务对象文化需求的高质量的护理服务。

【小结】

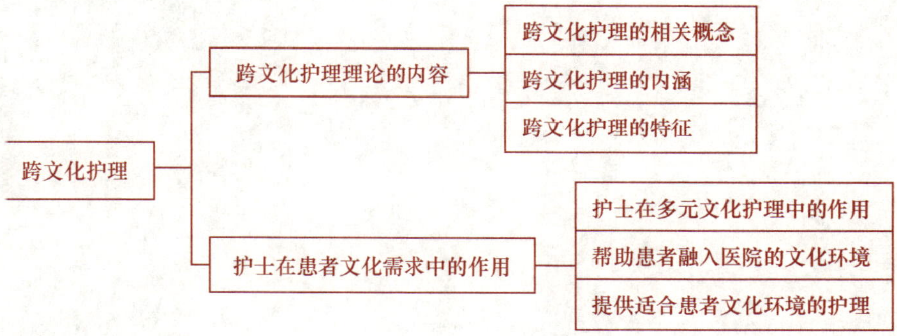

【思考训练】

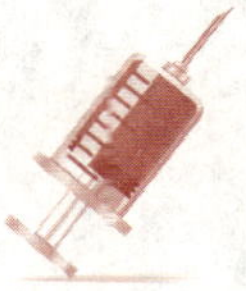

1. 何谓文化关怀和跨文化护理？
2. 跨文化护理理论的内涵和特征是什么？
3. 如何运用所学的知识帮助患者度过文化休克期？

单元 5　认知岗位职业能力

第七章　护理职业安全与防范

【案例】

徐某，女，在某县医院早产诞下一男婴。产后1 h，接产医生见婴儿生命体征平稳，状况良好，无须放在婴儿保暖箱内，嘱徐某的丈夫买了两个电热水袋交由护士林某并让林某加热后放在婴儿被褥中。然而林某因之前给一产妇采集血标本，徒手分离针头时不慎被刺伤，担心自己被感染而精神不集中，将加热后的热水袋放在了婴儿赤裸的双足和侧腰部位，直到孩子的父亲发现其双足黑肿，出现水疱，才叫来护士长查看。后转至儿科治疗，但婴儿左脚五趾溃烂，最后五趾全无，并引发败血症，最终伤势经鉴定为七级伤残。

【案例分析】

1. 案例特征

（1）本案例由于护士在为早产儿进行热疗的过程中，严重违反诊疗护理规范而酿成的医疗事故。护士林某由于遭受针刺伤为其带来了巨大的心理压力，在护理过程中出现失误，造成了极其严重的后果，应承担相应的责任。护理人员应从本案例中吸取教训，采取措施，减少和控制不良事件的发生，确保患者诊疗护理安全。

（2）针刺伤是护理工作中最容易遭受的职业暴露损伤之一，威胁着护理人员的身心健康，也是导致血源性疾病传播的重要途径之一。护理人员应明确职业暴露的危险因素，在临床工作中加强防护，确保安全。

2. 需解决的问题

（1）在护理工作中如何减少和控制不良事件的发生，保障患者安全？

（2）在护理工作中如何减少职业暴露，保障护理人员自身安全？

3. 需完成的学习任务

（1）概述

（2）护理安全防范

（3）护理职业暴露与防护

第一节　概　　述

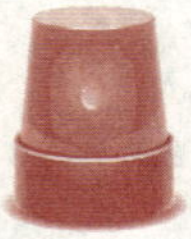

任务目标

认识护理职业安全与防护的重要性；建立保护患者安全和自我职业安全防护意识和理念。

学习目标

1. 说出护理安全、护理职业安全、护理职业暴露、护理职业防护的概念。
2. 了解护理职业安全防范进展。

教学活动方式

案例分析、课堂讲授、临床调查、小组讨论、查阅资料等。

关注患者安全是全世界医疗护理共同面对的问题，已成为世界各国医院质量管理的主要焦点。护士作为医务人员的重要组成部分，因其职业的特殊性，每天不得不暴露于各种各样的危险因素中。因此，如何在采取各种措施保障患者安全的同时，也要保护自身的身心健康，已成为每一位护士及医疗护理管理部门必须面对的问题。随着现代医学的迅速发展和对医院感染的深入认识，关爱生命健康，保障患者安全，保护自身职业安全，是每个医护人员义不容辞和刻不容缓的责任！

一、概念

1. **安全**　是指不受威胁，没有危险、危害、损失。它是指人、物、环境，不受到威胁和破坏的一种良好状态。

2. **护理安全**　是指运用技术、教育、管理等对策，从根本上有效地采取预防措施，防范护理实施过程中，服务对象发生法律法规允许范围以外的心理、机体结构或功能上损害、障碍、缺陷或死亡。把安全隐患消灭在萌芽阶段，确保服务对象的安全，创造一个安全、健康、高效的医疗护理环境。

3. **护理职业安全**　是指在护理行业中，在为服务对象提供服务时，既要避免服务对象发生身心损害的同时，也要保护护理人员自身免受有害因素的影响和伤害。包含了保障护理职业服务对象的客体安全和保护从事护理职业的护士的主体安全。

4. **护理职业暴露**　是指护理人员在特定的环境中，在为服务对象提供护理服务过程中，经常暴露（置于或显露）于生物、化学、物理及社会心理因素等危险性环境中，从而有可能损害健康或危及生命的危险。

5. **护理职业防护**　是指在护理工作中采取多种有效措施，保护护士自身免受职业性损伤因素的侵袭，或将其所受伤害降到最低程度的策略。

二、护理职业安全防范进展

（一）护理安全

1. 患者安全的国际趋势　当前社会的不断进步和医疗保健事业的发展都对护理服务提出了更高的要求，护理安全是患者的基本需要和保障，也是衡量医院护理服务的重要指标。据文献报道，在美国、加拿大、新西兰、澳大利亚、英国等国，住院患者发生医疗事故的比例在 2.9%～16.6%，其中导致患者死亡占 3%～13.6%，2.6%～16.6%导致患者永久伤残，而这些事故中的 27%～51%是应该可以预防的。

1999—2004 年美国、英国、澳大利亚、新西兰及日本等国家对于患者安全的问题，陆续规划相关措施与政策，以保障患者的就医安全，已成为近年来欧美国家最重视的议题。关于患者安全问题已成为世界各国医院质量管理主要关注的焦点，患者安全是全世界各国医院共同面对的问题，受到各个国家与世界卫生组织的广泛关注。

2. 患者安全的国内现状　随着我国社会主义市场经济的发展，医疗风险事件、患者不安全因素不断增加的现象，已引起社会的普遍关注。据不完全统计，我国每年因药物不良反应而住院治疗者在 500 万人次，约 19.2 万人因此死亡，构成严重的不良反应者占 13%。2005 年 1 月卫生部下发《医院管理评价指南》，首项任务就是要提高医疗质量，保障医疗安全，巩固基础医疗和护理质量，保证医疗服务的安全性和有效性。

2005 年卫生部“以病人为中心，提高医疗质量为主题”的医院管理年活动的重要工作目标就是尊重患者权利，保障患者安全。随着活动在全国范围内的持续深入开展，使护理安全问题愈来愈受到重视。

（二）护理人员职业安全防护

1. 国际趋势　WHO 的一篇综合报道指出，医务人员乙型肝炎的感染率比一般人群高 3～6 倍。美国疾病控制中心资料显示，至 2000 年年底，美国已有 57 名医务人员被确诊由于职业暴露而感染了艾滋病病毒，其中 24 名是护士。

1998 年美国召开的首届“护士健康与安全”国际大会，会议突出的口号就是：“为了关爱病人，我们应首先关爱自己。”由于医院工作环境和服务对象的特殊性，护士是暴露的最危险群体。但是护士对职业中的危险因素缺乏自我保护意识，因此要提高职业安全防范意识，采取防范措施，减少职业危害，职业安全是世界范围内医务人员特别是护理人员越来越关注的问题。

2. 国内状况　我国长期以来缺乏对医护人员职业危害的大型研究，直到 2003 年我国暴发流行 SARS 期间，在累计报告的临床诊断病例 5 326 例中，医务人员累计 1 002例，占 18.8%，其中护士占 48.8%，惨痛的事例之后，才开始重视生物因素的职业危害问题的研究。

随着对医院感染和职业性危害认识的不断提高，越来越多的人重新评估医院环境及职业的特殊性对医务人员现存及潜在的危害。护理工作场所中各种有害的化学、物理、生物等环境因素及在作业过程中产生的其他职业有害因素均成为护理职业危害因素。

【小结】

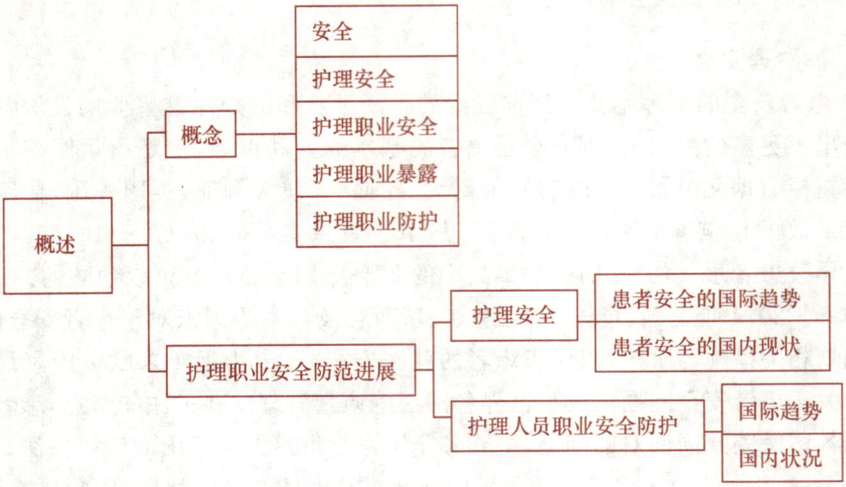

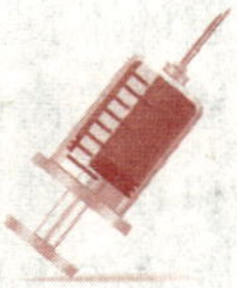

【思考训练】

1. 何谓护理安全、护理职业安全、护理职业暴露、护理职业防护？
2. 你了解国内外护理职业安全与防护的趋势吗？是否能为自己树立保障患者安全和保护自身职业安全的防护意识和理念？

第二节　护理安全防范

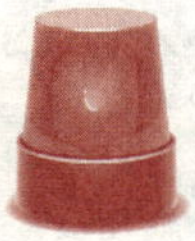

任务目标

通过学习能树立安全观，强化安全防护意识，明确护理安全防范措施，并能应用于护理实践中。

学习目标

1. 列举影响护理安全的因素、护理安全的防范措施。
2. 概括护理安全的意义。

教学活动方式

案例分析、课堂讲授、多媒体展示、临床调查、查阅资料、小组讨论、考核等。

安全是人的基本需要之一，随着医患关系紧张和医疗纠纷事件的增多，护理安全受到社会的广泛关注。本节将围绕着护理安全的意义、影响护理安全的因素及防范措施展开讨论。

一、护理安全的意义

1. 保障患者的安全　护理安全是临床护理的核心目标，是衡量护理质量的重要指标之一。护理差错和不良事件的发生会给患者在生理和心理上带来不同程度的损伤，甚至威胁生命。并且，还会因此而增加患者及其家庭的经济负担。护理安全措施的落实，将有力保障患者安全，提高护理质量。

2. 减轻护士的职业压力　护理不安全事件的发生会让护理人员产生巨大的压力，包括来自患者及其家属、领导、同事、社会舆论等方面，事件本身也会对护理人员构成莫大的压力，甚至造成“职业倦怠”。

3. 创建和谐的护患关系及医疗环境　提高护理质量，保障护理安全有利于树立护理人员的良好形象，也有助于构建和谐的护患关系，避免因为护理失误而与患者及其家属发生矛盾、争执，甚至诉诸法律。同时有利于创造和谐的医疗环境，树立医护良好的公众形象。

4. 避免有限的社会卫生资源耗费　护理不安全因素引发的后果，不仅使医院的形象受到破坏，还会增加医疗费用的支出及物资消耗，使医院成本上升。英国卫生部在2000年报告中，估计在住院病人中不良事件发生率约为10%，一年约发生不良事件85万件，仅由此延长住院发生的费用一年达20亿英镑，由国家卫生部门支付诉讼索赔额每年约4亿英镑。

二、影响护理安全的因素

1. 护理人员因素　临床护理工作量大、护理人员数量不足，导致护士高强度、超负荷工作成为护理安全的重要隐患。其次，护理人员自身法律意识、职业道德、专业知识、业务技术水平高低也是患者安全的重要影响因素。尤其是各种新技术的引进，对护理人员提出了更高的要求，加大了护理工作中的技术风险。

2. 管理因素　管理者思想麻痹、管理不力、要求不严是导致护理安全事件的重要因素之一。如制度不健全，监控不严格，对护理工作环节中的安全隐患缺乏预见性，未及时主动采取措施或措施不力，护理人员严重不足，配置不合理，或分工不恰当等。

3. 物质因素　护理物品数量不足、质量不好，仪器设备陈旧、性能不良、不配套，药品数量品种不够、质量差等都会阻碍护理人员技术水平的正常发挥，也是影响护理安全的重要因素之一。

4. 环境因素　主要指患者在住院期间生活环境安全。环境方面的因素主要包括以下几点。

(1) 设施及布局：医院基础设施、病区物品配备及布局不合理也会引发护理安全事件。例如，地面湿滑、缺乏相应警示标志导致跌伤，床旁无床栏或功能损坏引起坠床，热水瓶或杯子放置不当造成烫伤等。

(2) 环境污染：常见于消毒隔离不严导致的院内感染。不同病种患者所携带的微生物不同，患者抵抗力差，容易遭受感染而威胁健康。另外，昆虫伤害也较为常见，如蚊、蝇、鼠、蟑螂等。昆虫叮咬给患者带来不适，影响休息，有些甚至会导致过敏，传播疾病。

(3) 危险品管理：医院危险品管理和使用不当，也是潜在的安全隐患。医院内常见的危险品包括氧气、煤气、酒精等。

(4) 病区治安：病区的治安问题，如火灾、盗窃、各种犯罪活动等，也是重要的影响因素。

(5) 患者的社会支持系统：患者的家庭经济状况，家人、单位、社会的关心程度，都会影响患者的情绪，从而进一步影响患者安全。

5. 患者因素　护理是一项需要护患合作共同参与的活动，护理安全需要患者和整个医疗团队的共同努力。患者的就医动机和行为将会对疾病的发展及转归造成重要的影响。例如，患者对护理工作不配合、采取不健康的生活方式、精神情绪不稳定等都会加大护理风险。患者若为婴幼儿、老年人、瘫痪者，将会因为其感知功能较差而更易引发护理安全问题。

三、护理安全防范措施

1. 提高护理安全意识　提高护理人员对护理安全重要性的认识是实现护理安全的前提。因此，应经常开展护理安全教育，牢固树立护理安全观念，增强服务意识，规范护理操作，避免护理安全事件的发生。

2. 增强法制观念　护理安全与法律密切相关，护理人员不仅要掌握护理专业知识，还要学习相关的法律法规，增强法律意识和法制观念，在护理工作中自觉遵守法律法规，防范由于法制观念淡薄而发生护理缺陷或纠纷。

3. 提升专业技术水平和职业道德素养　护理人员技术水平和职业道德素养是影响护理安全的基本因素，尤其是大量新知识、新理论的出现，新技术、新设备的引进，给护理人员提出了更高的要求。因此，必须加强思想教育、理论学习和技术培训，提高护理人员的职业道德素养和业务水平，保障护理安全。

4. 健全护理安全管理机制　安全管理制度的建立、健全和有效落实是防范护理安全事件发生的重要措施，使护理安全工作制度化、标准化、规范化。坚持预防为主的原则，加强对容易出现差错的人、时间、地点、环节、部门的管理。

5. 合理配置资源　合理配备护理人力资源，改善护士工作强度，防止超负荷工作而引发护理安全事件威胁患者安全。努力构建轻松愉快的工作环境，缓解护理人员的心理压力。同时要合理配置物质资源，更新或配置医院相关设施和物品设备，杜绝安全隐患。

【小结】

- 护理安全防范
  - 护理安全的意义
    - 保障患者的安全
    - 减轻护士的职业压力
    - 创建和谐的护患关系及医疗环境
    - 避免有限的社会卫生资源耗费
  - 影响护理安全的因素
    - 护理人员因素
    - 管理因素
    - 物质因素
    - 环境因素
    - 患者因素
  - 护理安全防范措施
    - 提高护理安全意识
    - 增强法制观念
    - 提升专业技术水平和职业道德素养
    - 健全护理安全管理机制
    - 合理配置资源

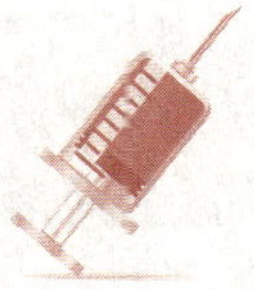

【思考训练】

1. 护理安全的意义是什么？
2. 哪些因素会影响护理安全？
3. 护理安全的防范措施有哪些？

第三节　职业暴露与防护

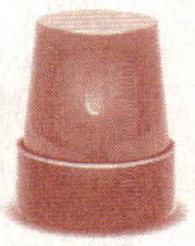

任务目标

通过学习能增强职业防范意识，明确常见职业暴露的防护措施，并自觉应用于护理工作中。

学习目标

1. 列举护理职业暴露的危险因素、护理职业暴露防护措施。
2. 概括护理职业防范的意义。

教学活动方式

案例分析、课堂讲授、多媒体展示、角色扮演、小组讨论、考核等。

护理是一个特殊的职业，具有较高的职业风险性。广大护理人员在履行维护和促进人民群众健康的神圣职责的同时，经常暴露于各种危险因素之中，严重威胁着护理人员的身心健康。因此，临床护理人员必须转变观念，提高职业防护意识，积极采取有效的防护措施，减少职业暴露，保障自身安全。

一、护理职业防护的意义

1. 保障职业安全，维护护士健康 通过加强护士的职业安全教育，增加护士自我防护知识，提高护士自我防护意识，可有效减少职业损伤的发生。管理者应加强规范化管理，积极改善工作条件，合理配置人员，从而规避职业风险，保障职业安全，维护护士健康。

2. 营造和谐氛围，焕发工作热情 管理者能体谅护士工作的繁重，改进工作设施，创造安全的环境，妥善处理人际关系，营造轻松和谐的工作氛围，缓解护士的压力。增加护士对工作的满意度和认同感，焕发工作热情，提高职业生命质量。

二、职业暴露的危险因素

由于医院工作环境和服务对象的特殊性，决定了护士是职业暴露的危险群体。在护理工作中造成护士职业性损伤的因素主要包括以下几个方面。

(一) 生物性因素

医院是一个特殊的公共场所，聚集了大量不同种类的病原体，主要有病毒、细菌、真菌、寄生虫等，通过空气、飞沫、直接接触、血液、体液等传播。

常见的致病菌包括金黄色葡萄球菌、链球菌、肺炎球菌、大肠杆菌、痢疾杆菌等；常见的病毒包括肝炎病毒、艾滋病病毒、柯萨奇病毒等，其中以乙型肝炎病毒、丙型肝炎病毒和艾滋病（AIDS）病毒危害最大；常见的真菌包括皮肤癣真菌、着色真菌等。

护理人员可通过与传染病患者的直接接触或接触污染的物体及患者的分泌物、组织、血液、体液等而导致感染。

【知识链接】

艾滋病职业暴露后的处理措施

1. 紧急局部处理

（1）立即用流动水和肥皂液清洗污染的皮肤，用生理盐水冲洗黏膜。

（2）在伤口旁从近心端向远心端轻轻挤压，尽可能挤出损伤处的血液，再用肥皂液和流动水冲洗；禁止进行伤口的局部挤压。

（3）受伤部位的伤口冲洗后，用75%乙醇溶液或0.5%碘伏进行消毒，并包扎伤口；被暴露的黏膜，应当反复用生理盐水冲洗干净。

2. 与医疗卫生机构联系，对暴露的级别和暴露源的病毒载量水平进行评估和确定。

3. 根据暴露级别和暴露源病毒载量水平对发生艾滋病病毒职业暴露的医务人员实施预防性用药方案。

4. 随访和咨询　在暴露后的第4周、第8周、第12周及6个月时对艾滋病病毒抗体进行检测，对服用药物的毒性进行监控和处理，观察和记录艾滋病病毒感染的早期症状等。

5. 登记　处理职业暴露的医疗卫生机构对艾滋病病毒职业暴露情况进行登记。

(二) 化学性因素

各种对人体有潜在危害的化学因素在医院内随处可见，如化疗药物、消毒灭菌剂、固定剂、医用气体等。在临床工作中可以通过呼吸道、消化道、皮肤接触对护理人员造成伤害。

1. 化疗药物　抗肿瘤药物的开发与利用，延长了许多肿瘤病人的生命，然而多数抗肿瘤药物在杀伤或抑制肿瘤细胞的同时，也严重损害了机体的正常组织和器官。护理人员在接触化疗药物时，若不做好自身防范，易导致职业性损伤。化疗药物通过呼吸道吸入、皮肤吸收及经口摄入，可造成白细胞下降，影响血小板和红细胞，孕前和孕期接触化疗药物易延缓胚胎及胎儿的生长发育，增加自然流产、先天畸形的危险性，还可导致某些高敏状态的护理人员出现过敏，男性生殖能力降低，致癌等毒性作用。

2. 消毒灭菌剂　消毒灭菌剂的正确使用，可以杀灭或抑制细菌病毒的生长繁殖，避免交叉感染。护理工作中容易接触的消毒灭菌剂主要有甲醛、戊二醛、过氧乙酸、环氧乙烷、含氯消毒剂等。护理人员长期反复接触容易损伤组织器官，引起皮肤过敏、灼伤、鼻炎、咽炎等病症，还可导致人体正常菌群失调以及微生物产生抗药性和细菌变异。

3. 医用气体　常用的医用气体主要有氧气、压缩空气、氮气、一氧化二氮(笑气)、二氧化碳等。气体在储存、运送或使用过程中，操作不当，易引发爆炸事故。另外，手术室护士暴露于麻醉废气的环境之中，可产生身心健康损害，短时吸入可引起头痛、注意力不集中等，长期吸入可产生心理行为改变、慢性遗传学影响。吸入性麻醉长期暴露可引起流产、畸胎、生育力降低，也使听力、记忆力、理解力、操作能力受到影响。

(三) 物理性因素

护理人员在工作场所遭受的物理性危害主要包括噪声、辐射、锐器伤、负重运动性损伤、磁场、电灼伤等。

1. 噪声　主要来自于各种仪器设备工作时发出的声音。长期接触噪声会影响听力，同时还会对神经、消化、心血管等多个系统产生不良影响。同时，噪声还会给医护人员造成心理压力，并使操作者精神涣散、注意力不集中等。

2. 辐射　主要包括非电离辐射和电离辐射。前者主要有微波、激光、高频电磁场、超声波、紫外线、红外线灯等。后者主要来源于放射性诊断、放射性治疗、核医学和介入性放射，可造成急慢性皮肤损伤，以及骨髓型、肠型、脑型急性放射病。

3. 锐器伤　锐器伤是医院内常见的职业性损伤之一，护理人员是医院中锐器伤发生率最高的职业群体。污染锐器的伤害是导致血源性传播疾病的重要途径，目前多项研究证实在20多种可通过针刺伤接种传播的病原体中，最常见、最危险的是艾滋病病毒（HIV）、乙肝病毒（HBV）、丙肝病毒（HCV）。

4. 负重运动损伤　护理人员因工作特点，经常需要移动或举高一些重物，容易诱发颈、肩、腰背部职业性肌肉骨骼疾患，其中最常见的是职业性腰背痛。据调查，护理人员腰背痛的发生率是一般人的2倍。另外，手术室护士长期站立还易引发下肢水肿、静脉曲张等损伤。

(四) 心理性因素

护理工作量大，环境差，患者要求高，工资及其他福利待遇偏低，人际关系复杂，这些都会导致护理人员产生心理压力，对生理和心理健康造成不同程度的影响。主要表现为头痛、乏力、心慌、焦虑、沮丧、厌倦、饮食过度或厌食、吸烟、饮酒等。

三、职业暴露防护

(一) 接触性职业防护

1. 概念

（1）普及性预防：是指针对经血液传播疾病所制定的对医护人员的防护措施，是假定所有人的血液都有潜在的传染性而处理血液、体液时要采取防护措施如戴手套、护目镜、护面罩等。

（2）标准预防：1996年，美国疾病控制与预防中心（CDC）将普遍预防概念进行了扩展，修订为标准预防（standard precautions）。我国卫生部于2009年6月颁布的《医院隔离技术规范》中指出，标准预防是针对医院所有患者和医务人员采取的一组预防感染措施。包括手卫生，根据预期可能的暴露选用手套、隔离衣、口罩、护目镜或防护面罩，以及安全注射。也包括穿戴合适的防护用品处理患者环境中污染的物品与医疗器械。标准预防基于患者的血液、体液、分泌物（不包括汗液）、非完整皮肤和黏膜均可能含有感染性因子的原则。

2. 常见职业损伤情境　护理人员在工作中经常会接触带有各种病原微生物的血液、体液、分泌物、排泄物等，主要发生在各种管道护理、抽血、输血、助产、切口处理、尿液及粪便处理、吸痰（分泌物）处理等。若自我保护意识不足，缺乏必要的防护措施，极易遭受感染，特别是有皮肤黏膜不完整、破损时。

3. 防护措施

（1）加强手卫生：手部皮肤的清洁和消毒是防止接触传播的重要措施，降低医院感染发生率的最基本、最简单且行之有效的手段是洗手。护理人员应掌握洗手的指征，选择正确有效的方式，保持手部皮肤清洁。

（2）加强个人防护：所有病人的血液、体液、分泌物、排泄物均按标准预防的原则来处理。接触患者血液、体液及被血液、体液污染的任何物品前应穿工作服、工作鞋，戴口罩、帽子、护目镜、面罩、乳胶手套(图 7-1、图 7-2、图 7-3)。自身注意用眼卫生,养成勤洗手、不揉眼的卫生习惯。进行预防接种,保护自身安全。

(3) 严格遵守消毒隔离制度:加强患者衣物和用具的清洁消毒,非一次性仪器、物品使用后均应用消毒剂擦拭后清水擦干,医务人员的工作服应先用消毒剂浸泡消毒后再清洗。

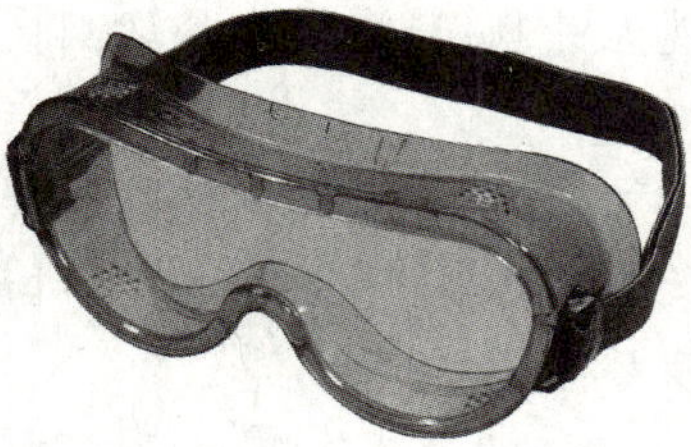

图 7-1 护目镜

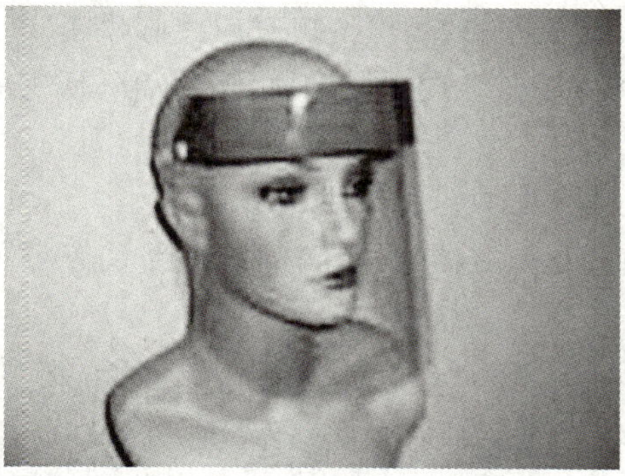

图 7-2 医用面罩

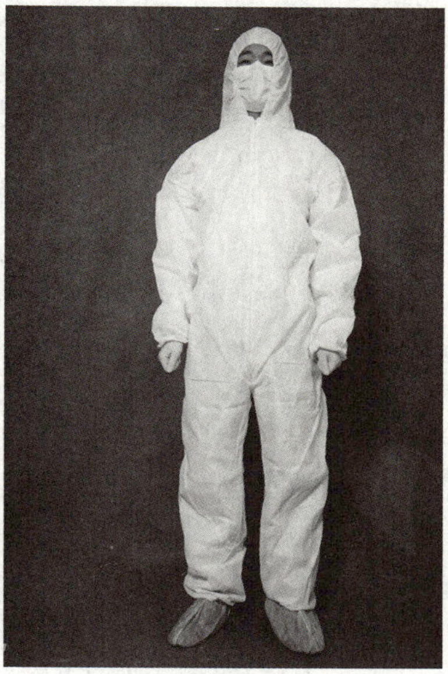

图 7-3 防护服

【知识链接】

《医务人员手卫生规范》中有关规定

1. 医务人员出现以下情况时,应选择洗手或使用速干手消毒剂。

(1) 直接接触每个患者前后,从同一患者身体的污染部位移动到清洁部位时。

(2) 接触患者黏膜、破损皮肤或伤口前后,接触患者的血液、体液、分泌物、排泄物、伤口敷料等之后。

(3) 穿脱隔离衣前后,摘手套后。

(4) 接触患者周围环境及物品后。

(5) 处理药物或配餐前。

2. 出现下列情况时应先洗手,然后进行手卫生消毒。

(1) 接触患者的血液、体液和分泌物,以及被传染性致病微生物污染的物品后。

(2) 直接为传染病患者进行检查、治疗、护理或处理传染患者污物之后。

（二）锐器伤职业防护

1. 概念　锐器伤是指锋利的医疗器械给医务人员造成的一种职业性损伤。护士是医务人员中最易接触血液、体液的人群，且多为危险性接触，刺伤后存在发生经血液、体液传播疾病的危险性。

2. 常见职业损伤情境　锐器伤主要由玻璃安瓿、玻璃试管、体温计、针头、手术器械、手术刀片、缝合针、手术剪刀等造成，主要表现为针刺伤、划痕伤和切割伤，其中以针刺伤最为常见。

护理人员发生锐器伤常见于：徒手掰安瓿时、加药过程中、注射穿刺过程中、将血液和体液标本注入容器时、拔针和分离针头时、操作后回套针帽时、操作后处理污染针头时、抢救或配合手术传送器械时、清洗抢救或手术后器械过程中。

3. 防护措施　美国 CDC 的评定表明：62%～88%的锐器伤害是可以预防的。锐器伤的防护措施包括以下几点。

（1）做好个人防护：实施静脉穿刺、采集血液样本、处理伤口时应戴好手套。当发生针刺伤时，手套可阻止针扎入的深度，也可减少进入皮肤内的血量，从而降低感染的危险。

（2）给不配合患者使用锐器时，应有助手协助，防止造成意外伤害。

（3）提高护理器材的安全性能，如使用真空采血器、无针头静脉通路装置等可大大降低针刺伤的危险。

（4）操作中始终保持警惕，注意力集中。

（5）规范进行各项护理操作，避免危险动作：不可用手直接传递锐器，不可将已使用的针头从针栓上分离，不可用手直接弄弯或弄直或直接接触针头，不可回套使用后的一次性针头的针帽，必须回套时应单手操作（图 7－4），严禁双手回套（图 7－5）。使用后的锐器应直接放入耐穿刺、防渗漏的锐器盒（图 7－6），锐器盒不可装得太满。

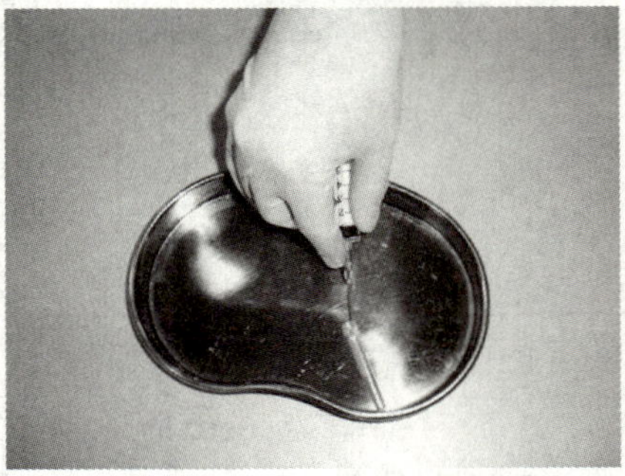
图 7－4　单手回套针帽

（6）建立锐器损伤报告管理制度：护理人员一旦发生损伤，立即报告有关部门，医院评估情况，使相关人员得到恰当的治疗及跟踪观察。

4. 紧急处理方法

（1）立即处理伤口：戴手套者迅速按常规脱去手套。由近心端向远心端轻轻挤压，尽可能挤出损伤处的血液，再用肥皂液和流动水进行冲洗。皮肤或暴露的黏膜用生理盐水反复冲洗，伤口用 75%乙醇或者 0.5%碘伏或安尔碘消毒并包扎。

（2）及时报告：应在伤后 48 h 内上报医院感染管理部门并填写报表，医院有关部门评估锐器伤感染的风险，采取相应的预防措施。在伤后 72 h 内做 HIV、HBV 等基础水平检查，进行血源性传播疾病的检查和随访。

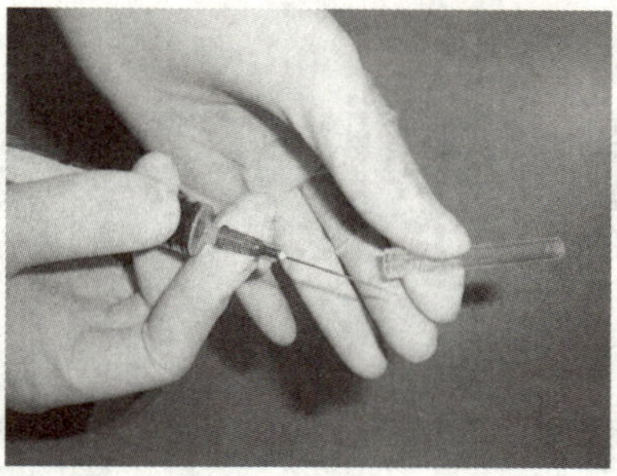

图 7-5　严禁双手回套针帽

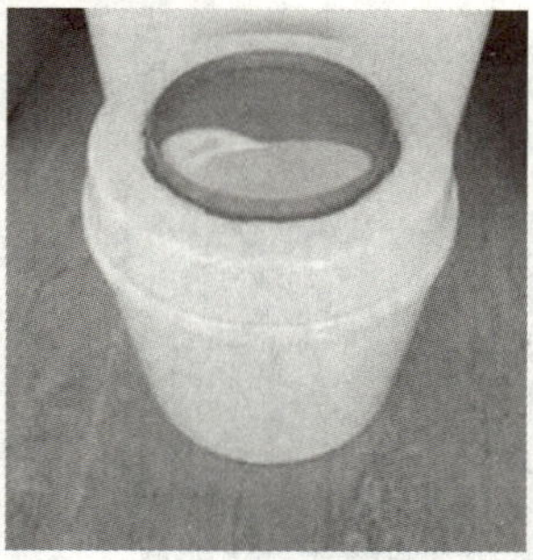

图 7-6　锐器盒

(3) 必要时接种疫苗：可疑暴露于 HBV 感染血液、体液时，应尽早注射乙肝疫苗(最迟不超过 7 天)，1 个月后再注射 1 次。可疑暴露于 HCV 感染血液、体液时，尽快于暴露后做 HCV 抗体检查。可疑暴露于 HIV 感染血液、体液时，即刻抽血检测 HIV，3 个月、6 个月后复查，72 h 内(越早越好)采用二联或三联药物治疗 28 天，并随访 6 个月。

(三) 化疗药物损害职业防护

1. 概念　美国医疗机构药师协会(ASHP)将包括化疗药物和一些杀灭细胞剂在内的细胞毒药重新定义为危险药品，并认为危险药品是指能产生职业暴露和危害的药品，即具有遗传毒性、致癌性、致畸形生育损害作用，在低剂量下就可以产生严重的器官或其他方面毒性的药物。

2. 常见职业损伤情境　临床护理工作中，化疗药物损害常见于以下几种情境。

(1) 使用前：准备化疗药物的过程中药物外溢，如安瓿瓶破碎、粉剂稀释时粉末溢出、稀释瓶内压力太大而针栓脱出、排气时药液喷洒等，使护理人员接触到化疗药物。

(2) 使用时：在化疗药物的使用过程中，如静脉注射前排气、推注药时针头衔接不紧、输液时从 Murphy's 滴管加入药物等，均可造成药物溢出。

(3) 使用后：对使用过的注射器、针头、空安瓿或剩余药物处理不当，可造成工作环境或仪器设备的污染。

另外，患者的排泄物、分泌物中含有低浓度的化疗药物，护理人员直接或间接接触均可导致不同程度的损害。

3. 防护措施　医护人员在接触化疗药物时应遵循两个原则：尽量减少与化疗药物的接触。尽量减少化疗药物污染环境。具体防护措施包括以下几点。

(1) 制定严格的防护规定，提供安全的防护用品和设备：设定化疗备药操作室，最好有专用的生物安全柜。配备一次性口罩、帽子、隔离衣、防护衣裤、护目镜、聚氯乙烯手套、一次性治疗巾等防护用品(图 7-7、图 7-8)。必须由经过专门训练的护理人员进行化疗药物的配制，定期对配制人员进行体检，并定期更换人员。如出现化疗药物的毒副作用症状及体征，应立即调离。避免孕期、哺乳期护理人员接触化疗药物。

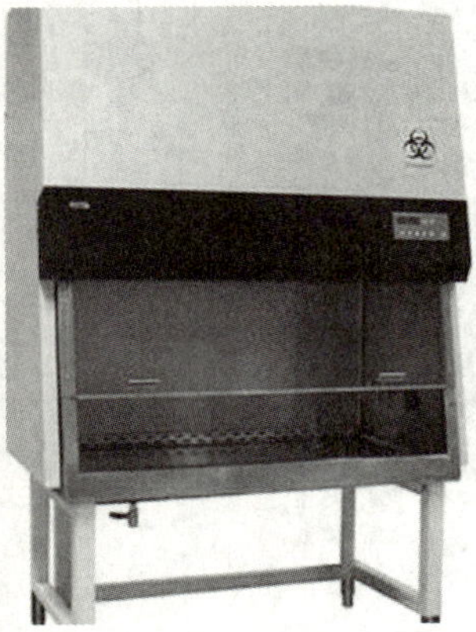

图 7－7　生物安全柜

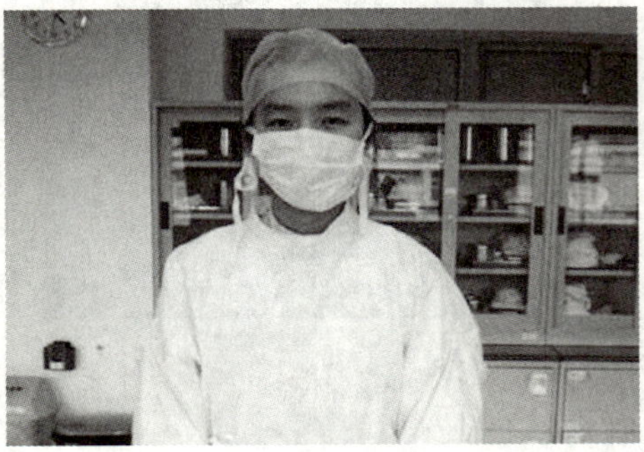

图 7－8　个人防护

(2) 严格遵守化疗药物安全操作规程：护理人员配药前洗手、穿隔离衣裤、戴双层防护口罩、戴双层手套。操作台面覆盖一次性防护垫，减少药物污染。配制前准备好所需要的物品，减少人员走动。安瓿在打开前轻弹颈部和顶部，使药物落下，掰安瓿时用无菌的纱布包绕安瓿颈，防止割破手套。开粉剂安瓿时，注意避免气雾产生，溶解药物应将溶媒沿安瓿壁慢慢地加入，避免药物粉末的散出。静脉滴注时应采用密闭式输液法，需在 Murphy's 滴管处加药时，须用无菌棉球围在滴管处，速度勿过快，防止溢出。

(3) 正确处理废弃物：配制化疗药物的一次性注射器、安瓿及空瓶弃于带盖防漏的专用垃圾桶内，由专人做毁形、焚烧处理。

(4) 接触化疗药物污染的分泌物时做好防护：处理患者的尿液、粪便、呕吐物等分泌物时应戴手套、口罩，必要时用一次性围裙。化验相关标本时，在瓶上做标记，以便化验之后及时处理。

4. 意外损伤的处理　如遇药物接触到皮肤上，损伤区域尽快用大量清洁流动水冲洗，脱去湿衣服。若溅到眼部，立即用等渗盐水清洗，时间不少于 10 min，并请眼科医生进一步处理。

(四) 负重运动损伤的职业防护

1. 概念　负重运动损伤指护士在进行搬运患者、移动重物或为患者翻身、整理床单位等日常护理活动中，由于用力不当、负荷过重等原因，导致的肌肉、骨骼、关节的损伤。

2. 常见职业损伤情境　在临床护理工作中，护理人员经常因为重体力劳动及不良的工作姿势而造成腰背痛等职业损伤。如因人员不足及缺少翻身床、对接车等辅助设备，超负荷抬搬患者或为患者翻身；为患者更换床单时，只做弯腰动作，不屈膝盖；超负重推拉重物；躯干扭曲、弯曲、伸展取东西；搬运重物垂直距离过长或水平距离过长等。

3. 防护措施

(1) 配备必要的机械设备,如推车、翻身床等,减轻护理工作量。

(2) 正确运用人体力学原理指导工作。搬运重物时,两脚分开扩大支撑面,物品能拉不要推,能推不要提。尽量用全身转动,避免用躯干转动等。

(3) 加强自我保健意识。下班后注意主动休息,养成规律的生活习惯,加强自我腰腿部肌肉的锻炼,使受牵拉的肌肉、韧带恢复良好状态。

(五) 压力性职业损伤的防护

1. 概念

(1) 护士职业压力:指护士在从事的护理活动及与其生存状况相关的事件或环境等因素引起的一种精神状态及相应的行为表现。

(2) 压力性职业损伤:指个体处于持续的工作压力环境之中所导致的身体、情绪与心理状态衰竭的综合反应。

2. 常见职业损伤情境　作为为人类提供健康服务的特殊职业群体,护理人员较之于一般人群有更高的应激危险性,持续高水平应激可影响护理人员的身心健康,“职业倦怠”现象在护理人员中较为普遍。护理人员压力主要来源于以下几个方面。

(1) 工作条件及职业发展方面:有关调查显示,护理人员在这方面的压力源主要包括:病区拥挤,环境差;所需的仪器设备不齐全;经常倒班,生物钟紊乱;工作负荷加重;工作中的独立性小;工作分工不明确;工资及其他的福利待遇低;继续深造的机会有限;晋升的机会少等,使护理人员对工作感到疲惫、缺乏兴趣。

(2) 角色压力方面:护理人员肩负着照顾者、咨询者、教育者等多种角色,功能众多,承受着严重的角色压力,易导致角色模糊或出现角色冲突。

(3) 工作对象方面:患者也是造成护士压力的重要方面,据调查,让护士感觉压力较大的具体包括:患者的要求太高或不合理,患者不合作;护理的患者病情加重;担心工作中出现差错事故;护理工作得不到患者或其家属的尊重;所学的知识不能满足患者及家属的心理需要等,使护士在工作中缺乏成就感和满足感。

(4) 管理与人际关系方面:护理管理者缺乏理解与支持,在工作中过多地批评会成为护士压力性损伤的原因之一。此外,同事之间缺乏理解与支持,彼此不合作,其他卫生工作人员不能理解和尊重护理人员也是造成压力的重要因素。

3. 防护措施

(1) 采用人性化的管理:护理管理者根据工作量合理排班,制定合理的轮班制度,有利于护理人员减轻和消除疲劳。改善工作条件,创造人性化工作环境。主动关爱与沟通,帮助护理人员及时宣泄负性情绪。为护理人员创造条件,提供机会,挖掘每个人的内在潜力,使其在护理岗位上愉快自觉地努力工作。

(2) 加强社会支持:通过正面的宣传教育,使全社会都能看到护理工作的艰辛,使他们理解护士、尊重护士,为护理人员营造轻松和谐的工作环境。与病人有效沟通,减少由于误解造成冲突的可能性。建立有效的合作团队,改善内部人际关系,增加相互支持。

(3) 养成良好的生活习惯:良好的生活习惯,可以减轻身体对压力的反应。如进行规律的运动，合理均衡的饮食，繁忙的工作之余保证充足的休息和睡眠，戒除吸烟等不良的生活习惯，从而达到缓解应激反应和提高个体应对应激的能力。

（4）加强自我心理卫生保健：护理人员应对自己从事的工作有充分的认识，培养良好的心理素质。

（5）设置可供护士消除身心紧张的放松场所：可以专门设置护士的放松休息室，配置音响和运动型放松训练仪器，使护士在繁忙的工作之余放松心情，缓解压力。

【小结】

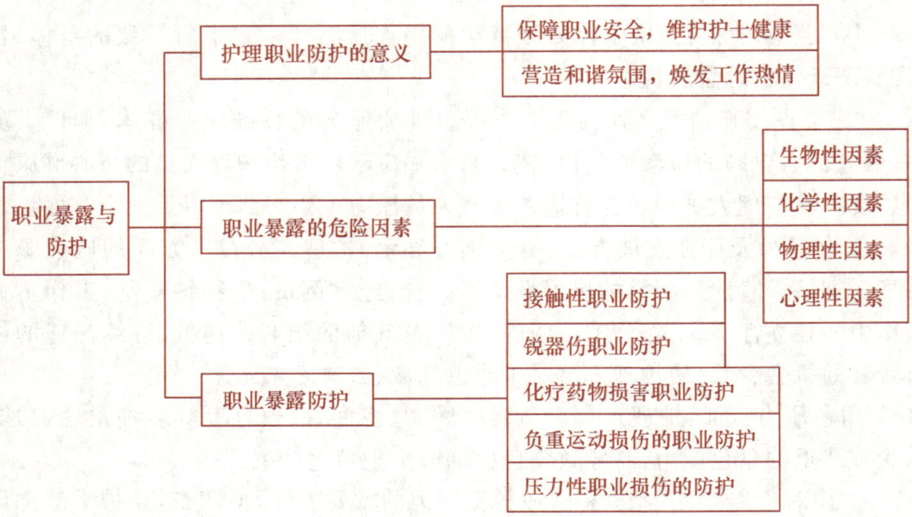

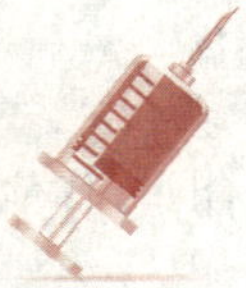

【思考训练】

1. 护理职业防护有何意义？
2. 列举职业暴露的危险因素。
3. 常见的职业暴露有哪些？应如何防护？

第八章 护理程序

【案例】

程某，女，"五一"假期与朋友自驾游途中突发意外交通事故，被"120"急送入急诊科。神志清楚，紧张，烦躁，面色苍白，呼吸急促，痛苦面容；主诉左侧胸部疼痛难忍。检查：左锁骨骨折，X线检查示双肺气胸，当即在急诊科行胸腔闭式引流术。患者以左锁骨骨折、双肺气胸、行胸腔闭式引流术入胸外科接受治疗。入院后查体：T 37℃，P 88次/min，R 20次/min，BP 120/78 mmHg，身高160 cm，体重55 kg，左臂活动障碍，在插入闭式引流管的情况下，听诊双侧呼吸音对称。入院后给予吸氧、止痛、消炎治疗，左臂使用三角吊带等处理，患者主诉入睡较困难。

【案例分析】

1. 案例特征

(1) 患者经急诊科紧急处理，行胸腔闭式引流术后入院。入院后病情稳定，针对患者疼痛、入睡困难、使用三角吊带等具体情况，需要护士尽快收集和评估患者资料，找出存在或潜在的护理问题，做出护理诊断，并采取相应护理措施。

(2) 针对案例症状体征，找出的护理问题，应如何给予排序，并给予优先解决。

2. 需解决的问题

(1) 应如何对患者进行全面、系统的评估，收集资料，找出护理问题，有目的、有计划、有步骤地为患者制订切实可行的护理计划。

(2) 必须掌握护理程序的基本知识和技能。

3. 需完成的学习任务

(1) 护理程序及发展

(2) 进行护理评估，作出护理诊断，制订护理计划，实施护理工作，评价护理效果

(3) 书写护理病案

第一节　护理程序及发展

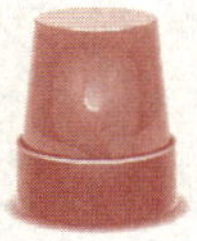

任务目标

通过学习能确立整理护理理念，明确护理程序五个步骤，并能指导于护理实践中。

学习目标

1. 掌握护理程序的概念、特性和五个基本步骤。
2. 了解护理程序的发展历史及护理程序对护理实践的指导意义。

教学活动方式

多媒体展示、讲授、小组讨论、互相评议、查阅资料、病历分析等。

一、护理程序的概念与特性

（一）概念

护理程序是以促进和恢复患者的健康为目标所进行的一系列有目的、有计划的护理活动，是一个综合的、动态的、具有决策和反馈功能的过程，对护理对象进行主动、全面的整体护理，使其达到最佳健康状态。护理程序是一种科学的确认问题、解决问题的工作方法和思维方法。

（二）特性

1. 目的性和计划性

（1）计划性：护理程序的主要任务是以服务对象的健康为中心，针对不同服务对象的不同健康问题，全面制订相对应的护理目标和计划，使护理服务有重点、有计划、有秩序地进行。

（2）目的性：目的是满足服务对象生理、心理、社会等各方面的整体需要，从而帮助服务对象减轻痛苦、提高生存质量，达到最佳健康状态。

2. 个体性和普遍性

（1）个体性：护理程序的主要特征是根据服务对象的个体具体情况和需要而进行的护理活动，由于个体的差异性，护理活动也将因人而异，所处理的健康问题不同，预期的目标也不同。

（2）普遍性：体现在无论护理服务对象（个人、家庭或社区）的不同，无论工作场所（医院、家庭病房、社区诊所或保健康复机构）的不同，均应用护理程序有目的、有计划、科学地工作，从而保证整体护理的实施和护理质量提高，充分显示了其普遍性。

3. 连续性和动态性

（1）连续性：人的心理、生理、社会需求是随着人的成长发展而不间断的过程，因此，为服务对象提供护理工作充分显示出连续性。

（2）动态性：由于服务对象的病情是一个连续的、动态的变化过程，所以，需要护理工作程序严密、全面、连续地观察病情的发展和转归。护理问题、护理计划应随之改变,体现其动态性。

4. 系统性和综合性

(1) 系统性:护理程序以系统论为理论基础,按护理程序的各个步骤系统、有序地进行护理活动。

(2) 综合性:体现在运用护理程序需要具备自然科学、社会科学、人文科学等多学科知识,综合处理患者对健康行为反应的问题。

5. 理论性和科学性

(1) 理论性:护理程序理论是在系统论、需要层次论、成长发展理论、压力适应理论、沟通理论等多学科理论基础上构建而成的。

(2) 科学性:体现在:① 以现代护理观为指导思想;② 以系统理论为框架;③ 以成长发展理论、需要层次理论、压力适应理论为依据;④ 以信息沟通理论为运行途径;⑤ 以科学思维和控制论为评价反馈手段;对服务对象实施科学、有效的整体护理。

二、护理程序理论背景和发展历程

(一) 理论背景

1. 理论来源　护理程序的理论基础来源于与护理有关的各学科理论,如系统论、层次需要论、信息论和解决问题论等。

2. 理论框架　系统论组成了护理程序的框架。

3. 理论依据　层次需要论为估计患者健康状况、预见患者的需要提供了理论依据。

4. 程序运行　信息论赋予护士与患者交流能力和技巧的知识,从而确保护理程序的最佳运行。

5. 方法论的基础　解决问题论为确认患者健康问题,寻求解决问题的最佳方案及评价效果奠定了方法论的基础。各种理论相互关联,互相支持。

(二) 发展历程

1. 国际发展历程

(1) 1955 年,由美国护理专家赫尔(Hall)首先提出,认为护理程序是一种观察、测量、收集资料及分析结果的科学工作方法。

(2) 1961 年,美国护理专家奥兰多(Orlando)在《护患关系》一书中第一次使用“护理程序”一词。

(3) 1965 年,美国护理专家威登贝克(Wiedenbach)等三名学者从不同角度对护理程序进行阐述,分述了护理程序三个步骤的工作方法,并开始在护理教育和护理实践中应用。

(4) 1967 年,美国护理专家尤拉和沃尔什(Yura & Walsh)出版了第一本权威性教科书《护理程序》,确定护理程序包括评估、计划、实施和评价四个步骤。

(5) 1973 年,北美护理诊断协会(简称 NANDA)成立,召开第一次会议后,该协会编辑出版了《护理实践的标准》一书,许多护理专家提出应将护理诊断作为护理程序的一个独立步骤。

(6) 1973 年,美国护理专家加比和拉文(Gebbie and Lavin)在护理程序中增加了护理诊断,使护理程序成为五个步骤。

(7) 1977 年,美国护士协会(简称 ANA)规定护理程序包括评估、诊断、计划、实施和评价五个步骤。

2. 我国发展情况

(1) 责任制护理引进:20 世纪 80 年代初期,美籍华裔学者李式鸾博士来中国讲学,引进了美国"Primary Nursing"护理分工制度,后译为责任制护理。按照这种分工制度,患者从入院到出院,始终由一名责任护士全面负责其健康状况,采用护理程序方法开展护理工作。

(2) 整体护理试点:1994 年,经美籍华人学者袁剑云博士介绍,以护理程序为核心,设立模式病房对患者进行有效的整体护理,在全国部分医院开始试点开展。

(3) 组建整体护理协作网:1996 年,根据卫生部有关文件,全国整体护理协作网正式组建。

(4) 推行整体护理:1997 年 6 月,卫生部下发《关于进一步加强护理管理工作的通知》,要求全国各医院积极推行整体护理。

目前,全国广大护理人员仍在积极探索具有中国特色的和适应我国国情的整体护理实践模式。

三、护理程序系统模式

1. 护理程序的组成步骤　护理程序由评估(护理对象的健康状况)、确认护理诊断、制订护理计划、实施护理措施和评价护理效果五个步骤组成。

2. 护理程序是一个持续循环、开放系统　护理程序是一个持续循环的过程,各步骤相互关联,具有交叉运用的特性,所以它又是一个开放系统(图 8-1)。

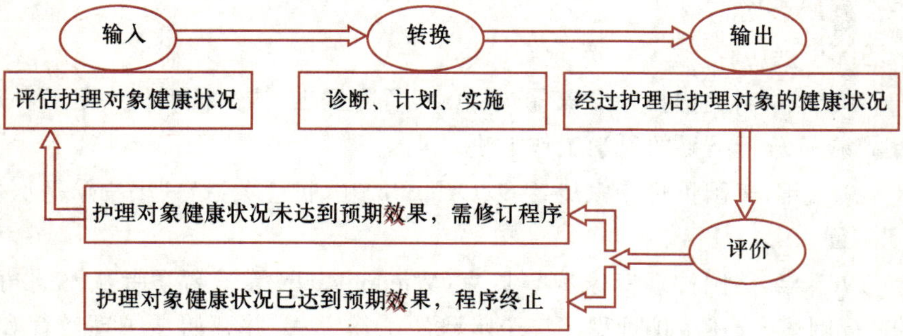

图 8-1　护理程序系统模式示意图

(1) 输入的信息:是护士经过评估后的护理对象的基本健康状况、护理人员的知识水平与技能、医疗设备条件等。

(2) 输出:经过诊断、计划、实施后,输出的是经护理后的护理对象的健康状况。

(3) 信息反馈:在经评价后进行信息反馈,护理对象未能达到预期健康目标,则需重新收集资料，修改计划及实施，下一轮护理程序又开始，直到服务对象达到预期目标。护理对象健康状况已达到预期结果，程序终止。

四、护理程序对护理实践的指导意义

护理程序是一个科学地确认问题，系统地解决问题的过程，对护理实践具有重要的实际意义。

（一）对护理专业的影响

1. 促进护理专业化、国际化、规范化

（1）专业化：真正体现护理工作的科学性、专业性和独立性，促进护理专业化发展。

（2）国际化：护理程序的引进和应用，促使中国护理与国际护理接轨，引领我国护理专业向国际化迈进。

（3）规范化：护理程序理论和方法明确了护理专业的工作范畴、护士角色特征、护士角色的专业行为规范。

2. 促进护理管理、教育和科研的发展

（1）管理新突破：运用护理程序指导护理工作，对护理管理提出新要求，使临床护理质量评价有了新突破。

（2）教育模式转变：随着护理程序的实践，整体护理理念的形成，指导和促进护理教育模式转变，无论是课堂教学组织、教学内容安排、教学方法运用、课程建设、专业建设、专业队伍建设等方面都发生根本性的转变。教育的目的是以适应临床护理实践的需要和社会对护理专业教育的期望，从而促进护理人才培养模式的转变。

（3）科研的进步：引导护理人员将护理对象作为整体的人、系统的人，以满足其生理、心理、社会需求的整体护理观念为重点研究内容和方向，促进了护理科研的发展。

（二）对护理人员的影响

1. 使护理工作变被动为主动 运用护理程序进行护理工作，充分发挥护理人员的创造性思维、评判性思维和自主性、独立性能力，从而从被动从属地位成为医疗工作中的合作伙伴。

2. 增强护理人员综合素质能力 要为服务对象提供个体性、整体性和持续性护理服务，则要求护理人员必须具有独立解决问题能力、决策能力、人际交往沟通能力、评判性思维能力等，提高自身综合素质能力，才能更好地提供优质服务。

3. 提高护理人员的工作成就感 运用护理程序进行护理实践工作，能充分体现护士的角色与功能，使自身价值得到认同。

（三）对护理对象的影响

1. 是护理程序的直接受益者 护理对象是护理工作的核心，一切护理活动都是以满足服务对象的需求，达到恢复健康或改善健康为目标。

2. 获得个性化护理 由于个体的差异性，护理计划是根据服务对象的个体健康问题制订，依据护理服务对象的行为而确定护理目标，强调个性化护理。

3. 接受持续性护理 从患者一入院开始、住院治疗、到出院健康教育指导、出院

后随访等系列护理，充分显示护理的持续性。

【小结】

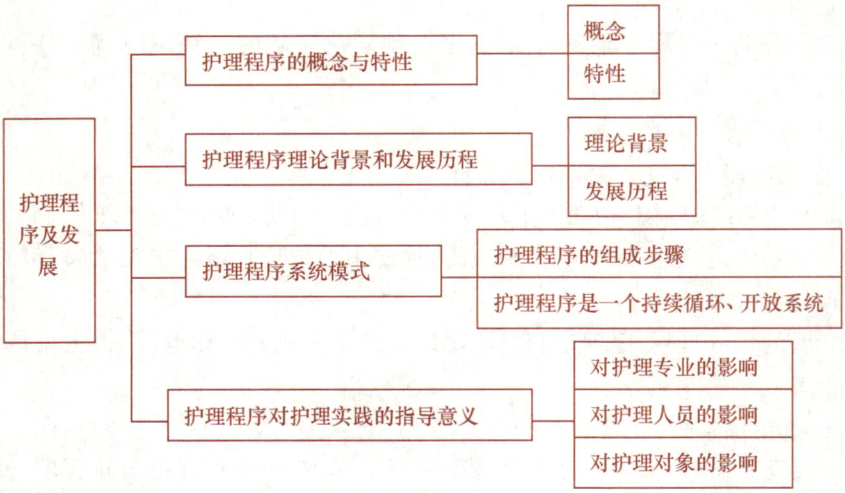

【思考训练】

1. 何谓护理程序？它具有哪些特性？
2. 护理程序有几个步骤？试叙述护理程序系统的运行模式是怎样一个结构。
3. 护理程序对护理专业、专业队伍素质和专业服务对象产生什么影响？

第二节　进行护理评估

任务目标

1. 能用各种收集资料方法对服务对象进行全面、正确的评估。
2. 能按几种分类法正确整理、分析资料，为下一步做出护理诊断奠定基础。

学习目标

1. 掌握收集资料的方法。
2. 熟悉评估资料的来源、种类和记录方法。
3. 了解收集资料的目的。

教学活动方式

多媒体展示、讲授、角色扮演、小组讨论、评议、见习、理论考核等。

一、护理评估概念

评估是护理程序的开始，是护士通过与患者交谈、观察、护理体检等，有目的、有计划、有系统地收集护理对象的资料，为护理活动提供可靠依据的过程。评估贯穿于整个护理过程之中。

二、护理评估的步骤

护理评估的步骤包括收集资料、整理和分析资料及记录资料三个部分内容。

(一) 收集资料

1. 目的　① 为做出正确的护理诊断提供依据；② 为制订护理计划提供依据；③ 为评价护理效果提供依据；④ 为护理科研积累资料。

2. 资料来源

(1) 直接来源：资料的直接来源是患者本人，也是资料的主要来源。通过患者的主诉、对患者的观察及体检等所获得的资料。

(2) 间接来源

1) 与服务对象有关的人员：患者的家属及其他与之关系密切者，如配偶、亲属、朋友、同事、邻居、老师、保姆等。

2) 其他卫生保健人员：参与服务对象诊断、治疗、护理、康复、理疗、营养等各类服务人员。如与患者有关的医师、营养师、理疗师、心理医师及其他护士等。

3) 文献资料：目前或既往的健康记录或病历，如儿童预防接种记录、健康体检记录或病历记录等，与医疗、护理有关的文献资料。

4) 医疗、护理有关文献记录：与服务对象有关的就诊、治疗、护理等相关的病历、各项检查报告、记录等医疗文件。

3. 资料种类

(1) 主观资料：是服务对象对自身健康状况的主观感觉，即患者的主诉，是患者对其所经历的感觉、所看到、听到或思考的问题及担心的内容进行的描述，如"腰酸背痛"、"头很烫，发烧了"、腹部胀痛、乏力、头晕、麻木、瘙痒、恶心、疼痛等，同时也包括亲属的代诉。

(2) 客观资料：指护士通过观察、体检及借助医疗仪器辅助检查所获得的各方面资料。如生命征测量值；观察到患者的表情、体位、肤色、瞳孔等症状体征；触摸到患者身上的肿块、温度、湿度感觉。如黄疸、发绀、呼吸困难、颈项强直、心脏杂音、体温 39.0℃等。

4. 资料内容　各地区、各医院由于应用不同的评估依据，评估内容也不尽相同，但大致都包括以下内容。

(1) 一般资料：如患者姓名、年龄、性别、民族、职业、婚姻状况、文化程度、宗教信仰、家庭住址、联系方式、联系人、医疗费的支付形式、本次入院的主要原因、入院方式、医疗诊断、收集资料的时间等。

(2) 现在健康状况：包括现病史、主要病情、护理体检情况等。

(3) 既往健康状况：包括既往病史、用药史、过敏史、家族史、婚育史、传染病史、住院史、手术及外伤史、有无特殊嗜好等。

(4) 生活状况及自理程度：如饮食、睡眠与休息、排泄、烟酒嗜好、清洁卫生、自理能力、活动方式等。

(5) 心理状况：包括一般心理状态，对疾病的认识、人格类型、应对能力等。如性格开朗或抑郁、多语或沉默，情绪有无紧张、恐惧、焦虑心理，对疾病的认识或态度，对康复有无信心，对护理的要求，希望达到的健康状态等。

(6) 社会文化状况：包括主要社会关系及密切程度，以及对患者心理造成影响的其他因素，如工作、学习环境等情况，与亲友的关系，经济状况与社会支持系统状况等。

将收集到的以上 6 个方面的资料通过护理评估表体现出来，如表 8-1 所示。

表 8-1　入院护理评估表

姓名：______ 床号：______ 科别：______ 病室：______ 住院号：______

(一) 一般资料

姓名：______ 性别：______ 年龄：______ 职业：______

民族：______ 籍贯：______ 婚姻：______ 文化程度：______ 宗教信仰：______

联系地址：______ 联系人：______ 电话：______

主管医师：______ 护士：______ 收集资料时间：______

入院时间：______ 入院方式：步行　扶行　轮椅　平车

入院医疗诊断：______

入院原因(主诉和简要病史)：______

______

______

既往史：______ 过敏史：无　有(药物　食物　其他　)

家族史：高血压病，冠心病，糖尿病，肿瘤______，癫痫，精神病，传染病______，遗传病______

其他：______

(二) 生活状况及自理程度

1. 饮食

基本膳食：普食　软饭　半流质　流质　禁食

食欲：正常　增加　亢进______天/周/月　下降/厌食______天/周/月

近期体重变化：无　增加/下降　kg/　月(原因______)

其他：______

2. 休息/睡眠

休息后体力是否恢复：是　否(原因______)

睡眠：正常　入睡困难　易醒　早醒　多梦　噩梦　失眠

辅助睡眠：无　药物　其他方法

其他：______

3. 排泄

排便：______次/天　性状：　/便秘/腹泻/大便失禁/造瘘

续表

排尿：_____次/天　颜色：_____　性状：_____　尿量：_____/24 h　尿失禁
4. 烟酒嗜好
吸烟：无　偶尔吸烟　经常吸烟_____年_____支/天　已戒_____年
饮酒/酗酒：无　偶尔饮酒　经常饮酒_____年_____/天　已戒_____年
5. 活动
自理：全部　障碍（进食　沐浴/卫生　穿着/修饰　如厕）
步态：稳　不稳（原因__________）
医疗/疾病限制：医嘱卧床　持续静滴　石膏固定　牵引　瘫痪
6. 其他__________
（三）体格检查
T_____℃　P_____次/min　R_____次/min　BP_____mmHg(kPa)
身高_____cm　体重_____kg
1. 神经系统
意识状态：清醒　意识模糊　嗜睡　谵妄　昏迷
语言表达：清醒　含糊　语言困难　失语
定向能力：准确　障碍（自我　时间　地点　人物）
2. 皮肤黏膜
皮肤颜色：正常　潮红　苍白　发绀　黄染
皮肤温度：温　热　凉
皮肤湿度：正常　干燥　潮湿　多汗
完整性：完整　皮疹　出血点　其他__________
压疮（Ⅰ/Ⅱ/Ⅲ度）（部位/范围__________）
口腔黏膜：正常　充血　出血点　糜烂溃疡　疱疹　白斑
其他__________
3. 呼吸系统
呼吸方式：自主呼吸　机械呼吸
节律：规则　异常　频率_____次/min　深浅度：正常　深　浅
呼吸困难：无　轻度　中度　重度
咳嗽：无　有
痰：无　容易咳出　不易咳出　痰（色_____量_____黏稠度：_____）
其他：__________
4. 循环系统
心律：规则　心律不齐　心率_____次/min
水肿：无　有（部位/程度__________）
其他：__________
5. 消化系统
胃肠症状：恶心　呕吐（颜色_____性质_____次数_____总量_____）
嗳气　反酸　烧灼感　腹痛（部位/性质__________）

续表

腹部：软　　肌紧张　　压痛/反跳痛　　可触及包块(部位/性质＿＿＿＿＿＿)
腹水：(腹围＿＿＿＿＿＿cm)
其他：＿＿＿＿＿＿
6. 生殖系统
月经：正常　　紊乱　　痛经　　月经量过多　　绝经
其他：＿＿＿＿＿＿
7. 认知/感受
疼痛：无　　有(部位/性质　　　　)
视力：正常　　远/近视　　失明(左/右/双侧)
听力：正常　　耳鸣　　重听　　耳聋(左/右/双侧)
触觉：正常　　障碍(部位＿＿＿＿＿＿)
嗅觉：正常　　减弱　　缺失
思维过程：正常　　注意力分散　　远/近期记忆力下降　　思维混乱
其他：＿＿＿＿＿＿
(四) 心理社会方面
1. 情绪状态：镇静　　易激动　　焦虑　　恐惧　　悲哀　　无反应
2. 就业状态：固定职业　　丧失劳动力　　失业　　待业　　其他
3. 沟通：希望与更多人交往　　语言交流障碍　　不愿与人交往
4. 医疗费用来源：自费　　劳保　　公费　　医疗保险　　其他
5. 与亲友关系：和睦　　冷淡　　紧张
6. 遇到困难最愿向谁倾诉：父母　　配偶　　子女　　其他

5. 收集的方法　收集资料的方法主要有四种，包括观察、护理体检、交谈(询问病史)、查阅。

(1) 观察：是护士运用自己的感官、知觉或借助简单诊疗器具，有系统、有目的地从患者及其所处的环境中获取健康资料的方法。

观察是一个连续的过程，患者一入院就意味着观察的开始。通过观察，护士可以获得护理对象生理、心理、精神、社会、文化等各方面的资料。能否通过有效的观察获得准确、真实的资料，与每个护士的专业知识、临床经验和交往能力密切相关，一位有能力的护士必须随时进行观察，并能敏锐地做出适当的反应。

1) 视觉观察：护士通过视觉观察患者的精神状态、营养发育状况、面容与表情、体位、步态、皮肤、黏膜、舌苔、呼吸方式、呼吸节律与速率、四肢活动能力等。

2) 触觉观察：护士通过手的感觉来判断患者某些器官、组织物理特征的一种检查方法，如脉搏的测量、皮肤的温度与湿度、脏器的形状与大小，以及肿块的位置、大小与表面性质等。

3) 听觉观察：护士运用耳朵辨别患者的各种声音，如患者谈话时的语调、呼吸的声音、咳嗽的声音、喉部有痰的声音、器官的叩诊音等，也可借助听诊器听诊心音、肠鸣音及血管杂音等。

4）嗅觉观察：护士运用嗅觉来辨别发自患者的各种气味，如来自皮肤黏膜、呼吸道、胃肠道、呕吐物、分泌物、排泄物等的异常气味，以判断疾病的性质和变化。

（2）交谈：指护士运用交谈技巧通过与患者及其亲属、医生以及其他护理人员沟通，获取患者有关健康资料。

护理评估中的交谈是有计划的、有目的的交流或谈话。其主要目的是有效地收集与患者健康相关的资料和信息；同时，通过交谈也有助于建立良好的护患关系，并使患者获得有关病情、检查、治疗、康复等信息。因此，有效而切题的交谈是非常重要的。

1）安排合适的环境：环境应安静、舒适，光线、温度适宜，不受干扰。使患者感觉压力小，轻松自在地陈述自己的感受。

2）说明交谈的目的和所需时间：交谈开始前，护士应先向患者说明交谈的目的、交谈所需的时间，使患者有思想准备。

3）抓住主题、引导谈话：① 护士应事先了解患者的资料，准备交谈提纲，按顺序引导患者交谈。先从主诉、一般资料开始，再引向过去健康状况及心理、社会情况。② 在患者叙述时，护士要注意倾听，不要随意打断患者讲话，或提出新的话题，要有意识地引导患者抓住主题，对患者的陈述或提出的问题，给予合理的解释和适当的反应，如点头、微笑等。③ 适时小结：交谈完毕，应对所交谈内容做一小结，并征求患者的意见，向患者（或家属）致谢。

（3）护理体格检查：是护士运用望、触、叩、听、嗅等体格检查手段或技术对患者进行全面的体格检查。护士进行体检的目的是收集有关患者身体状况的客观资料，是以护理为重点，因此护理体检应有别于医生所做的体格检查。

（4）查阅：包括查阅病历、各种医疗和护理记录、各种实验室检查报告，以及有关书籍、资料。

根据本案例特征，护理评估资料收集如表 8-2 所示。

表 8-2 本案例资料评估

项目	性质	获取资料	收集方法
资料来源	直接来源	患者程某的健康资料为直接来源	交谈、观察、护理体检
	间接来源	就诊、治疗、护理等相关的病历、各项检查报告、记录等医疗文件	查阅
资料种类	主观资料	程某主诉左侧胸部疼痛难忍，呼吸难受	交谈
	客观资料	① 通过视觉获得：神志清，紧张，烦躁，面色苍白，呼吸急促，痛苦面容	视觉观察

续表

项目	性质	获取资料	收集方法
资料种类	客观资料	② 通过检查获得：左锁骨骨折，双肺气胸，胸腔闭式引流，T 37℃，P 88 次/min，R 20 次/min，BP 120/78 mmHg，身高 160 cm，体重 55 kg，左臂活动障碍 ③ 通过听觉获得：闭式引流下听诊双侧呼吸音对称 ④ 其他吸氧、止痛、消炎治疗，左臂使用三角吊带等	护理体格检查 触觉 听觉 查阅、观察、护理
资料内容		一般资料、现在健康状况、既往健康状况、生活状况及自理程度、社会文化状况、心理状况	交谈、观察

(二) 整理、分析资料

1. 分类整理资料 评估所收集的资料涉及患者各个方面，内容庞杂，需要采用适当方法对其进行整理、分类，以便护士能清楚、迅速地从中发现问题，并可防止遗漏。常用的有以下三种分类整理方法。① 按马斯洛的需要层次论分类；② 按北美护理诊断协会(NANDA)的 9 个人类反应型态分类(或人类反应型态分类法 Ⅱ)；③ 按戈登(Cordon)的 11 个功能性健康型态分类(表 8-3)。

表 8-3 三种整理资料法

分类			收集资料内容
马斯洛的需要层次论分类	需要层次	(1) 生理需要	如生命体征，饮食、睡眠、休息、呼吸、排泄、活动等
		(2) 安全需要	如对环境的陌生；对手术的恐惧；对疾病预后的顾虑；对药物不良反应的担忧；对医护人员的技术不信任等
		(3) 爱与归属的需要	如想念亲人、朋友；害怕孤独等
		(4) 尊重需要	如希望医生、护士重视自己；因疾病导致自卑感等
		(5) 自我实现的需要	如担心住院影响工作或学习；失明、耳聋、失语、瘫痪、截肢等影响实现自己的理想等
北美护理诊断协会(NANDA)的9个人类反应型态分类	反应型态	(1) 交换	包括营养、排泄、呼吸、循环、体温、组织的完整性等
		(2) 沟通	包括服务对象与人沟通的能力
		(3) 关系	包括角色功能、亲子关系、社会互动能力、家庭关系、性功能及性活动等

续表

分类			收集资料内容
北美护理诊断协会(NANDA)的9个人类反应型态分类	反应型态	(4) 价值	包括个人的价值观、信念、宗教信仰、人生观及精神状况等
		(5) 选择	包括个人及家庭应付压力的能力、寻求健康所表现的行为等
		(6) 移动	包括身体活动能力、休息、睡眠、娱乐及休闲、生长发育状况等
		(7) 感知	包括自我概念及感觉功能、有无绝望或无力感等
		(8) 知识	包括对健康的认识、学习状况及思考过程等
		(9) 感觉	包括有无疼痛、舒适、情绪状况等
戈登(Cordon)的11个功能性健康型态分类	健康型态	(1) 健康感知—健康管理型态	如健康行为,健康知识,平时有无明显受伤害的危险因素等
		(2) 营养—代谢型态	如饮食、营养状态等
		(3) 排泄型态	如排便、排尿、排汗情况
		(4) 活动—运动型态	如日常活动能力、活动量、活动方式等
		(5) 睡眠—休息型态	如每日睡眠、休息情况
		(6) 认知—感知型态	如个人的舒适感、对疾病的认识、感知能力等
		(7) 自我感受—自我概念型态	如个人的情感反应、对自己的认识等
		(8) 角色—关系型态	如家庭关系、邻里关系、同事关系、同学间关系的状态等
		(9) 应对—应激耐受型态	对一些变故如生病、丧亲等的反应状态
		(10) 性—生殖型态	如月经、生育方面的情况等
		(11) 价值—信念型态	如宗教信仰、个人的理想、目标等

2. 复查核实　为保证所收集到的资料是真实的、准确的,需对一些不清楚或有疑点的资料重新调查、确认,补充新资料。

3. 筛选　将所收集的全部资料加以选择,剔除对患者健康无意义或无关的部分,以利于将注意力集中于需要解决的问题上。

4. 分析资料　目的是发现健康问题,作出护理诊断。

(1) 找出异常及相关因素:分析资料时,首先应将资料与正常值及患者健康时的状态作比较以发现异常所在。发现异常后,护士还应进一步找出引起异常出现的相关因素。

(2) 找出危险因素:危险因素常常是指患者目前虽处于正常范围内,但存在着促使其向异常转化的因素。找出危险因素可帮助护士预测今后患者可能发生的问题。

（三）记录资料

1. 检查有无遗漏 整理分析后的资料应仔细检查有无遗漏，并及时补充，保证资料的完整性及准确性。

2. 与正常值比较 收集资料的目的在于发现服务对象的健康问题，因此，护理人员应掌握常用的正常值，才能与所收集资料进行比较、分析，判断是否属于异常情况。

3. 记录资料的注意事项

（1）及时、准确记录。客观记录患者的叙述和所见的临床症状体征。

（2）主观资料记录尽量使用患者自己的语言，并加引号。如患者主诉"我头疼得像要爆炸似的"。

（3）客观资料用可测量的词语描述，应使用医学术语，所描述的词语应简明、扼要、清晰、准确，应正确反映患者的问题，避免护士的主观判断和结论，避免错字、漏字。

【小结】

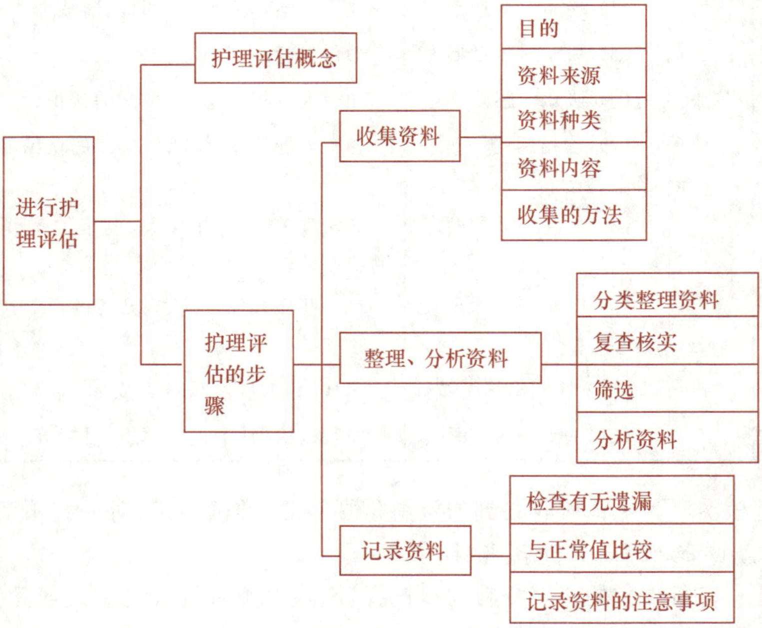

【思考训练】

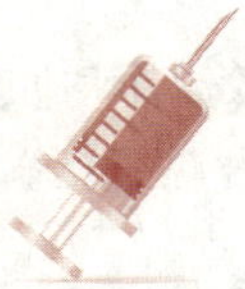

1. 收集资料的目的是什么？有几种收集方法？
2. 评估资料的来源、种类和记录方法有哪些？
3. 整理资料有几种方法？分别予以叙述。
4. 如何正确分析资料？记录资料应注意哪些问题？

第三节 做出护理诊断

任务目标

在评估资料的基础上，能迅速准确找出护理问题，为患者做出护理诊断。

学习目标

1. 掌握护理诊断的概念、组成和陈述方式。
2. 掌握护理诊断的注意事项。
3. 熟悉护理诊断与医疗诊断的区别和联系。

教学活动方式

课堂讲授、多媒体展示、案例分析、小组讨论、评议、考核等。

一、护理诊断概念

护理诊断是指关于个人、家庭或社区对现存的或潜在的健康问题，以及生命过程的反应的一种临床判断，是护士为达到预期结果选择护理措施的基础，这些结果是应由护士负责的。

【知识链接】

护理诊断发展史

1. 1950 年，由美国的麦克迈纳斯首先提出护理诊断概念。

2. 1953 年，弗杰尼亚·弗莱提出护理计划中应包括护理诊断，并应由具有一定资格的人去完成。

3. 1973 年，美国护士会出版《护理实践标准》一书，将护理诊断纳入护理程序，并成立"全国护理诊断分类小组"。

4. 1982 年 4 月，召开的第五次会议因有加拿大代表参加，因而将分类小组改名为"北美护理诊断协会"(North American Nursing Diagnosis Association，NANDA)。NANDA 每两年召开一次会议，修订和增补一系列护理诊断。

5. 2003 年 NANDA 为体现护理诊断在全球的广泛应用，更名为 NANDA International(NANDA－Ⅰ)。

二、护理诊断分类

1. 护理诊断系统分类

(1) NANDA 提出根据人类反应型态 9 个反应类型分类系统(附 1)。

(2) 由戈登提出根据功能性健康型态 11 个健康型态分类系统(表 8－3)。

以上两种分类系统各有其特点，目前临床多采用 NANDA 提出的护理诊断分类法。

2. 护理诊断分类　护理诊断分为现存的、潜在的、健康的和综合的四个类型。

(1) 现存的护理诊断：是指服务对象正在经历不适或存在的健康问题的反应。如清理呼吸道无效、体温过高、进食自理缺陷、疼痛、焦虑、恐惧等。

(2) 潜在的护理诊断：是指服务对象目前尚未发生问题，但因为有危险因素存在，如不进行预防处理就一定会发生的问题。用“有……的危险”进行描述，如有感染的危险、有皮肤完整性受损的危险、有窒息的危险、有父母不称职的危险等。

(3) 健康的护理诊断：是指个体、家庭和社区人群具有能进一步提高健康水平的临床判断。如母乳喂养有效、执行治疗方案有效等。

(4) 综合的护理诊断：是指一组由某种特定的情境或事件所引起的现存的或潜在的护理诊断。如强暴创伤综合征、环境改变应激综合征等。

3. NANDA 护理诊断分类

(1) 9 个人类反应型态分类法：155 项护理诊断一览表(附 1)。

(2) Ⅱ类排列分类法：155 项护理诊断一览表(附 2)。

三、护理诊断的组成

护理诊断由名称、定义、诊断依据和相关因素四个部分组成。

(一) 名称

护理诊断是对护理对象就其健康状态或疾病发生反应的概括性描述。分为以下 3 个类型。

1. 现存的　是指护理对象目前已经存在的健康问题，如“皮肤完整性受损：压疮，与局部组织长期受压有关”“家庭作用改变”等。

2. 危险的　是对现在未发生，但健康状况和生命过程中可能出现的反应的描述，若不采取护理措施将会发生问题，如“有……的危险”。

3. 健康的　是个人、家庭、社区从特定的健康水平向更高的健康水平发展的护理诊断，陈述方式为“潜在的……增强”“执行……有效”。

(二) 定义

定义是对护理诊断名称内涵的清晰、精确的描述和解释，并以此与其他护理诊断相鉴别。例如，“清理呼吸道无效”定义为个体不能清除呼吸道分泌物或堵塞物使呼吸道保持通畅的状态；“低效型呼吸形态”定义为个体呼气、吸气活动过程中，肺组织不能有效扩张和排空的状态。

(三) 诊断依据

诊断依据是作出该护理诊断时的临床判断标准，这些判断标准是相关的症状、体征，以及有关的病史。

1. 必要依据　即做出诊断必须具备的依据——症状或体征。是诊断成立的必要条件。

2. 主要依据　是指做出某一护理诊断通常需具备的依据，即80%～100%的患者在确定此诊断时会具备的依据。

3. 次要依据　是指对做出某一诊断有支持作用，但不一定每次做出该诊断时都存在的依据。如多数情况下会出现的症状、体征及病史，即50%～79%的患者在确定此诊断时会具备的依据。对诊断的形成起支持作用，是诊断成立的辅助条件。

（四）相关因素

护理诊断的相关因素是指促成护理诊断成立和维持的原因或情境。常见的有四方面因素：① 病理生理因素；② 治疗因素；③ 情境因素；④ 年龄因素。

【知识链接】

诊断依据案例

1. 体温过高

（1）必要依据：体温40℃。

（2）次要依据：皮肤灼热、发红、呼吸加快、心动过速等。

2. 便秘

（1）必要依据：粪便干硬，每周排大便不到三次。

（2）次要依据：肠鸣音减少，自述肛门部有压力和胀满感，排大便时极度费力，并感到疼痛、不能排空。

【知识链接】

相关因素案例

睡眠型态紊乱

（1）病理生理因素：神经官能症、神经衰弱、呼吸困难、疼痛等。

（2）治疗因素：手术、药物、操作等。

（3）情境因素：白天睡眠过多、环境改变、噪声等。

（4）年龄因素：老年人、心理焦虑、兴奋等。

四、护理诊断的陈述方式

护理诊断陈述有三部分陈述法、二部分陈述法、一部分陈述法三种类型。

1. 三部分陈述　即PSE公式，多用于现存的护理诊断。① P—问题（problem），即护理诊断的名称。② S—症状和体征（symptoms and signs），也包括实验室、仪器检查结果。③ E—病因（etiology），即相关因素。例：

(1) $\underset{\text{P}}{\underline{\text{营养失调:高于机体需要量}}}:\underset{\text{S}}{\underline{\text{肥胖}}}:\underset{\text{E}}{\underline{\text{与摄入量过多有关}}}$

(2) $\underset{\text{P}}{\underline{\text{组织完整性受损}}}:\underset{\text{S}}{\underline{\text{溃烂}}}:\underset{\text{E}}{\underline{\text{与局部组织长期受压有关}}}$

2. 二部分陈述　即 PE 公式,或 SE 公式陈述,多用于“有……危险”的护理诊断。例如:

(1) $\underset{\text{P}}{\underline{\text{有皮肤完整性受损的危险}}}:\underset{\text{E}}{\underline{\text{与截瘫有关}}}$

(2) $\underset{\text{S}}{\underline{\text{便秘}}}:\underset{\text{E}}{\underline{\text{与摄入纤维素不足有关}}}$

(3) 根据本案例特征诊断:

1) $\underset{\text{P}}{\underline{\text{疼痛}}}:\underset{\text{E}}{\underline{\text{与锁骨骨折和引流管刺激有关}}}$

2) $\underset{\text{P}}{\underline{\text{低效型呼吸型态}}}:\underset{\text{E}}{\underline{\text{与肺不张有关}}}$

3. 一部分陈述　只有 P,常用于健康的护理诊断。例如:

(1) $\underset{\text{P}}{\underline{\text{潜在的精神健康增强}}}$

(2) $\underset{\text{P}}{\underline{\text{母乳喂养有效}}}$

五、合作性问题

1. 概念　合作性问题是指由护士与医生共同合作才能解决的问题,多指因脏器的病理生理改变所致的潜在并发症。

2. 判断　① 并非所有的并发症都是合作性问题,能够通过护理措施干预和处理的,属于护理诊断。② 不能预防或独立处理的并发症,则属于合作性问题。

3. 陈述　对于合作性问题,护士应将监测病情作为护理的重点,及时发现病情变化,并与医生合作共同处理。陈述时,常以固定方式进行,即“潜在并发症(potential complication,PC)”。例如:潜在并发症:心律失常;或 PC:心律失常。PC:电解质紊乱。PC:脑血管意外。PC:胎儿窘迫。

4. 护理诊断与医护合作性问题的区别　如表 8-4 所示。

表 8-4　护理诊断与医护合作性问题的区别

内容	护理诊断	合作性问题
决定治疗者	护理人员	医生与护士合作处理
护理措施的原则	减轻、消除、预防、排除、促进	重点在于监测并发症的发生和病情的变化,为诊断、治疗提供依据
护理重点	预防和治疗,独立性的护理活动	有时是独立性护理活动,更多是预防、监测疾病发生和情况变化

续表

内容	护理诊断	合作性问题
护理目标(预期结果)	需要确定护理目标,为评价护理效果做标准	不需要确定护理目标,因其最终结果不是护理职责能够达到的
陈述的方式(例如:冠心病)	活动无耐力:与心肌缺血缺氧有关	潜在并发症(PC):心律失常

六、护理诊断与医疗诊断的区别

医疗诊断是用一个名称说明一种疾病或病理变化,以指导治疗。护理诊断是叙述患者由于病理状态所导致的已存在的或潜在的反应,包括生理、心理、社会等方面的反应,以指导护理。二者是有区别的(表 8-5)。

表 8-5　护理诊断与医疗诊断的区别

内容	护理诊断	医疗诊断
研究的对象	是关于个人、家庭或社区对现存的或潜在的健康问题或生命过程反应	是对个体病理生理改变的一种临床判断
描述的内容	是个体对健康问题的反应,并随患者的反应变化而变化	是一种疾病,其名称在病程中保持不变
决策者	护理人员	医疗人员
职责范围	护理职责范围	医疗职责范围
诊断稳定性	随病情变化而改变	确诊后不会改变
处理手段	通过护理措施解决或减轻	通过医疗手段治愈或缓解
适用范围	适用于个人、家庭或社区的健康问题	适用于个体的疾病
举例	活动无耐力:与冠状动脉粥样硬化性心脏病引起组织缺氧有关	冠状动脉粥样硬化性心脏病
	体温过高、胸痛、焦虑	肺炎

七、书写护理诊断的注意事项

(1) 所列护理诊断应简明、准确、规范。
(2) 一项护理诊断只针对一个护理问题。
(3) 避免与护理目标、措施、医疗诊断相混淆。
(4) 以收集的资料作为护理诊断的依据。
(5) 所列诊断应是护理职责范畴内能够予以解决或部分解决的。

(6) 护理诊断不应有易引起法律纠纷的描述。

八、护理诊断书写举例运用

护理诊断如何书写，即如何根据诊断依据、相关因素做出护理诊断。以本案例由锁骨骨折和引流管刺激造成的主要特征“疼痛”这个问题为例，根据诊断依据、相关因素做出“疼痛”护理诊断，并与155个护理诊断的第9个型态——感觉中的“疼痛”比较(表8-6)。

表8-6 “疼痛”护理诊断与本案例诊断分析比较

内容	护理诊断(举例)	本案例分析诊断
定义	疼痛	疼痛：与锁骨骨折及引流管刺激有关
诊断依据	1. 主诉有疼痛不适感	1. 主诉左侧胸部疼痛难忍，行胸腔闭式引流术
	2. 有痛苦表情、强迫体位和防卫性宣泄行为表现	2. 痛苦面容，左臂活动障碍，左臂使用三角吊带
	3. 有自主神经反应，如血压升高、脉搏呼吸增快、瞳孔散大、出汗、肌肉紧张度增高等	3. 紧张，烦躁，面色苍白，脉搏108次/min，呼吸急促，26次/min
	4. 有社交、思维改变	4. 使用三角吊带。社交改变，主诉入睡较困难
相关因素	1. 病理生理因素　脏器疾病；骨骼、肌肉病变；血管疾病；肿瘤；炎症及损伤等	1. 病理生理因素　锁骨骨折、气胸
	2. 治疗因素　有创伤性诊疗措施(穿刺、插管、活检、手术等)；治疗性局部受压(绷带、石膏等)；限制性体位不适；分娩及痛经	2. 治疗因素　有创伤性诊疗措施(施行胸腔闭式引流术)；治疗性局部受压(左臂使用三角吊带)；限制性体位不适(左臂活动障碍)
	3. 情境因素　环境刺激物致物理性、化学性损伤；心理损伤因素亦可引起疼痛加剧	3. 情境因素　紧张，烦躁，焦虑心理反应

【小结】

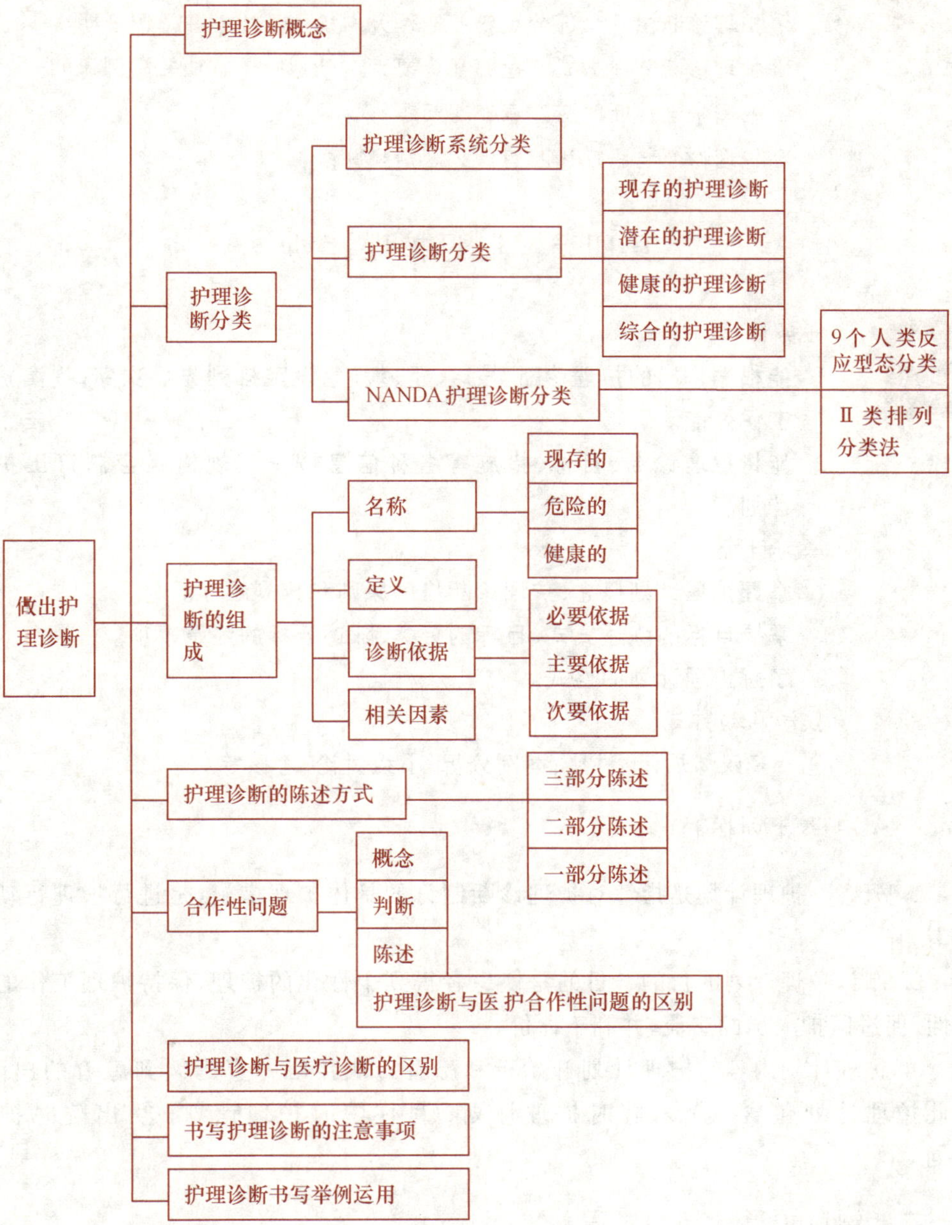
做出护理诊断
护理诊断概念
护理诊断分类
护理诊断系统分类
护理诊断分类
现存的护理诊断
潜在的护理诊断
健康的护理诊断
综合的护理诊断
NANDA 护理诊断分类
9个人类反应型态分类
Ⅱ类排列分类法
护理诊断的组成
名称
现存的
危险的
健康的
定义
诊断依据
必要依据
主要依据
次要依据
相关因素
护理诊断的陈述方式
三部分陈述
二部分陈述
一部分陈述
合作性问题
概念
判断
陈述
护理诊断与医护合作性问题的区别
护理诊断与医疗诊断的区别
书写护理诊断的注意事项
护理诊断书写举例运用

【思考训练】

1. 能否叙述护理诊断的概念?
2. 护理诊断由几个部分组成? 能否分别给予叙述? 并举例说明。
3. 护理诊断陈述方式包括哪几个要素? 分别给予叙述并举例说明。
4. 书写护理诊断时应注意哪些问题?
5. 护理诊断与医疗诊断有什么区别和联系?

第四节　制订护理计划

任务目标

1. 能根据作出的护理诊断，按轻、重、缓、急设定排列先后次序，提高护理工作效能。
2. 能将护理诊断、目标、措施等各种信息按一定规格组合制订出护理计划。

学习目标

1. 掌握护理计划概念、护理诊断排序原则和排列顺序。
2. 掌握目标的陈述方式、目标的分类、陈述目标的注意事项。
3. 了解护理计划的格式。

教学活动方式

多媒体展示、讲授、案例分析、小组讨论、考核等。

一、护理计划概述

1. 概念　护理计划是指针对护理诊断制订的具体护理措施，是进行护理行动的指南。

2. 制订护理计划的目的　目的是使患者得到个性化的护理，保持护理工作的连续性，促进医护人员的交流，并利于评价。

3. 护理计划内容　护理计划开始于和患者首次接触一直延续到患者的出院，因此护理计划包含：① 入院时护理计划；② 住院时护理计划；③ 出院时护理计划。

二、制订护理计划的过程

制订护理计划过程一般分四个步骤进行。即设定护理诊断优先次序、确定护理目标(预期结果)、制订护理措施(设定护理计划)、构成护理计划。

(一) 设定护理诊断优先次序

根据收集资料，确定的护理诊断按轻、重、缓、急确定先后顺序，以保证护理工作高效、有序进行。

1. 排序原则

(1) 优先解决直接危及生命,需立即解决的问题。

(2) 按照马斯洛需要层次论,优先解决低层次需要问题,再解决高层次需要问题。

(3) 在与治疗、护理原则不冲突的情况下,可优先解决患者主观上认为最重要的问题。

(4) 优先解决现存的问题,但不要忽视潜在的问题,并根据性质决定其序列。

2. 排列顺序

(1) 首优问题:指直接威胁患者生命,需立即采取行动解决的问题。如阻塞性肺气肿患者的"气体交换受损";"清理呼吸道无效"、休克患者的"体液不足""心输出量减少""组织灌流(注)改变"等。急重症患者常常可同时存在多个首优问题。

(2) 中优问题:指虽然不直接威胁患者生命,但能给其精神上或躯体上造成损害的问题。如"有感染的危险""压力性尿失禁""活动无耐力""睡眠型态紊乱"等。

(3) 次优问题:指人们在应对发展和生活中变化时所产生的问题。这些问题往往不很急迫或需要,可稍后解决的问题。如"营养失调""社交孤立""娱乐能力缺陷""角色冲突"等。

3. 注意事项

(1) 分析护理诊断之间是否存在相互关系,以及关系的性质,应先解决问题产生的原因,再考虑由此而产生的结果。

(2) 护理诊断的先后顺序并不是固定不变的,是可随病情及患者反应的变化而变化。

(3) 有些潜在问题不一定都是非要首先考虑的,如血液病患者,潜在感染的机会和危害都很大,则应首先考虑此类问题。

(二) 确定护理目标(预期效果)

1. 护理目标概念　护理目标也称预期效果,是指护理对象在接受护理活动后,期望达到的健康状态或行为的改变,即最理想的护理效果。

护理目标是针对护理诊断提出的,它可以明确护理工作的方向,同时也是评价护理效果的标准。

2. 目标的陈述

(1) 陈述方式:由主语、谓语、行为标准、时间状语、条件状语等组成。

1) 主语:指护理对象或他(她)的任何一部分,在目标陈述中可省略。如患者、孕妇、患者家属等。

2) 谓语:指护理对象将能够完成的行为,该行为必须是可观察到、可测量的。避免使用含糊不清、不明确的词语,如活动适量、饮酒量减少,"适量"和"减少"不可测量,难以进行评价。

3) 行为标准:指护理对象完成该行为所要达到的标准或程度,包括时间、距离、速度、次数等。如能行走 50 m、不发生压疮。

4) 时间状语:指护理对象完成该行为所需的时间。如 3 天后、1 小时内、出院时等。

5）条件状语：指护理对象完成该行为所必须具备的条件，如在护士的指导下、借助支撑物等。

例如：	1周后	患者	能独自	行走	50 m
	时间状语	主语	条件状语	谓语	行为标准

（2）陈述注意事项

1）目标应是护理活动的结果，主语应是患者或患者身体的一部分，而非护理活动本身。

2）目标应简单明了，必须是切实可行，属于护理工作范畴。

3）目标应具有针对性，一个目标针对一个护理诊断。

4）目标必须具体，应有具体日期、可观察和测量。

5）目标应与医疗工作相协调。

3. 目标分类 护理目标可分为短期目标和长期目标两类。

（1）短期目标：是指在相对较短的时间（一般指1周）内就能够达到的目标，一般少于7天。如“24 h后患者能下床活动”“用药1 h后患者自述疼痛缓解”“1周内新生儿体重增加50 g”等。

（2）长期目标：是指需要相对较长时间才能够达到的目标，如“住院期间患者不发生感染”、“住院期间患者皮肤完整无破损”“2周后患者学会皮下注射胰岛素”。长期目标常需通过若干个短期目标才能逐步实现。

（三）制订护理措施（设定护理计划）

1. 概念 护理措施是护士为帮助患者实现护理目标所需采取的具体方法、行为与手段。是确立护理诊断与目标后的具体实施方案。

2. 护理措施的内容

（1）主要内容：包括饮食护理、病情观察、基础护理、护理体检及手术前后护理、心理护理、功能锻炼、健康教育、医嘱执行、对症护理等。

（2）护嘱：应当清楚、明确，专为适合某个患者的护理需要而提出，不应千篇一律如同常规。重点放在促进健康、维持功能正常、预防功能失偿、满足人的基本需要，预防、减低或限制不良反应。

3. 护理措施的类型 护理措施可分为三大类。

（1）依赖性护理措施：是指护士遵医嘱执行的措施。如安全给药护理、安全输血护理、配合抢救护理、标本采集、灌肠、导尿等护理。

（2）独立性护理措施：是指护士在职责范围内，根据所收集的资料，经过独立思考、判断，运用护理知识和技能可独立决定实施的护理措施。如口腔护理、清洁卫生护理、晨晚间护理、健康指导、观察护理（病情和心理社会反应）等。

（3）协作性护理措施：是指护士与其他医务人员相互合作完成的护理活动。即护士与其他医务人员之间合作完成的护理活动。如与营养师合作制订的饮食计划，与康复理疗师合作的康复训练等。

4. 制订护理措施的要求

（1）应充分利用现有的设备、经济实力和人力资源。

(2) 应针对护理目标来制订。一个护理目标可通过几项护理措施来实现。

(3) 应符合实际,体现个体化的护理。

(4) 内容应具体、明确、全面、切实可行,明确时间和内容,便于执行和检查。

(5) 应具有科学的理论依据,并按一定顺序有条理地排列。

(6) 应保证患者的安全,使患者乐于接受。

(7) 应与医疗工作相协调,不与医疗措施相冲突。

(四) 构成护理计划

1. 护理计划 是将护理诊断、目标、措施等各种信息按一定格式书写成文,构成护理计划,从而形成护理文件。

2. 护理计划制订的意义

(1) 是诊断和处理护理服务对象健康问题的书面依据。

(2) 是医护人员相互沟通的工具,是观察护理服务对象健康问题发生和发展的记录。

(3) 是检验护理工作和总结临床实践经验的依据,是病案的组成部分。

3. 种类 护理计划可分为标准化护理计划和计算机化护理计划两类。

4. 内容 一般医院把护理计划制成表格形式,内容包括日期、诊断、目标、措施、效果评价和护理人员签名等几项内容(表 8-7)。

表 8-7 护理计划

日期	护理诊断	护理目标	护理措施	效果评价	停止日期	签名
2012-05-06	1. 体温过高:与肺部感染有关	24 h 后患者体温降至 37℃以下	1. 物理降温,卧床休息 2. 降温后 30 min 测一次体温,每 4 h 测一次体温 3. 补充营养和水分	体温下降至 36.8℃	2012-05-07	兰彤
	2. 营养失调:高于机体需要量:肥胖,与摄入量过多有关	1. 一周内体重下降 0.5~1 kg	1. 控制每日摄入量在 6.8 MJ 内 2. 鼓励户外散步,每日至少 0.5 h 3. 进行一次合理饮食的健康教育	体重下降 0.6 kg	2012-05-13	兰彤
		2. 10 天内会制订低脂食谱	指导患者制订食谱,每天一次	能独立制订低脂食谱	2012-05-16	兰彤

【小结】

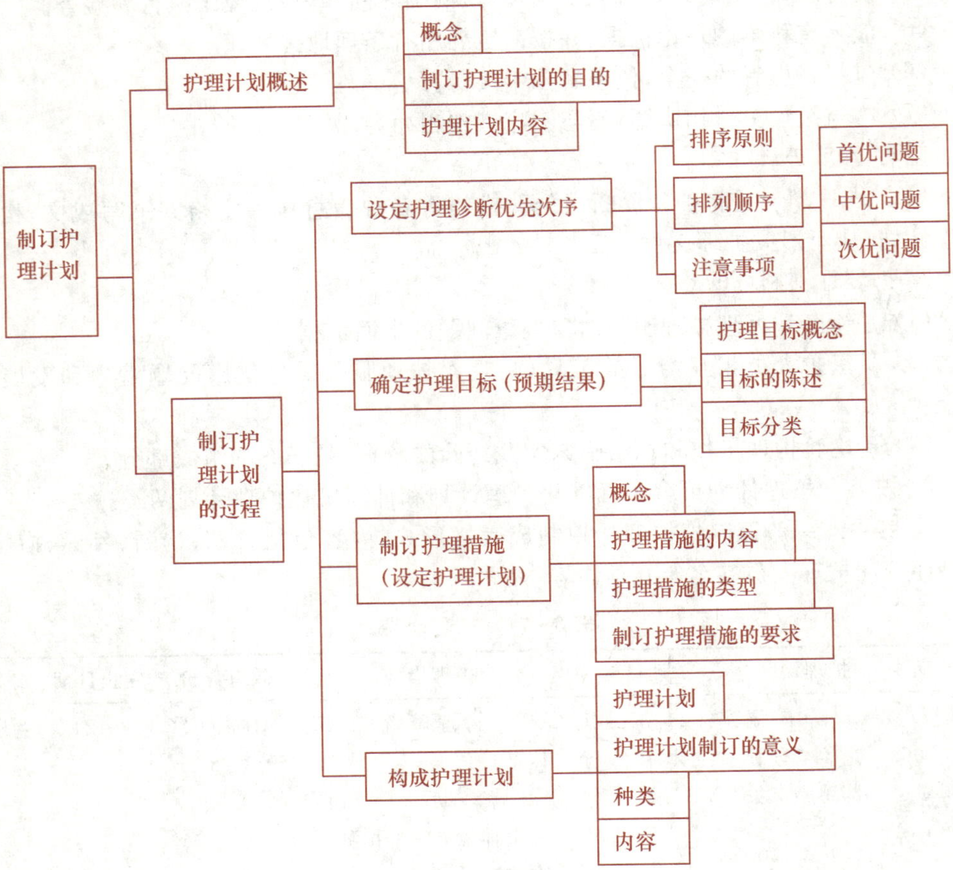

【思考训练】

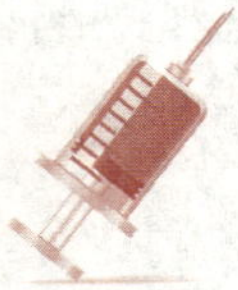

1. 叙述护理计划概念，制订护理计划的目的是什么？制订护理计划分为几个步骤进行？
2. 设定优先次序的原则是什么？如何排序？何谓首优、中优和次优？请分别予以叙述。
3. 目标陈述方式由几个成分组成？你能否予以举例说明？目标分类有几类？陈述目标时应注意哪些事项？
4. 你知道护理措施有哪几种类型？制订护理措施有哪些注意事项？
5. 患者，男，57 岁。因肺心病而入院治疗。患者神志清楚，口唇发绀，呼吸困难，自述胸闷憋气，咳嗽无力。查体：T 36.8℃，P 110 次 /min，R 26 次 /min，BP 120 /90 mmHg，听诊两肺布满啰音及痰鸣音。请你找出优先解决的护理问题。

第五节　实施护理措施

任务目标

1. 能根据实施步骤和方法为患者实施护理措施。
2. 能及时、完整、准确地进行护理记录。

学习目标

1. 掌握护理实施的方法和步骤。
2. 掌握护理记录格式，熟悉护理记录目的。

教学活动方式

多媒体展示、讲授、案例分析、小组讨论、考核等。

一、护理实施概念

实施是为达到护理目标，而将计划中的各项护理措施付之行动的过程。

从理论上讲，实施一般在制订护理计划之后进行，但在实际工作中，若是急、危、重症患者，则应先采取紧急救护措施，之后再书写完整护理计划。在实施的过程中不仅要求护士具备丰富的专业知识，还要具备熟练的操作技能和良好的人际沟通能力，才能保证患者得到高质量的护理。

二、实施的步骤

实施计划的过程可分为三个步骤，即实施前准备、实施和实施后记录。

（一）准备

护理人员在执行计划之前，针对将要为患者所采取的护理措施和方法，应做好以下方面的准备。

1. 做什么　明确每一项措施的目的，分析各项措施的要求和方法，确保措施安全、有效落实。

2. 谁完成　即责任人，完成措施项目的执行人，是计划者执行，或指定他人执行，或是否需要患者及家属参与活动等，均应明确确定。

3. 怎么做　进一步熟悉和理解计划，分析实施所需要的护理知识和技术，预测可能发生的并发症及其预防措施，合理安排，科学运用时间、人力和物力。

4. 何时做　实施措施的恰当时间，完成措施所需要的足够时间，是否有影响其他医疗和护理的进行。

5. 何地做　应根据病情需要、患者的心理和情感需要、治疗护理的需要，选择或调整适当的环境，促进护理计划的顺利进行。

（二）实施计划

实施计划是护理人员综合运用专业知识、技能操作、沟通技巧、观察能力、判断能力、合作能力和应变能力，有效执行护理措施的过程。

1. 实施计划要求

(1) 在执行计划时,护理活动应与医疗密切配合,与医疗工作保持协调一致。

(2) 要取得患者及家属的合作与支持,并在实施中进行健康教育,以满足其学习需要。

(3) 熟练运用各项护理技术,密切观察实施后患者的生理、心理状态,了解患者的反应及效果,有无新的问题出现。

(4) 及时收集相关资料,以便能迅速、正确地处理新出现的健康问题。

2. 实施方法　① 分管护士直接为患者提供护理。② 与其他医务人员之间合作完成护理措施。③ 指导患者及家属共同参与护理。

(三) 记录

记录是实施各项护理措施后,应将护理活动的内容、时间及患者的反应等,及时、准确地进行记录。所形成的文书称为护理记录或护理病程记录。护理记录可以反映护理活动的全过程,利于了解患者的身心状况,反映护理效果,为护理评价做好准备。

1. 记录格式

(1) PIO格式:比较常用的是采用PIO的方式记录护理活动。PIO的含义是:P(problem)问题;I(intervention)措施;O(outcome)结果。

根据本案例,针对疼痛问题所采取的措施、结果如表8-8所示。

表8-8　护理记录单(PIO格式)

日期	时间	护理记录	签名
2012-05-06	9:00am	P:疼痛:与引流管的刺激及锁骨骨折有关	陈芳
		I:1. 评估患者疼痛的程度、性质、持续时间	
		2. 保持病区的清洁安静,减少环境带来的刺激	
		3. 护士各项操作尽量熟练轻柔,减少对床单位的碰撞	
	9:30am	4. 教会患者咳嗽时轻提引流管,防止摆动导致疼痛	程兰
	9:30am	5. 教会患者减轻疼痛的方法:让患者想象自己身处海滩或风景优美的地方,尽量想到每一个细节。使机体放松,减轻疼痛	程兰
	11:00am	6. 必要时遵医嘱给予止痛药物,并观察用药后的效果	刘洁
		O:患者主诉疼痛缓解,舒适感增加	

(2) SOAPIE格式

1) S(subject)主观资料:即护理服务对象的主诉。如对疾病的感觉、态度、愿望及需要等。

2) O(object)客观资料:护理人员通过观察、体验、借助诊断仪器和实验辅助检查等获得的资料。

3) A(analysis)分析:护理人员收集、分析护理服务对象的主观和客观资料,依次提出护理诊断。

4) P(plan)计划:即解决问题的方案。

5）I(intervention)措施：执行的护理活动。

6）E(evaluation)评价：按预期目标规定的时间，将服务对象获得护理后的健康状况与预期目标进行比较，并做出评定及修改。

2. 记录目的

(1) 便于其他医护人员了解患者的健康问题及其进展情况。

(2) 是护理人员完成任务和患者接收护理的证明。

(3) 作为护理工作效果与质量检查的评价依据。

(4) 为护理科研提供资料、数据。

(5) 处理医疗纠纷时提供依据。

三、实施过程中的注意事项

(1) 护理活动应以患者为中心，尽可能满足患者的需要。

(2) 实施应具有科学依据，措施必须安全，严防并发症的发生。

(3) 认真核对和执行医嘱，对有疑问的医嘱应该在澄清后执行。

(4) 鼓励患者及家属积极、主动参与护理活动，应注意与患者沟通交流，适时健康教育、支持和安慰。

(5) 应把病情观察和收集资料贯穿在实施过程中，根据病情变化及时修订护理计划，并重新给予实施。

【小结】

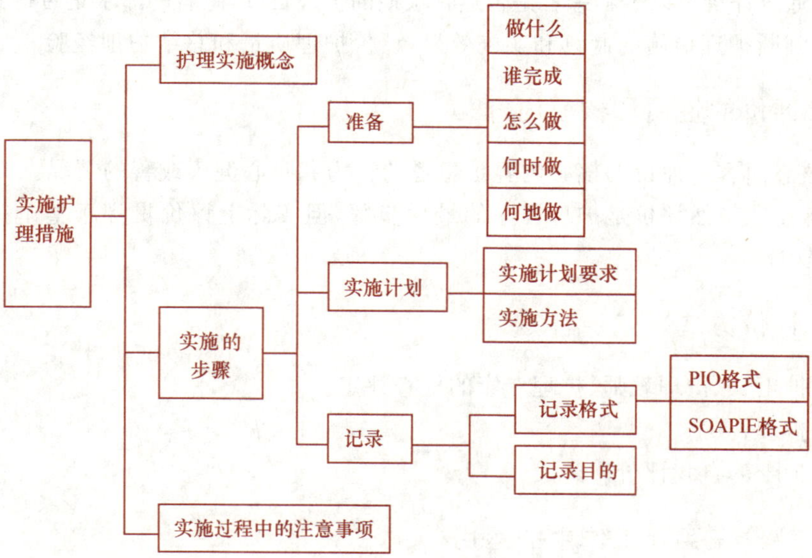

【思考训练】

1. 何谓实施？分为几个步骤进行？
2. 执行计划之前要做好哪些准备？
3. 何谓记录？记录有哪些格式？其含义是什么？请举例书写 PIO 格式记录。

第六节　评价护理效果

任务目标

评价是贯穿于护理活动全过程的理念，能运用护理知识和技能对护理活动结果进行分析、判断，做出客观评价。

学习目标

1. 能说出评价概念、评价内容。
2. 能按步骤对护理过程进行评价。

教学活动方式

多媒体展示、讲授、案例分析、小组讨论、考核等。

一、评价概念

评价是将患者的健康状态与护理计划中预定的目标进行有计划、有系统地比较，并作出判断的过程。

二、评价目的

(1) 通过评价可以了解患者是否达到预期的护理目标，患者的需求是否得到满足。

(2) 判断护理措施的制订和实施效果，评价护理质量和总结护理经验。

三、评价的性质和核心内容

1. 核心内容　评价的核心内容是患者的行为和身心健康改善的情况。

2. 性质　虽然评价是护理程序的最后步骤，但实际上评价贯穿于整个护理活动的全过程中。

四、评价方式

(1) 护士长、护理教师、护理专家的检查评定。

(2) 护理查房。

(3) 护士的自我评价。

五、评价在实际工作中的运用

(一) 护理过程的评价

护理过程的评价是指评价护士在进行护理活动中的行为是否符合护理程序的要

求。如评估是否准确、全面；诊断是否正确、规范；目标是否可行、可测量；措施是否科学、合理、准确；护理人员执行措施情况是否及时、安全、规范、人文、有效等。

（二）护理效果的评价

护理效果的评价是对执行护理措施后的结果进行评价，确定患者健康状况是否达到预期目标，是评价中最重要的方面。从以下几个方面体现：

1. 全身状况　通过观察和检查患者的精神状态、营养状况、自理能力等外观和功能的变化情况，判断与护理措施的关系。

2. 症状与体征　通过观察、检查和交谈获取患者健康状况的症状和体征是否缓解或消失，评价护理效果是否达到预期目标。

3. 心理情感　通过观察患者的表情、体位、语言、声调、交谈反应等方式，收集患者的心理感受和情感表现等主观反应。

4. 知识方面　通过交谈、笔试等方式，对患者的安全用药知识、饮食知识、预防并发症知识、促进康复知识、活动和功能锻炼知识、寻求支持知识等掌握情况，评价健康指导措施效果。

5. 操作技能　通过观察患者的操作技能，与护理目标进行比较，对患者接受指导培训后的效果进行客观评价。如糖尿病患者掌握胰岛素注射法、产妇掌握婴儿沐浴法等。

六、评价步骤

（一）收集资料

收集有关患者目前健康状态的各类主、客观资料，列出执行护理措施后患者的反应。

（二）判断护理效果

将病人的反应与预期目标比较，衡量目标实现情况和实现程度。评价目标实现的程度分为：目标完全实现、目标部分实现、目标未实现。

1. 目标完全实现　指患者目前的健康状况和反应与预期目标基本相同。

2. 目标部分实现　指实施护理措施后的结果，只解决了患者的部分问题，患者健康状况部分好转。

3. 目标未实现　所有预期效果均未达到，患者健康问题无改善，甚至恶化。

例如，预定目标为“患者 1 周后能行走 20 m”。1 周后的评价结果为：

患者已能行走 20 m——目标完全实现。

患者能行走 5 m——目标部分实现。

患者拒绝下床行走或无力行走——目标未实现。

（三）分析原因

如果目标部分实现或未实现，应分析、探讨导致结果的具体原因。可以从以下几方面分析。

（1）所收集资料是否准确、全面。

（2）护理诊断是否正确。

（3）制订的护理目标是否切合实际。

（4）护理措施的设计是否恰当。

（5）执行是否有效。

（6）患者是否配合。

（7）护理计划是否未随病情的迅速变化而做相应调整。

（四）修订计划

护理诊断是随病人的身心变化而变化的，因此护理计划也是动态的，需要随时在对病人评估的基础上，增加新的内容。对护理计划的调整包括以下几方面。

1. 停止　对已实现的护理目标、已解决的问题，停止原有的护理措施。

2. 继续　部分达标的护理问题，诊断正确，则护理计划继续执行。

3. 修正　对未达标的健康问题，重新修订不适当的诊断、目标或措施。

4. 增加　对出现的新问题，进一步收集资料、作出护理诊断、制订预期目标及护理措施，制订新措施，增加新计划。

5. 删除　经分析或实践验证不存在或判断错误的护理问题，应予删除。

【小结】

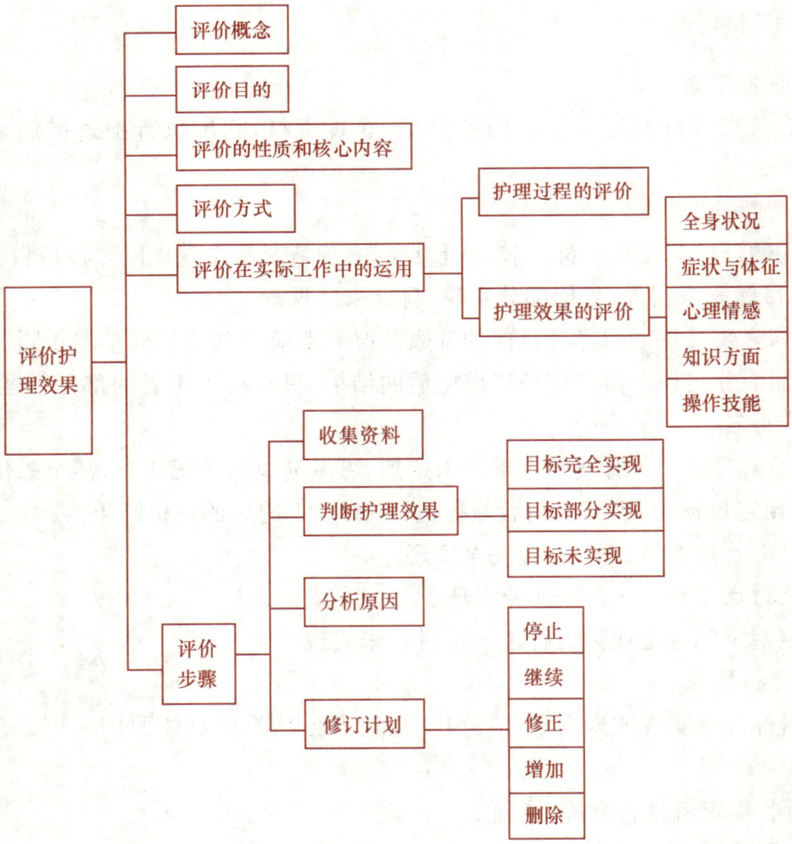

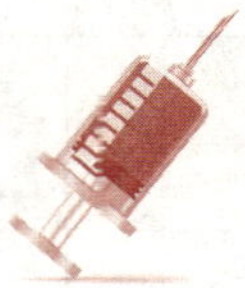

【思考训练】

1. 您能否分别叙述何谓评价、评价目的和评价核心内容?
2. 评价方式有几种? 是如何被运用于护理工作过程中?
3. 评价步骤有哪些? 如何有步骤地进行?

第七节　书写护理病案

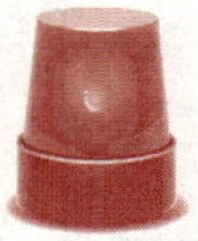

任务目标

具有整体护理理念,熟悉病案书写内容,能在实际工作中正确书写护理病案。

学习目标

1. 掌握护理病案各种文书格式。
2. 能为出院护理进行健康教育、出院指导和小结。

教学活动方式

多媒体展示、讲授、案例分析、临床见习、实践等。

一、护理病案概念

护理程序在应用过程中,病人的有关资料、护理诊断、预期目标、护理措施、效果评价,均应以书面形式进行记录,就构成了护理病案。

二、护理病案内容

1. 患者入院护理评估单　见本章第二节进行护理评估,表 8－1。

2. 护理计划单　见本章第四节制订护理计划,表 8－7。

3. 护理记录单　见本章第五节实施护理措施,表 8－8。

4. 住院患者护理评估单　为及时、全面掌握患者病情的动态变化,护士应对其分管的患者病情进行评估,内容可根据不同的病种和病情而有所不同(表 8－9)。

表 8－9　住院患者护理评估单

姓名________　病室________　床号________　诊断________　住院号________

项目 \ 日期							
神经系统	神志:A. 清楚　B. 嗜睡　C. 昏睡　D. 昏迷						
	定向力:A. 准确　B. 障碍(时间　地点　人物)						
	语言:A. 清楚　B. 模糊　C. 失语						
	其他:						

续表

项目	日期							
心血管系统	心律：A. 规则　B. 不规则							
	脉搏：A. 存在　B. 未触及							
	水肿：A. 指凹性　B. 非指凹性							
	其他：							
呼吸系统	呼吸：A. 正常　B. 困难(轻　中　重)							
	咳痰 A. 有痰(白　黄色　稀　稠)　B. 无痰							
	其他：							
肌肉骨骼系统	活动：A. 正常　B. 受限　C. 辅助活动							
	牵引：A. 肢体固定　B. 血运(好　差)							
	神经血管：A. 完整　B. 损伤							
	其他：							
消化系统	腹部：A. 软　B. 硬　C. 触痛　D. 腹胀							
	呕吐：A. 胃内容物　B. 咖啡色液							
	管道：A. 无　B. 有							
	排便：A. 正常　B. 便秘　C. 腹泻　D. 失禁　E. 未解便							
	其他：							
泌尿生殖系统	尿：A. 黄　B. 血　C. 白　D. 清　E. 浑浊　F. 沉淀　G. 凝块							
	排尿：A. 失禁　B. 导尿　C. 尿频　D. 尿急　E. 尿痛							
	其他：							
皮肤系统	温度：A. 温　B. 凉　C. 多汗							
	弹性：A. 正常　B. 松弛　C. 紧张							
	完整性：A. 完整　B. 损伤							
	其他：							
心理反应	情绪状态：A. 平静　B. 焦虑　C. 恐惧　D. 易激动　E. 抑郁							
	其他：							

续表

项目 \ 日期								
舒适	舒适：A. 轻度疼痛　B. 剧烈疼痛　C. 不适							
	睡眠：A. 正常　B. 紊乱　睡眠______小时							
护理级别	A. 特级　B. Ⅰ级　C. Ⅱ级　D. Ⅲ级							
饮食护理	A. 禁食　B. 禁水　C. 流质　D. 半流质　E. 软食　F. 普食							
	A. 喂饭　B. 自理							
	食欲：A. 好　B. 不好							
卧位	A. 主动　B. 被动　C. 被迫							
	其他：							
卫生状况	A. 自理　B. 协助　C. 不能自理							
	A. 口腔护理　B. 皮肤护理　C. 会阴护理　D. 管道护理							
	其他：							
安全	A. 床栏　B. 约束　C. 呼叫系统							
治疗检测	A. 吸氧　B. 输液　C. 呼吸机　D. 心电监护　E. 吸引器							
签名								

注：各省份、各区域格式会有所不同，部分医院已取消。

5. 患者出院护理评估单　包括健康教育（出院指导）和护理小结两大内容（表 8－10）。

表 8－10　出院护理评估单

出院护理评估单

科别内科　床号16　姓名章祥　性别男　年龄65 岁　疾病诊断急性广泛前壁心肌梗死

住院号55538　入院日期　2012.05.26　出院日期　2012.06.09　住院天数　15 天

出院小结（护理过程与效果评价）：患者章祥，男，65 岁。以“急性广泛前壁心肌梗死”于 2012 年 05 月 26 日 3PM 入院，神志清，心前区持续疼痛 2 h，表情痛苦，经过入院评估，护理诊断：疼痛（胸痛）：与心肌缺血、缺氧、坏死有关；潜在并发症：心律失常；恐惧：与预感生命受到威胁有关；自理缺陷：与绝对卧床休息有关；知识缺乏：缺乏冠心病心绞痛的预防、治疗、饮食、运动等知识。措施：遵医嘱给予哌替啶或吗啡镇痛，持续心电监护，持续吸氧 2～4 L/min，急性期绝对卧床休息，入院 2 天后疼痛缓解，未发生潜在并发症。向患者讲解心肌梗死患者入院及时治疗的预后情况及积极配合医生治疗的意义，告知患者常用药的名称、剂量、用法及药物的保存方法，大量吸烟、饮酒、大量脂肪餐对病情的影响。嘱患者排便困难时勿用力，教会患者放松术，制订活动及恢复计划，使患者在缓解期活动量由轻微逐渐过渡到能够自理。

续表

出院指导：1. 保持情绪稳定，生活有规律。
2. 戒烟酒，低盐、低脂饮食，少量多餐，避免过饱。
3. 保持排便通畅，避免用力排便。
4. 适量活动，控制体重。
5. 定期复查，病情变化及时就诊。

特殊指导：1. 按时口服用药，循序渐进锻炼，避免过度劳累。
2. 若有胸痛、气短或胃部胀痛、恶心、呕吐，舌下含服硝酸甘油，5 分钟服 1 片，最大限量 3 片，若不缓解，呼叫急救车。

复诊时间：2 次/月

评价（由护士长全面了解情况后负责评价）：
1. 患者评价：　优√　良　中　差
2. 整体护理效果评价：　优√　良　中　差

护士长签名　陈敏　　护士签名廖霞
2012 年 06 月 09 日

（1）健康教育（出院指导）：① 针对所患疾病制订的标准宣教计划。② 与患者一起讨论有益的或有害的卫生习惯。③ 指导患者主动参与并寻找现存的或潜在的健康问题。④ 出院指导，针对患者现状，提出在生活习惯、饮食、用药、功能锻炼、定期复查等方面的注意事项。

（2）护理小结：是患者住院期间，护士进行护理活动的概括性记录，包括护理目标是否达到、护理问题是否解决、护理措施是否落实、护理效果是否满意等。

护理工作过程　根据本案例特征，应用护理程序五个步骤，为其完成护理工作过程如表 8-11 所示。

表 8-11　本案例护理程序过程

程序	内　容
评估	表 8-2 本案例资料评估 入院、住院护理评估表（表 8-1、表 8-9）
诊断	1. 疼痛：与锁骨骨折及引流管的刺激有关 2. 低效型呼吸型态：与两肺被压缩，不能使肺充分扩张有关 3. 有胸腔引流管脱出、引流不畅或密闭不严的危险 4. 有肩部僵硬并发症发生的危险：与长期使用三角吊带有关 5. 焦虑：与担心引流管脱出及担心疾病预后不能恢复正常生活有关 6. 知识缺乏：缺乏胸腔闭式引流相关知识

续表

<table>
<tr><th>程序</th><th colspan="3">内　容</th></tr>
<tr><td rowspan="5">计划</td><td colspan="3">护理计划表格式(表 8-7)</td></tr>
<tr><td>诊断(设定优先次序)</td><td>护理目标(预期结果)</td><td>护理措施(设定护理计划)</td></tr>
<tr><td>1. 疼痛:与锁骨骨折及引流管的刺激有关</td><td>24 h 内患者主诉疼痛缓解,舒适感增加</td><td>① 评估患者疼痛的程度、性质、持续时间
② 保持病区的清洁安静,可满足患者的要求,拉上隔帘,减少环境带来的刺激
③ 护士各项操作尽量熟练轻柔,减少对床单位的碰撞。患者咳嗽时轻提引流管,防止摆动导致疼痛
④ 教会患者减轻疼痛的方法:让患者想象自己身处海滩或风景优美的地方,尽量想到每一个细节。使机体放松,减轻疼痛
⑤ 必要时遵医嘱给予止痛药物,并观察用药后的效果</td></tr>
<tr><td>2. 低效型呼吸型态:与两肺被压缩,不能使肺充分扩张有关</td><td>住院期间呼吸困难症状得以改善,未发生低氧血症</td><td>① 密切观察呼吸的频率与节律,遵医嘱进行连续 SPO_2 监测
② 仔细观察嘴唇及甲床的颜色,注意有无发绀发生
③ 密切监测生命体征的变化
④ 给予鼻导管吸氧 4 L/min
⑤ 鼓励患者深呼吸,以利于肺部的扩张</td></tr>
<tr><td>3. 有胸腔引流管脱出、引流不畅或密闭不严的危险</td><td>拔管前胸腔引流管未脱出,密闭性好</td><td>① 向家属与患者讲清胸腔闭式引流瓶必须置于低于胸部水平,并放置平稳
② 搬运患者时,先将引流管钳闭,搬完后再放松,防止瓶内液体或分泌物倒流入胸腔
③ 保持引流管长度合适,既可确保患者翻身活动,又不因导管太长而致打结
④ 为防止引流管的牵拉,确保引流管的固定,可用别针将引流管固定于床单位
⑤ 防止引流管弯曲、打折,利于引流液的流出
⑥ 更换引流瓶时要注意无菌操作,倒入液体为无菌液体,同时用无菌钳夹于引流管上下两端,防止气体进入胸腔
⑦ 密切观察引流液的性质与量,并准确记录,如液色突然变为鲜红色及引流量的增加,及时报告医生
⑧ 注意观察水液面的波动情况。正常情况吸气时液面下降,呼气时液面上升,如无波动情况,特别是在引流初期,先嘱患者咳嗽,波动仍不明显时,要仔细寻找原因,如引流物的残渣、血块堵塞引流管、引流管脱出、引流管的扭曲,同时仔细检查密封瓶的严密性</td></tr>
</table>

续表

<table>
<tr><th>程序</th><th colspan="3">内　容</th></tr>
<tr><td rowspan="6">计划</td><td colspan="3">护理计划表格式(表 8-7)</td></tr>
<tr><td>诊断(设定优先次序)</td><td>护理目标(预期结果)</td><td>护理措施(设定护理计划)</td></tr>
<tr><td></td><td></td><td>⑨ 定时顺着引流瓶方向挤压管道,保持引流的通畅
⑩ 指导患者多坐起咳嗽、进行吹瓶运动,以利于气、液体的排出,促进肺膨胀
⑪ 拔除胸腔闭式引流管前,通常夹闭引流管 24 h,注意观察患者呼吸的速率、节律,如患者主诉呼吸困难,要开放钳夹的引流管
⑫ 拔除引流管后,要牢固密封穿刺部位</td></tr>
<tr><td>4. 有并发症发生的危险:肩部僵硬,与长期使用三角吊带有关</td><td>住院期间无三角吊带使用并发症</td><td>① 鼓励患者在使用三角吊带时,患臂的手指进行运动,防止长期不运动导致肩部僵硬
② 确保三角吊带在肩背部打结,避免在颈椎上打结,防止对其压迫</td></tr>
<tr><td>5. 焦虑:与担心引流管脱出及担心疾病预后不能恢复正常生活有关</td><td>当日使患者的焦虑程度减轻,并能较快入睡</td><td>① 评估患者焦虑程度
② 向患者说明闭式引流已安全固定,引流管已放置足够长,床上翻身不会牵拉引流部位,消除其疑虑
③ 患者翻身或喝水等活动时,给予必要的帮助
④ 教给患者渐进性放松锻炼方法(progressive relaxation training,PRT),首先使全身肌肉处于紧张状态,然后逐步放松,感觉从身体的一部分至另一部分,至全身肌肉完全放松。以缓解患者身体或心理问题带来的焦虑,减轻肌肉因焦虑引起的收缩,帮助患者入睡</td></tr>
<tr><td>6. 知识缺乏:缺乏胸腔闭式引流相关知识</td><td>2 日内患者能复述所讲解的有关知识</td><td>① 评估患者的知识水平与接受能力
② 向患者解释放置引流管的目的及意义
③ 讲解闭式引流的护理方法,着重突出引流的密闭性,同时告知患者护理的目的</td></tr>
<tr><td>实施</td><td colspan="3">1. 按实施步骤,将计划中的各项护理措施付之行动
2. 及时、准确记录护理活动的内容、时间及患者的反应
3. PIO 格式记录护理活动(格式参见表 8-8 护理记录单)</td></tr>
</table>

续表

程序	内　　容
评价	1. 将患者的健康状态与护理计划中预定的目标进行有计划、有系统地比较 2. 判断目标是否完全实现、部分实现或未实现(格式参见表 8 - 7 护理计划单),如:根据表 8 - 8 护理记录单判断疼痛护理目标完全实现

【小结】

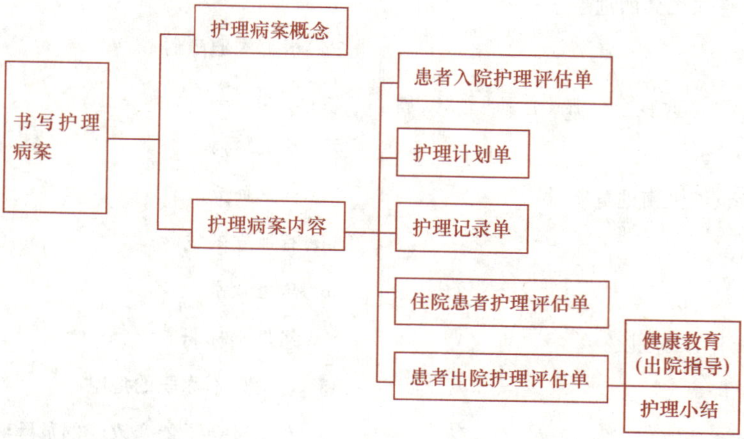

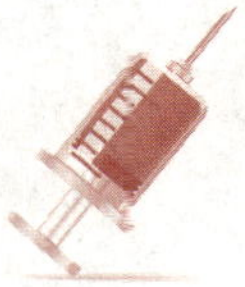

【思考训练】

1. 你是否知道哪些护理文件资料构成了护理病案?
2. 你能否根据本项目案例,按护理程序步骤拟写一份护理病案?

附 1　155 项护理诊断一览表(9 个人类反应型态分类法)

一、交换	8. 体温调节无效
1. 营养失调:高于机体需要量	9. 反射失调
2. 营养失调:低于机体需要量	10. 有自主反射失调的危险
3. 营养失调:潜在的高于机体需要量	11. 便秘
4. 有感染的危险	12. 感知性便秘
5. 有体温改变的危险	13. 腹泻
6. 体温过低	14. 大便失禁
7. 体温过高	15. 有便秘的危险

续表

16. 排尿异常	46. 组织完整性受损
17. 压迫性尿失禁	47. 口腔黏膜改变
18. 反射性尿失禁	48. 皮肤完整性受损
19. 急迫性尿失禁	49. 有皮肤完整性受损的危险
20. 功能性尿失禁	50. 出牙异常
21. 完全性尿失禁	51. 调节颅内压能力下降
22. 有急迫性尿失禁的危险	二、沟通
23. 尿潴留	52. 语言沟通障碍
24. 组织灌注量改变（肾、脑、心肺、胃肠、周围血管）	三、关系
	53. 社交障碍
25. 有体液量不平衡的危险	54. 社交孤立
26. 体液过多	55. 有孤立的危险
27. 体液不足	56. 角色紊乱
28. 有体液不足的危险	57. 父母不称职
29. 心输出量减少	58. 有父母不称职的危险
30. 气体交换受损	59. 有父母亲子依恋改变的危险
31. 清理呼吸道无效	60. 性功能障碍
32. 低效型呼吸型态	61. 家庭作用改变
33. 不能维持自主呼吸	62. 照顾者角色困难
34. 呼吸机依赖	63. 有照顾者角色障碍的危险
35. 有受伤的危险	64. 家庭作用改变：酗酒
36. 有窒息的危险	65. 父母角色冲突
37. 有中毒的危险	66. 性生活型态改变
38. 有外伤的危险	四、价值
39. 有误吸的危险	67. 精神困扰
40. 有摔倒的危险	68. 有精神困扰的危险
41. 有自杀的危险	69. 增进精神健康：潜能性
42. 有失用综合征的危险	五、选择
43. 乳胶过敏反应	70. 个人应对无效
44. 有乳胶过敏反应的危险	71. 调节障碍
45. 保护能力改变	72. 防卫性应对

续表

73. 防卫性否认	103. 能量场紊乱
74. 家庭应对无效:失去能力	104. 进食自理缺陷
75. 家庭应对无效:妥协性	105. 吞咽障碍
76. 家庭应对:潜能性	106. 母乳喂养无效
77. 社区应对无效:潜能性	107. 母乳喂养中断
78. 社区应对无效	108. 母乳喂养有效
79. 遵守治疗方案无效(个人的)	109. 婴儿喂养困难
80. 不合作(特定的)	110. 沐浴(或)卫生自理缺陷
81. 遵守治疗方案无效(家庭的)	111. 穿着(或)修饰自理缺陷
82. 遵守治疗方案无效(社区的)	112. 如厕自理缺陷
83. 遵守治疗方案有效(个人的)	113. 生长发育改变
84. 抉择冲突(特定的)	114. 有发育异常的危险
85. 寻求健康行为(特定的)	115. 有生长异常的危险
六、活动	116. 环境改变应激综合征
86. 躯体移动障碍	117. 有环境改变应激综合征的危险
87. 有周围神经血管功能障碍的危险	118. 梦游状态
88. 有围术期受伤的危险	119. 有婴儿行为紊乱的危险
89. 步行能力减弱	120. 婴儿行为改变
90. 借助轮椅活动障碍	121. 增进婴儿行为:潜能性
91. 轮椅转移能力障碍	七、感知
92. 床上活动障碍	122. 自我形象紊乱
93. 活动无耐力	123. 长期自我贬低
94. 疲乏	124. 条件性自我贬低
95. 有活动无耐力的危险	125. 有条件性自我贬低的危险
96. 睡眠型态紊乱	126. 自我认同紊乱
97. 睡眠剥夺	127. 感知改变(特定的:视、听、运动、味、触、嗅觉)
98. 娱乐能力缺陷	128. 单侧感觉丧失
99. 持家能力障碍	129. 绝望
100. 保持健康能力改变	130. 无能为力
101. 外科手术后恢复延迟	131. 无能为力感的危险
102. 成人厌弃生存	

续表

132. 认识环境障碍综合征	143. 经常性悲哀
八、认识	144. 有暴力行为的危险:对自己
133. 知识缺乏(特定的)	145. 有暴力行为的危险:对他人
134. 突发性意识模糊	146. 自伤
135. 渐进性意识模糊	147. 有自伤的危险
136. 思维过程改变	148. 创伤后综合征
137. 记忆障碍	149. 强暴创伤综合征
九、感觉	150. 强暴创伤综合征:复合性反应
138. 疼痛	151. 强暴创伤综合征:沉默性反应
139. 慢性疼痛	152. 有创伤后反应的危险
140. 恶心	153. 焦虑
141. 功能障碍性悲哀	154. 对死亡的焦虑
142. 预感性悲哀	155. 恐惧

注:北美护理诊断协会(NANDA)2002年会议认可。

附2 155项护理诊断一览表(Ⅱ类排列分类法)

一、健康促进(Health promotion)	15. 体液过多
1. 执行治疗方案有效	16. 有体液失衡的危险
2. 执行治疗方案无效	三、排泄(Elimination)
3. 家庭执行治疗方案无效	17. 排尿障碍
4. 社区执行治疗方案无效	18. 尿潴留
5. 寻求健康行为(具体说明)	19. 完全性尿失禁
6. 保持健康无效	20. 功能性尿失禁
7. 持家能力障碍	21. 压力性尿失禁
二、营养(Nutrition)	22. 急迫性尿失禁
8. 无效性婴儿喂养型态	23. 反射性尿失禁
9. 吞咽障碍	24. 有急迫性尿失禁的危险
10. 营养失调:低于机体需要量	25. 排便失禁
11. 营养失调:高于机体需要量	26. 腹泻
12. 有营养失调的危险:高于机体需要量	27. 便秘
13. 体液不足	28. 有便秘的危险
14. 有体液不足的危险	29. 感知性便秘

续表

30. 气体交换受损	57. 感知紊乱(视觉、听觉、运动觉、味觉、触觉、嗅觉)
四. 活动/休息(Activity/rest)	58. 知识缺乏
31. 睡眠型态紊乱	59. 急性意识障碍
32. 睡眠剥夺	60. 慢性意识障碍
33. 有废用综合征的危险	61. 记忆受损
34. 躯体活动障碍	62. 思维过程紊乱
35. 床上活动障碍	63. 语言沟通障碍
36. 借助轮椅活动障碍	六、自我感知(Self-perception)
37. 转移能力障碍	64. 自我认可紊乱
38. 行走障碍	65. 无能为力感
39. 缺乏娱乐活动	66. 有无能为力感的危险
40. 漫游状态	67. 无望感
41. 穿着/修饰自理缺陷	68. 有孤独的危险
42. 沐浴/卫生自理缺陷	69. 长期自尊低下
43. 进食自理缺陷	70. 情境性自尊低下
44. 如厕自理缺陷	71. 有情境性自尊低下的危险
45. 术后康复延缓	72. 体像紊乱
46. 能量场紊乱	七、角色关系(Role relationship)
47. 疲乏	73. 照顾者角色紧张
48. 心输出量减少	74. 有照顾者角色紧张的危险
49. 自主呼吸受损	75. 父母不称职
50. 低效型呼吸形态	76. 有父母不称职的危险
51. 活动无耐力	77. 家庭运作中断
52. 有活动无耐力的危险	78. 家庭运作功能不全(酗酒)
53. 功能障碍性撤离呼吸机反应	79. 有亲子依恋受损的危险
54. 组织灌注无效(具体说明类型:肾、大脑、心、肺、胃肠道、外周)	80. 母乳喂养有效
五、感知/认识(Perception/cognition)	81. 母乳喂养无效
55. 单侧性忽视	82. 母乳喂养中断
56. 认识环境障碍综合征	83. 无效性角色行为

续表

84. 父母角色冲突	112. 婴儿行为紊乱
85. 社交障碍	113. 有婴儿行为紊乱的危险
八、性(Sexuality)	114. 有增强调节婴儿行为的趋势
86. 性功能障碍	115. 颅内适应能力下降
87. 无效性性生活型态	十、生活准则(Life principles)
九、应对/应激耐受性(Coping/stress tolerance)	116. 有增强精神健康的趋势
	117. 精神困扰
88. 迁居应激综合征	118. 有精神困扰的危险
89. 有迁居应激综合征的危险	119. 抉择冲突
90. 强暴创伤综合征	120. 不依从行为
91. 强暴创伤综合征:隐匿性反应	十一、安全/防御(Safety/protection)
92. 强暴创伤综合征:复合性反应	121. 有感染的危险
93. 创伤后反应	122. 口腔黏膜受损
94. 有创伤后反应的危险	123. 有受伤的危险
95. 恐惧	124. 有围术期体位性损伤的危险
96. 焦虑	125. 有摔倒的危险
97. 对死亡的焦虑	126. 有外伤的危险
98. 长期悲伤	127. 皮肤完整性受损
99. 无效性否认	128. 有皮肤完整性受损的危险
100. 预感性悲哀	129. 组织完整性受损
101. 功能障碍性悲哀	130. 牙齿受损
102. 调节障碍	131. 有窒息的危险
103. 应对无效	132. 有误吸的危险
104. 无能性家庭应对	133. 清理呼吸道无效
105. 妥协性家庭应对	134. 有外周神经血管功能障碍的危险
106. 防卫性应对	135. 防护无效
107. 社区应对无效	136. 自伤
108. 有增强家庭应对趋势	137. 有自伤的危险
109. 有增强社区应对趋势	138. 有对他人施行暴力的危险
110. 自主性反射失调	139. 有对自己施行暴力的危险
111. 有自主性反射失调的危险	140. 有自杀的危险

续表

141. 有中毒的危险	149. 慢性疼痛
142. 乳胶过敏反应	150. 恶心
143. 有乳胶过敏反应的危险	151. 社交孤立
144. 有体温失调的危险	十三、成长/发展(Growth/development)
145. 体温调节无效	152. 成长发展延缓
146. 体温过低	153. 成人身心衰竭
147. 体温过高	154. 有发展迟滞的危险
十二、舒适(Comfort)	155. 有成长比例失调的危险
148. 急性疼痛	

第九章　护士职业素养与科学思维能力

【案例】

杭某，男，73 岁。咳嗽、咳痰 1 个月余。诊断：右肺上叶中心型肺癌。于 2011 年 4 月 27 日在全麻下行右肺上叶切除术。术后常规护理，在监护期间，护士加强受压部位的皮肤护理，全身皮肤无异常。术后第 4 日转入普通病室。之后患者由于惧怕切口疼痛，长时间保持平卧位。术后第 6 日，护士发现患者骶尾部皮肤颜色呈紫红色，面积约 4 cm×4 cm，周围皮肤红、肿。解除局部压力后，发红部位颜色未恢复。体格检查：T 37.0℃，P 89 次/min，R 18 次/min，BP 126/72 mmHg，消瘦。

【案例分析】

1. 案例特征

(1) 患者住院手术治疗期间，因惧怕疼痛、缺乏压疮的相关知识，导致骶尾部出现压疮。

(2) 针对案例的症状、体征，需要护士应用良好基本素质和科学思维分析病情，采取相应护理措施。

2. 需解决的问题　护士应该学习职业素养和科学思维等知识，必须具有良好的职业能力和科学思维能力为服务对象提供全面科学的护理服务。

3. 需完成的学习任务

(1) 护士职业素养

(2) 科学思维能力

第一节　护士职业素养

任务目标

通过学习能明确现代护士需要具备的职业素养，理解现代护士承担的多元化角色，并用于指导护生以后的专业学习。

学习目标

1. 说出护士的基本素质；现代护士的角色和行为规范；护患关系的模式。
2. 了解护患关系的发展过程；医护关系的模式。
3. 列举医护关系中常见的问题；建立良好护患关系、医护关系。

教学活动方式

多媒体展示、讲授、小组讨论、互相评议、考核等。

一、概念

1. 护士(nurse) 是指经执业注册取得护士执业证书,依照《护士条例》规定从事护理活动,履行保护生命、减轻痛苦、增进健康职责的卫生技术人员。

2. 素质(diathesis) 是指人在先天自然的基础上,受后天社会环境、教育的影响,通过个体自身的认识和社会实践,形成的较稳定的心理特征。

素质是以人的生理和心理实际作基础,以人的先天自然属性为基本前提的,可分为先天和后天两个方面。先天自然性一面是指人在某些方面的本来特点和原有基础,以及机体天生的结构特征、感知器官和神经系统,特别是大脑结构和功能上的一系列特点。后天社会性一面是指通过不断地培养、教育、自我修养和磨炼而获得的一系列知识技能、行为习惯、文化涵养、品质特点的综合,是人的素质的主要方面。

3. 职业素养(occupational quality) 是指从业者在一定生理和心理条件的基础上,通过后天的教育培训、职业实践、自我修炼等途径形成和发展起来的,在职业活动中起决定性作用的、内在的、相对稳定的基本品质。简而言之,职业素养是劳动者对社会职业了解与适应能力的一种综合体现,其主要表现在职业兴趣、职业能力、职业个性及职业情况等方面。

二、护士的基本素质

护士的基本素质包括思想道德素质、科学文化素质、职业能力素质和身体心理素质四个方面。具备良好的基本素质是护士从事护理工作的基本条件。

(一) 思想道德素质

思想道德体现一个护士的人生观和价值观。护士应该具备高尚的道德品质,全心全意为人民服务。

1. 热爱护理事业 护士要想实现自己的理想,必须以积极的人生态度,追求真善美,正确认识护理工作的价值和意义,热爱护理事业,坚信护理事业是人类崇高的事业。同时,护士应该具有吃苦耐劳的精神和严肃认真的态度,能努力克服各种困难,具有为人类健康服务的奉献精神。

2. 热爱尊重服务对象 健康保健及疾病康复不仅需要身体的治疗和护理,也需要精神"保健",其中"爱"是重要精神营养素。护士应热爱服务对象,尊重服务对象和家属,使他们产生足够的安全感、信任感和满足感,促进其身心健康的恢复,进而使服务对象能更好地与护理人员合作。

3. 具有慎独精神 慎独是一种情操、一种素养,是指在独自活动无人监督的情况下,人们凭着高度自觉,按照一定的道德规范行动,而不做任何有违道德信念、做人原则的事。护士的工作特点,决定了在多数时间都要独立工作,因此,查对是否认真、无菌操作是否严格、巡视患者观察病情是否及时认真等，完全靠慎独精神把关。护理工作维系着人的生命健康和千家万户的幸福，因此，护士应该忠于职守，廉洁奉公，具有自尊、自爱、自强、自制、诚实、慎独的思想品质。

（二）科学文化素质

为适应医学模式的转变和护理专业的发展，护士应该具备扎实的自然科学、社会科学、人文科学等多学科知识，这是护生学习护理科学的基础和护士做好护理工作的需要。现代护士应该至少掌握一门外语，具备计算机应用能力，了解现代科学发展的新理论、新技术，提高自身的审美意识，坚持终身学习的理念，勇于钻研和创新，进而推动护理事业的发展。

（三）职业能力素质

1. 专业知识和实践技能　护士应具备合理的知识结构，即基本的医学专业知识和系统完整的护理专业知识和技能。掌握基础医学、临床医学的基本知识和理论是做好护理工作的基础，而掌握护理专业知识和技能是做好护理工作的关键。

2. 整体护理观念　护理工作的服务对象是具有自然属性和社会属性的人，而人的健康是受生物、心理、社会等多方面因素影响的。因此，护士应该树立整体护理观念，以现代护理观为指导，以人的健康为中心，根据服务对象的生理、心理、社会、文化和精神等多方面的需要，提供适合个体的最佳护理服务。

3. 人际沟通能力　良好的人际沟通能力是护士建立良好护患关系、满足服务对象健康需求的基本能力需要。

4. 协调管理能力　护理工作服务性强，涉及面广，护士必须发扬协作精神，具备良好的管理能力。护士之间、医护之间、护患之间应该相互尊重和支持、相互配合，以保证医护工作准确、及时地进行。

专业素质体现在：具有扎实的专业理论知识、良好的沟通能力、规范的操作能力、敏锐的洞察能力、分析和解决问题能力、评判性思维能力、机智灵活的应变能力，还应有独立学习和创新等可持续发展能力。

（四）身体心理素质

健康的身体和心理素质是护士进行护理工作的首要前提。护士应具备健康的体魄、豁达的胸怀、乐观的心态、稳定的情绪，严于律己；有高度的责任感和自觉性、较强的适应能力和良好的自我控制能力；有较强的进取心，发愤图强，不断丰富和完善自己。

三、护士行为规范

（一）护士角色

护士角色是指护士在从事护理工作的过程中，应该具有的与护理职业相对应的社会行为模式。这种行为模式随着社会的变迁和医学模式的转变而不断发生改变。现代护士作为受过正规护理教育、有专业知识的独立实践者，被社会赋予了多元化的角色功能，肩负着维护和促进人类健康的重任。

1. 健康照顾者(care giver)　服务对象因疾病等原因,会产生不同程度的自我护理缺陷。护士作为健康照顾者,应该利用自己的护理专业知识和技能,帮助服务对象满足其生理、心理、社会、文化、精神等方面的需要,最大限度地保持和恢复健康,预防疾病、减轻痛苦、控制感染、减少服务对象对疾病的各种压力反应等。

2. 护理决策者(decision maker)　护士应用护理专业知识和技能,收集服务对象的有关资料,判断其健康问题及原因或危险因素,作出护理诊断,根据服务对象的具体情况制订并执行护理计划,并随时进行评价。在整个护理活动中,护士是服务对象健康问题的判断者和护理计划的决策者。

3. 护理计划者(nursing planner)　护士运用扎实的护理专业知识、技能和敏锐的观察力与判断能力,收集服务对象的生理、心理、社会状况资料,评估其健康状况,找出其健康问题,并制订符合服务对象个体健康状况的、切实可行的护理计划,以有效满足服务对象的各种需要,解决服务对象的健康问题。

4. 沟通者(communicator)　护士与服务对象、家属、医生、同事及其他相关工作人员及时、频繁地沟通,全面收集服务对象的健康情况并及时传递给其他相关人员,使相关工作人员更加明确服务对象的需要及病情进展,为服务对象提供符合个体情况的系统化整体护理服务。

5. 健康教育者及咨询者(educator and counselor)　护士应根据服务对象的具体情况,对服务对象及其家属进行健康教育或提供健康咨询,包括向服务对象及家属传授日常生活的保健知识、疾病预防和康复知识,澄清服务对象对健康相关问题的疑惑,使服务对象最大限度地掌握自理的知识和技能,以积极有效的方法应对和处理各种健康问题。

6. 服务对象权益的维护者(clients'advocator)　护士应该为服务对象提供一个安全的疗养环境,采取各种措施以保护服务对象免受任何伤害和威胁。在服务对象自身没有能力分辨或者不能表达自己的意图时,护士有责任帮助服务对象正确地理解来自各方面的健康信息,帮助服务对象做出正确的决策,确保服务对象的利益不受损害。当发现损害服务对象利益或安全的人或者事时,或者当护士发现有任何不道德、不合法或者不符合服务对象的意愿的事情时,护士应该挺身而出,坚决地维护服务对象的合法权益。

7. 管理者及协调者(manager and coordinator)　在护理工作中,护士承担着与其他医务人员及相关机构之间的协调责任,通过维持良好有效的沟通,使服务对象获得最适宜的整体性医疗照护。同时,护士还应该具备管理的能力,对日常工作、环境、服务对象进行有计划地组织、管理和整体协调,以合理利用各种资源,充分满足服务对象的各种需求。

8. 护理研究改革者(researcher and reformer)　护士必须积极进行护理科学研究工作,通过研究来验证、扩展护理理论和知识,促进护理专业的发展。同时,护士还需要探讨隐藏在服务对象症状和表面行为下的真正问题,以便能更深入地帮助服务对象。

(二) 护士的行为规范

护士被称为“白衣天使”,其行为规范直接关系到护理队伍甚至于医院的形象,关系到医院的医疗护理质量。护士的行为规范具有行业特殊性,其仪表、体态、言谈举止要求更为严格,护士要做到仪表端庄、站立有相、落座有姿、行为有态、举手有礼。

1. 护士的仪表　护士的着装要遵循 TPO 原则,要求护士着装讲究——穿护士服、戴护士帽、着轻便防滑的中跟鞋和肉色丝袜,衣、裤、裙、帽、鞋、袜等相互呼应,体现了护士严谨的作风。

护士的头发要求前不遮眉、后不搭肩、侧不掩耳,常清洗、无异味、有光泽,发式力求朴实、简洁,以体现护士庄重的风格。护士的妆容要求自然、美观、得体、协调,要注意头发、眼部、耳部、鼻部、口部、手臂、腿部等的修饰,以体现护士的良好职业形象。

【知识链接】

TPO 原则

TPO 原则是着装协调的国际标准,服装的穿着要兼顾时间(time)、地点(place)和目的(object)这三个要素,才能获得和谐、得体的穿着效果,TPO 是三个字的首字母。

(1) 时间原则:仪表修饰随时间变化而变化。有 3 层含义:① 指每天早上、日间和晚上 3 段时间变化。② 指每年春、夏、秋、冬季节不同。③ 指时代间的差异。要求:一是根据每日里不同时间的光照及不同活动和礼仪的需求而定;二是随季节不同的自然气候与人们生理、心理影响而定;三是顺应不同时代的潮流、节奏和习俗,并与之相协调而定。

(2) 地点原则:所谓地点是指环境,即仪表修饰随地点变化而变化。人们的仪表需与特定环境保持一致,以防止产生排斥力和负反应效应。如穿戴海滨浴场装,则绝对不宜进入病房或学术会场的。

(3) 目的原则:仪表修饰随场合的目的变化而变化。即不同的场合会因其特定意义而产生不同的效果,如喜庆或悲伤;热烈或严肃;休闲或规矩;放松或紧张等各种气氛。仪表修饰应显示个人的礼貌、教养、情趣和诚意等,并与各种气氛相协调,以产生交往之好感。

2. 护士的体态

(1) 站姿:护士的站姿要求挺、直、高、稳:站立时头平、颈直、肩夹、背挺;脊柱要尽量与地面保持垂直,注意收颌、挺胸、收腹、夹腿、提臀;目光平视,身体重心要尽量提高,昂首提气直腰绷腿;两腿绷直,膝盖放松,脚的位置可根据情况成“V”形或者“丁”字式或者平行式。

(2) 坐姿:护士的坐姿要求上身挺直,头部端正,目视前方;双手掌心向下,叠放在大腿之上,或者放在身前的桌子上,或是一左一右放在座位两侧的扶手上;上身与大腿、大腿与小腿之间均成90°角，脚尖对向正前方或侧前方，双脚可以并拢平行，也可一前一后；臀部只落座椅面的1/2～2/3。

(3) 行姿：护士行走时应昂首挺胸，全身伸直；起步前倾，重心在前；脚尖前伸，步幅适中；双肩平稳，两臂轻摆；全身协调，匀速前行。在抢救服务对象、应答呼唤时，可以进行短暂的快行步，要求表情自然，肌肉放松，舒展自如，步速加快，两臂前后摆动，摆幅一般不超过30°。

(4) 蹲姿：护士的蹲姿要优美典雅，要求一脚在前，一脚在后，两腿靠紧下蹲，前脚全脚掌着地，小腿基本垂直于地面，后腿脚跟抬起，臀部向下，避免护士服拖地。

3. 护士的言谈举止　护士的言谈举止，对服务对象的身心健康会产生重要影响，因此，规范护理服务很重要。在护理实践中，语言交流广泛存在于护患之间、医护之间、护护之间，其中护患之间的有效沟通主要是建立在护士对服务对象真诚相助的态度和彼此理解的语言上。

(1) 护士的语言行为：护士在工作中应该针对不同的服务对象、场合和时间使用相适应的语言，注意把握语气、语调和情感。为了保证护患沟通的顺利进行，护士说话要做到言简意赅、通俗易懂，态度要亲切热情、文明礼貌，情感要真挚诚恳、温暖安慰。护士要实事求是地向服务对象解释病情和治疗情况，尊重服务对象的知情同意权。此外，护士必须尊重服务对象的隐私权，如生理缺陷、性病、精神病等，凡是涉及其隐私的信息一律保密，服务对象不愿讲述的问题不能过分追问。

(2) 护士的非语言行为：非语言行为是指不以语言为载体进行的信息传递，主要包括面部表情、身体姿势、语气、语调、手势、眼神的流露和空间位置等。

(3) 护士的举止：举止在护患关系中起着重要的作用。护士的行为举止既要尊重服务对象，维护其利益，尊重服务对象的个人习惯和习俗，也要与具体环境相符合，尊重自我，掌握好分寸。

四、建立良好人际关系

护理工作中的人际关系涉及多个方面，包括护患关系、医护关系、护护关系等，其中护患关系是组成护士人际关系的主体，是护士职业生涯中最重要的人际关系。

(一) 建立良好的护患关系

1. 护患关系的概念和内容

(1) 概念：护患关系(nurse-patient relationship)是护患双方在相互尊重并接受彼此文化差异的基础上，在护理过程中所建立起来的一种特殊的人际关系。

(2) 内容：从所涉及的领域分析，护患关系包括技术性关系和非技术性关系。① 技术性关系是指护患双方在护理过程中建立起来的、以护士拥有的护理知识和技术为前提的一种帮助性关系，是护患关系的基础。② 非技术性关系是指在护患之间形成的道德、利益、法律、文化、价值等方面的关系，其中道德关系是最重要的内容。护患双方的出发点不同，容易对一些问题或行为在理解上产生分歧。为了避免或协调矛盾，护患双方必须按照一定的道德规范来约束自己的行为，并尊重对方的权利、人格及利益。

2. 护患关系的基本模式

(1) 主动-被动型(activity-passivity model)：是最常见的、单向性的，以生物医学模式和以患者为中心的护理为主导思想。其特征是护士占主导地位，“护士为服务对象做什么”，服务对象完全服从于护士的决定。该模式主要适用于婴幼儿、昏迷、休克、危重、全麻未清醒的、有严重创伤、智力低下及某些精神病患者，这类服务对象部分或完全地丧失了正常的思维能力，需要护士有良好的道德品质、高度的工作责任心和对服务对象的关心与同情心。

(2) 指导-合作型(guidance-cooperation model)：是微弱单向的，以生物-心理-社会医学模式和以患者为中心的护理为主导思想。其特征是护士仍占主导地位，“护士教会服务对象做什么”。护士决定护理方案、护理措施，并指导服务对象；服务对象配合护理操作，向护士提供与自己疾病有关的信息，也可以提出自己的意见。该模式主要适用于急性病、病情较重但神志清醒的患者，这类服务对象病程短，对疾病相关的知识知之甚少，需要护士具有高度责任心、良好的护患沟通能力和健康教育技巧。

(3) 共同参与型(mutual-participation model)：是双向性的，以生物-心理-社会医学模式和以人的健康为中心的护理为主导思想。其特征是“护士帮助服务对象自我恢复”，护患双方拥有同等的主动性和权利，双方相互尊重，相互协商，共同参与护理措施的制订和实施。该模式主要适用于慢性病、受过良好教育的患者，这类服务对象对自己的健康状况有充分的了解，有强烈的参与意识，护士需要以服务对象的整体健康为中心，尊重服务对象的自主权，给予服务对象充分的选择权，以恢复服务对象的自信心和自理能力，充分提高其生活质量。

护患关系的模式并非是一成不变的。在护理过程中，随着服务对象的病情、护患愿望的变化，护患关系可以从一种模式转化为另一种模式。

3. 护患关系的基本发展过程

(1) 观察熟悉期：护士和服务对象初次接触，在自我介绍的基础上从陌生到认识，从认识到熟悉。在此阶段，护士需要向服务对象介绍病区的环境、设施、医院的各种规章制度、相关医护人员等，同时初步收集有关服务对象的健康资料。在这个过程中护士所展现出来的仪表、言行、态度及在工作中体现出来的爱心、责任心、同情心等第一印象，都利于护患之间信任关系的建立。

(2) 合作信任期：此期主要任务是护士应用护理程序解决服务对象的各种身心问题，满足服务对象的需要。护士需要与服务对象共同协商制订护理计划，鼓励服务对象积极参与护理计划的实施。因此，护士应该对服务对象一视同仁，尊重服务对象的人格，维护服务对象的权利，鼓励服务对象充分参加自己的康复和护理活动，使服务对象获得相关的健康知识，逐渐地达到自理及康复。

(3) 结束评价期：服务对象病情逐渐好转，即将康复出院时，护患关系进入结束阶段。护士需要进行相关评价，如预期目标是否达到，服务对象对自己目前健康状况的接受程度，对护理服务是否满意等。同时，护士需要对服务对象及其家属进行相关的健康教育，并制订出院计划或康复计划，以保证护理工作的连续性。最后，护士还要征求服务对象的意见，以便进一步改进工作。

4. 建立良好护患关系的方法　良好的护患关系，不仅可以帮助服务对象战胜疾病，恢复身体健康，还对保障及恢复服务对象的心理健康有重要的意义。因此，护士必须掌握建立良好护患关系的方法。

(1) 创造良好的疗养环境和气氛：护士应充分尊重服务对象的权利和人格，平等地对待每一位服务对象，并为服务对象创造温暖的环境，减少服务对象因疾病而出现的焦虑、孤独、猜疑等心理，使服务对象在接受治疗和护理服务的过程中保持良好的心态，尽可能最大限度地参与治疗、护理和保健的活动。

(2) 与服务对象建立牢固的信任关系：在护理过程中，护士应该注意用自己的责任心、爱心、同情心和耐心来创造一个充满信任和支持的气氛，通过自己扎实的护理专业知识和技能，增加服务对象对自己的信任感，从而建立牢固的信任关系。

(3) 掌握良好的沟通技巧：良好的沟通技巧是建立和增进良好护患关系的基础。护士可以通过语言及非语言的沟通技巧，巧妙地运用移情、倾听、澄清、自我暴露等技巧与服务对象进行良好的沟通，使护士能更多地了解服务对象的健康信息，更好地满足服务对象的各种需要。也因此，护士能得到服务对象更多的信任和理解，进一步促进护患关系的发展。

(4) 保持健康的工作情绪和良好的工作热情：在工作中，护士要保持乐观而稳定的情绪状态，不要将个人的不良情绪带入工作中或者发泄到服务对象身上，也不可以将自己的观念强加给服务对象，要用自己的热情、细心、沉稳，稳定服务对象的情绪，促进其疾病的康复。

(5) 为服务对象树立角色榜样：恰当运用移情，理解服务对象的社会心理负担，减少服务对象的角色冲突，促进其角色成功转换。

(二) 建立良好的医护关系

在健康服务体系中，护士与医生的关系最为密切。医护关系在护士的人际关系中具有重要的地位。随着医学模式的转变和现代护理专业的不断发展，医护关系的内涵及模式发生了巨大的变化。

1. 概念　医护关系(doctor-nurse relationship)是在护理工作过程中护士为了服务对象的健康，与医生建立起来的工作性人际关系，其实质是医生群体与护士群体之间的同事合作关系。

2. 医护关系的模式　随着护理专业的逐渐发展成熟和预防保健事业的不断发展，医护关系的模式也在不断发生变化。

(1) 主导-从属模式：在生物医学模式的影响下，医护模式在过去很长一段时间里都是以医生主导，护士从属为主。护士是医生的助手，护理工作是医生工作的附属，任何专业的决定都必须听命于医生。护士只是机械地执行医嘱，仅对医生负责，而不是对服务对象负责。护理课程的设置也完全按照医学模式，护士的价值体系及独立决策能力在很大程度上受到了限制。

(2) 独立-协作模式：随着现代健康科学的不断发展及生物-心理-社会医学模式的形成，人们对健康与疾病的认识发生了根本性变化。经过护理人员多年的努力，护理已经成为一个独立的专业，在预防保健和促进服务对象的康复过程中，与医生相互合作，密切配合。医疗与护理专业既相互独立，不可替代，又相互互补，通力协作，在医疗、康复护理和全民保健事业中共同发挥着重要的作用。

3. 医护关系中常见的问题　医生与护士因专业角色不同，价值观不同，对待问题的态度和处理方法也会出现分歧，从而影响医护关系。

(1) 角色压力：在健康服务体系中，医生和护士在各自的专业范畴内担负自己的角色功能，分工不同，职责不同，协调并进。但由于护理队伍人力资源匮乏，导致医护比例严重失调，护理人员工作负荷过重，压力过大，从而导致人际关系紧张。

(2) 缺乏理解：医疗和护理的专业教学是相对独立的，专业之间缺乏沟通，从而影响医护之间的合作关系。尤其是专业迅速发展的今天，医生和护士对彼此日新月异的学科发展不甚了解，就会造成医护之间的矛盾，进而影响合作。

(3) 利益之争：医生和护士均是健康服务体系中的主力，特别是在一线工作的医护人员更是如此。因一线人员的利益分配不均或者是利益分配之争，会产生医护之间的冲突。

(4) 自主权斗争：医务人员按照分工，在自己的职责范围内享有一定的专业自主权。但是在目前护理专业发展迅速、护理专业自主权不断完善的情况下，习惯了传统医护关系模式的医生不了解，极易会产生一些误解，进而影响医护双方的关系。

4. 建立良好医护关系的方法　虽然医护之间的矛盾和冲突不是护理人员单方面的责任，但护士可以通过自己的努力，发挥在健康服务体系中的人际主导作用，以建立和谐的医护关系。

(1) 彼此信任，真诚合作：医生和护士是良好的合作同事关系，其共同的目的是促进服务对象的健康。因此，医护之间应该彼此理解对方的专业特点，主动配合对方的工作。

(2) 加大护理专业的宣传力度：护士在日常的医护合作中，应随时随地、主动地宣传护理专业的特点和发展趋势，对医院在护理方面的新规定和新要求及时介绍，以增进医生对护理专业的理解和支持。

(3) 尊重医生的专业自主权：医生和护士的关系是平等的专业合作关系。护士应该主动了解科室的医疗特点，特别是与护理工作密切相关的医疗专业特点，尊重医生的专业自主性和专业特征，并主动配合医生的工作。

(4) 坚持原则，适度解释：医护人员由于所处的专业角色不同，在面对工作问题时常常产生不同的意见和看法，解决这类问题的基本原则是不危害服务对象的健康。因此，当出现危及服务对象安全、健康甚至生命的争议时，护士应该坚持原则，挺身而出，为服务对象的利益着想，做服务对象权益的维护者和代言人，然后耐心细致地做好解释工作。

护士在健康服务过程中，除了护患关系、医护关系，还需要面对护护关系，护士与家属的关系等。护士需要理解各种人际关系的特点和意义，以协调好各种关系，充分发挥护士在健康服务体系中的人际关系枢纽作用。

五、树立良好职业形象

随着医学的发展和社会的进步，人们对护士的职业形象提出了更高的要求。良好职业形象是护士的外在美与内在美交映生辉的整体美，是护士的职业素养在言谈举止中的自然流露，对护理职业具有重要的意义。良好的职业形象能使护理人员充满自尊心、自信心、责任心，从而减少差错事故的发生，提高护理工作质量；还可以唤起服务对象对护理人员的信赖感，从而增强战胜疾病的信心。

（一）注重塑造外在美

外在美是塑造护士良好职业形象的外在表现，包括相貌美、服饰美、语言美和行为美。

1. 相貌美　护士的相貌美包括自然美与修饰美。护士切忌浓妆抹艳，宜淡妆，要遵循淡雅自然、协调得体的原则，体现护士美好的职业形象。护士美好的内心世界及对服务对象和蔼的态度，主要还是通过面部表情传递给服务对象：护士的目光应是坦然、亲切、和蔼、有神、宁和而关爱的；而发自内心的、真诚而自然的、甜美的、自信的微笑不仅是护士送给服务对象的一剂良药，也给护士的职业形象增添了无穷的魅力。

2. 服饰美　透过护士的着装，能显现出护士的素养，折射出护士的修养层次。护士的工作服与燕尾帽，代表了护理专业的特征，能体现护士特有的精神风貌，这就要求护士的衣着应当整洁端庄、大方得体、松紧适度。燕尾帽、袜、鞋要干净、统一。护士的妆饰要适度，头发前不遮眉，后不过领，不佩戴首饰及粗大的耳环、项链，使护士自然、大方、健康、高雅，让服务对象感到亲切、和蔼、可信。

3. 语言美　语言是做好护理工作的重要手段，护士一定要注意语言的艺术修养，提高交流技巧。比如对不同的服务对象应使用恰当的称呼，强调语言的通俗性、文明性、礼貌性。但仅强调语言的内容并不能达到好的交流效果。在临床护理工作中要求护士不但要说而且要会说，“7%言辞＋38%声音＋55%体态语言”被认为是最完美的语言表达方式。护士应该把这种完美的表达方式应用于语言交流中，使护理工作事半功倍。

4. 行为美　行为美能显现护士的修养，折射出护士的品位，赢得服务对象的信任。护士的行为美包括姿态美和操作美。在护理工作中要求护士做到举止大方，站姿挺拔，坐姿端庄，走姿平稳，蹲姿优雅，手姿得体，动作应协调连贯，给人以动态的美感。护理操作时要求护士的一举一动都要体现稳重、准确、轻柔和敏捷；抢救服务对象时忙而不乱，有条不紊地执行各种医嘱，体现护士的技术娴熟美与业务精湛美。

（二）重视培养内在美

1. 心灵美　南丁格尔说过，“护士其实就是没有翅膀的天使，是真、善、美的化身”。护士不但要有聪慧的头脑和灵巧的双手，更要有一颗善良的心。护士的心灵美是情感美、情操美、诚实美、宽容美的综合体现。护士的心灵美首先体现在护士对服务对象无私的关爱、深切的同情心和高度的责任感上，以满腔的热情服务于服务对象。表现在实际工作中，就是不怕脏、不怕累，尽职尽责地为服务对象服务。不论服务对象的出身、职业、地位、性别、外貌如何，都应一视同仁地给予帮助，使他们在痛苦中得到安慰，在失望中得到鼓励。

2. 人格美　护士的人格美往往体现在护理工作的细微之处，如护士对服务对象的心态、心情及身体状况的悉心体察和照料，“急患者之所急，想患者之所想”。并在此基础上能够理解服务对象的言行，用正确的方式提供优质服务，使工作目标得以实现。

树立良好职业形象是护士不断提高个人修养的过程。护士要塑造良好职业形象，就要不断加强职业道德修养，塑造美的心灵，拥有美的情感、情操及健康的人格，确立正确的服务态度，使自己的内在美与外在美有机地结合起来，以塑造出最佳的护理职业形象。

【小结】

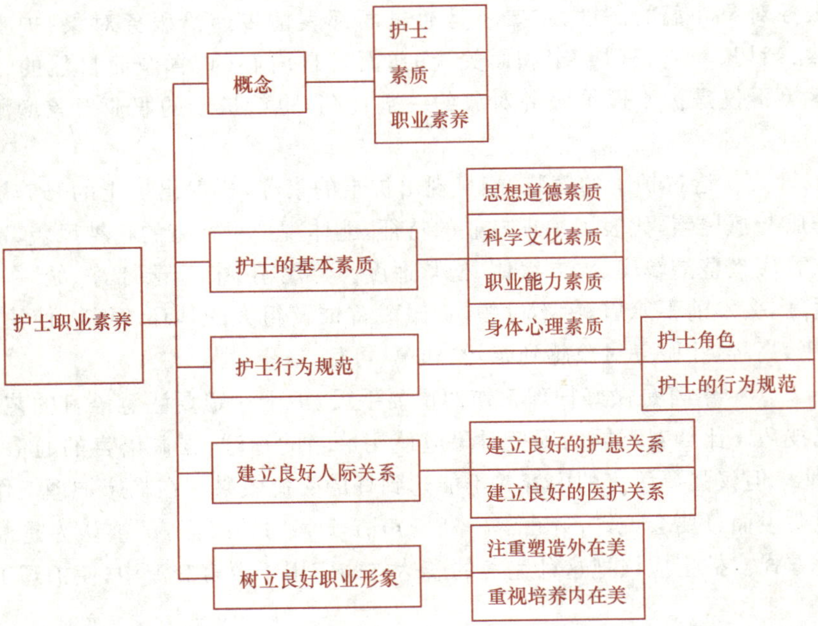

【思考训练】

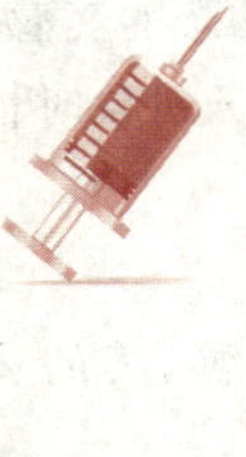

1. 何谓护士角色？现代护士承担着哪些角色？
2. 简述护士需要具备哪些基本素质。护士需要遵守哪些行为规范？
3. 何谓护患关系？简述护患关系的模式和建立良好护患关系的方法。
4. 简述医护关系中常见的问题及建立良好医护关系的方法。

5. 结合自身的情况，要想将来成为一名合格的护士，你该如何从现在做起？

第二节 科学思维能力

任务目标

应具有科学思维能力和循证护理理念，通过有意识的锻炼培养，并能指导应用于护理实践。

学习目标

1. 说出创造性思维、评判性思维、循证护理的概念；循证护理的基本要素和实践程序。
2. 了解科学思维、循证护理在临床护理中的意义。
3. 列举创造性思维、评判性思维的特点。

教学活动方式

多媒体展示、讲授、小组讨论、互相评议、考核等。

一、概念与特点

（一）概念

1. 科学思维(scientific thinking) 科学思维即辩证的思维，是人类在学习、认识、操作和其他活动中所表现出来的理解、分析、比较、综合、概括、推理、讨论等组成的综合思维。科学思维是人们在科学活动中探求事物本质和规律的理性认识活动，可以帮助人们正确认识事物，并作出正确决策。护理实践过程中，护士需要熟练运用科学思维来分析和解决护理问题，为服务对象提供满意的护理服务。

2. 创造性思维(creative thinking) 创造性思维是指以新颖独特的方法解决问题的思维活动的过程。遇到问题时，思维方式是多角度、多侧面、多层次、多结构的，思维过程既不受现有知识的限制，也不受传统方法的束缚，思维路线是开放性、扩散性的。创造性思维解决问题的方法不是单一的，而是在多种方案、多种途径中去探索，去选择。

3. 评判性思维(critical thinking) 评判性思维又称为批判性思维，是指个体在复杂的情境中，能灵活运用已有的知识和经验，对问题的解决方法进行选择，在反思的基础上进行分析和推理，作出合理的判断和正确取舍的高级思维方式。评判性思维的过程包括：解决问题、作出决策、进行创造性思考。护理学科的评判性思维是对临床复杂护理问题所进行的有目的、有意义的自我调控性的判断、反思、推理和决策的过程。

（二）特点

1. 创造性思维的特点 创造性思维是在创造性活动中，应用新的方案和程序，创造新的思维产品的思维活动。创造性思维是在一般思维的基础上发展起来的多种思维的综合体，它有以下四个特点。

(1) 创造性思维主要是发散思维和聚合思维的优化组合。要解决某一创造性问题，首先进行发散思维，设想种种可能的方案；然后进行聚合思维，通过比较分析，确定一种最佳方案。其中发散思维更为重要，它可以突破思维定势和功能固着的局限，重新组合已有的知识经验，找出许多新的可能的解决问题方案。

(2) 创造性思维过程中多有直觉思维出现。直觉思维是指不经过一步步地分析，而迅速地对问题答案作出合理猜测、设想或突然领悟的思维。直觉思维是在知识经验的基础上形成和进行的，具有三个特点：一是从整体上把握对象；二是对问题实质的一种洞察；三是一种跳跃式思维。

(3) 创造性思维有创造想象的参与。因为创造性思维的成果都是前所未有的，而个体在进行思维时借助于想象，特别是创造想象来进行探索。创造性思维只有创造想象参与，才能从最高水平上对现有的知识经验进行改造、组合，构筑出最完整、最理想的新形象。

(4) 创造性思维过程中多有灵感出现。灵感是指突然出现的解决问题的新思路、新方案。灵感出现的基本条件是，个体对所要研究的问题有一个长时间的思考，要反复考虑所要解决问题的一切方面、一切角度及一切可能。它常给人一种豁然开朗、妙思突发的体验，使百思不得其解的问题顿释。

2. 评判性思维的特点 评判性思维是一种思维能力，是一种有目的、自我调整的判断过程，有如下几个特点。

(1) 评判性思维是个主动思考的过程。必须对外界的信息和刺激、他人的观点或者“权威”的说法进行积极的思考，主动运用所学知识和技能进行分析和判断。

(2) 评判性思维是个质疑、反思的过程，通过不断地提出问题而产生新的观点。在这个过程中，要始终注意反思自己或者他人的思维过程是否合理，客观地判断相关的证据，坚持正确的观点，纠正错误的选择。

(3) 评判性思维是个审慎、开放的过程。在运用评判性思维思考、解决问题的过程中，要审慎广泛地收集资料，分析问题发生的原因和证据，经过理性的思考，得出正确的结论。但是在审慎思考的同时，要求个体有高度的开放性，愿意听取和交流不同的观点，确保所得出的结论正确合理。

二、科学思维在护理工作中的应用

(一) 创造性思维与评判性思维的关系

创造性思维与评判性思维既有联系，又有区别。二者的相同点在于都需要进行超越常规的解决问题的思维。但是二者也有本质上的区别，具体如表 9－1 所示。

表 9-1　创造性思维和评判性思维的区别

	创造性思维	评判性思维
目的	产生新的产品(精神的或物质的)	选择性地作出合理的决策
前提	最初对象往往不明确,方向不清楚	对象是已知的,方向清楚
侧重点	侧重于发散思维和思维转换,知觉、顿悟、灵感、想象力具有重要作用	需要进行归纳推理与演绎推理,侧重于聚合思维

(二) 科学思维在护理工作中的应用

1. 在护理实践中的应用　在护理实践中运用科学思维,可以帮助护士进行有效的临床护理决策,为服务对象提供高质量的护理服务。在临床工作中,护理程序为解决护理问题提供了科学的工作方法,而科学思维则能使护士在护理程序的各个步骤中做出更加合理的有效决策。护理临床工作环境复杂多变,并且时刻面对的是人的生命,健康状况及治疗、用药等都处于不断的变化过程中。只有正确地运用科学思维,才能在复杂的情况下对服务对象变化的各种情况认真思考,鉴别其潜在的健康问题。对服务对象表现出的症状、体征及获得的其他资料进行合理地推理,进而作出恰当的决策。护士必须具备足够的知识基础,才能正确地理解各种资料的意义,严格地进行逻辑推理,进而作出正确的临床决策。

2. 在护理管理中的应用　护理管理者的重要职责就是进行各种决策。科学思维应用于护理管理当中,使护理管理者在决策过程中能够有效地对传统的管理思想、管理方法进行质疑,对各种复杂的现象、事物和人群进行有效的分析、判断,进而作出正确的决策。

3. 在护理科研中的应用　护理科研就是对护理现象探索和研究的过程,需要对各种观点、方法、现象、常规等进行思考和质疑,并在这个基础上进行调查或实验,以新的、充分的证据得出新观点、新方法、新模式。成功的护理科研者必须能够有效运用科学思维,进行质疑、假设、推理和求证。

三、循证护理

(一) 循证护理的概念

循证护理(evidence - based nursing,EBN)又称为实证护理,即遵循证据的护理,是指在护理工作过程中,审慎、准确、明智地应用当前所能获得的最佳研究证据,结合熟练的护理临床经验和技能,参照服务对象的愿望,在某一定领域内作出符合服务对象需求的护理决策的过程。循证护理的核心思想是运用现有的研究证据为服务对象提供最好的护理服务,使护士的临床护理决策更加科学化。

(二) 循证护理的意义

自 20 世纪 90 年代发展至今,循证护理已初具规模。循证护理实践对护理学的意义有以下几个方面。

1. 促进临床护理决策科学化　循证护理将护理科研和护理实践有机地结合起来，使护理学成为一门以研究为基础的学科，为临床护理实践制订指南，改变临床护士以经验和直觉为主的习惯和行为，利用最有利、可靠的护理证据为服务对象提供最佳护理服务。

2. 促进临床护理教学培训水平的提高　在临床护理教学培训中，引入循证护理的理念、原则和方法，帮助护生和临床护士学会和掌握自我更新护理知识与技能的方法和技巧，促进临床护理人员专业知识和素养的提高。

3. 发掘临床护理难题，促进护理研究的发展　在循证护理学中，有一系列客观、准确地评价科研文献质量的标准，只有高水平的文章才能被列入统计分析、推广应用的范畴。因此，循证护理实践对提高我国护理科研质量和护理论文水平将起到极大的推动作用。

4. 有利于服务对象本身的信息检索和权益保障　循证护理强调服务对象的参与意识，服务对象的参与有利于护患沟通的进行，从而降低服务对象的心理压力，有利于服务对象的康复。即使是在边远地区或者护理发展落后的国家，实施循证护理也可以为服务对象提供标准的护理服务。

（三）循证护理的基本要素

循证护理主要包括三个要素：最佳的研究证据、护理人员的临床经验和技能、服务对象的价值观和愿望。

1. 最佳研究证据　针对服务对象的不同健康问题，准确、明智地运用当前所能获得的最佳研究证据为其提供护理服务，而不是单纯地凭借经验去处理服务对象的健康问题。

2. 护理人员的临床经验和技能　高素质的护理人员是循证护理实践的主体，是循证护理的必要条件。护理人员丰富的专业知识、临床经验和技能，有助于循证问题的提出，而证据的运用更是与护理人员的专业技能和临床经验有密切的关系。

3. 服务对象的价值观和愿望　服务对象有寻求护理人员帮助的愿望，期望能获得最好的护理服务而恢复健康。并且，循证护理实践过程中，要求服务对象给予合作和接受，以保证护理活动的最佳效果。

（四）循证护理的实践程序

循证护理实践的过程实际上是发现问题——寻找证据——解决问题的过程，基本上可以分为五个步骤：明确问题、寻求证据、评价证据、应用证据、评价应用证据后的效果。

1. 明确需要解决的问题　护士在面对服务对象时，会遇到许多问题。其中，那些用现有的临床知识和技能不能有效解决的问题，就是循证护理应该解决的问题。确定拟弄清的临床问题，是循证护理实践关键的第一步。

2. 收集信息，列出证据　对提出的问题进行系统的文献查询，获取高质量的临床证据。这是循证护理实践必须探讨的主要内容。

3. 评价证据　运用评判性思维对收集到的有关文献，应用流行病学的方法从证据的真实性、可靠性、适宜性等进行严格的评价，从中筛选出自己所需的最佳研究证据。评价主要从五个方面来进行：研究设计、研究对象、结果观察、资料的收集整理和统计分析。

4. 应用最有效的证据　将获得的最佳研究证据与护理专业知识和临床经验、服务对象的需求相结合，解决服务对象的健康问题，指导临床决策。这也是临床护理人员开展科学研究的过程。对经过严格评价无效甚至有害的治疗措施予以否认，对于尚难定论并有期望的治疗措施，则可为下一步的研究提供信息。

5. 评价应用证据后的效果　选择客观、合适的方法，并确保将评价效果反馈到护理过程中。

创造性思维、评判性思维、循证护理及护理程序在护理活动中，是互相渗透、互为因果的关系。护士在实施护理活动前，需要寻求护理证据，即循证过程，同时也是一个复杂的思维判断过程；同样，护理程序的实施过程，也融进了创造性思维、评判性思维和循证护理的内容，以保证护理工作更加科学、准确、高效！

【小结】

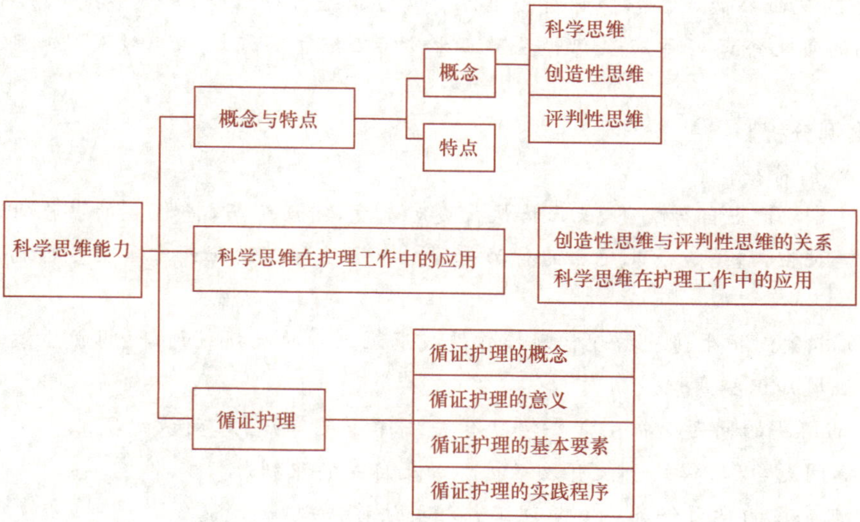

【思考训练】

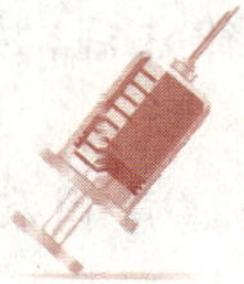

1. 何谓评判性思维、创造性思维、循证护理？在护理工作中有何意义？
2. 简要叙述循证护理的三要素和五步骤。
3. 简要说明创造性思维和评判性思维的特点。

第十章　职业可持续发展能力

第一节　护理工作相关的法律法规

【案例】

李某，男，8岁。肺部感染，收入院后给予抗感染、对症治疗。医嘱：0.9%氯化钠40 ml＋头孢曲松钠0.5 g，静脉缓慢推注。实习护士自行配药，未严格执行查对制度，将10%的氯化钾误当作溶媒稀释头孢曲松钠，在推注药液过程中致患儿心脏骤停，死亡。

【案例分析】

1. 案例特征

(1) 实习护士自行配药，未严格执行查对制度，错误给药，将10%的氯化钾误当作溶媒稀释抗生素，造成患儿死亡的行为是否触犯了法律？患儿死亡事实是否属于医疗事故？

(2) 本案例护生违反护理常规操作造成患儿死亡的沉痛教训，说明护生缺乏相关的法律法规知识和意识。

2. 需解决的问题　护生需要学习有关法律法规知识，正确认识职业中所面临的相关法律问题，以法律的手段有效维护患者及自身的权利。

3. 需完成的学习任务——护理工作相关法律法规

任务目标

1. 通过学习护理法的基本理论和知识，掌握护理工作中的法律法规，并能做到知法守法用法，维护患者和自身的权益。
2. 培养严格遵循规章制度及操作规程进行护理工作的法律意识和能力。

学习目标

1. 掌握医疗卫生法规的概念与基本原则。
2. 掌握护理法概念、护理工作中常见的法律问题及预防。
3. 掌握医疗事故的概念与分级。

4. 熟悉医疗违法行为和法律责任。
5. 了解医疗事故的预防和处理。

教学活动方式

多媒体展示、讲授、小组讨论、案例分析、考核等。

人人享有卫生保健、提高全民健康素质是中国现代化建设的重要目标，为实现这个战略目标，医疗卫生法规的建立、发展与完善对医疗卫生事业的发展、人民健康水平的提高具有非常重要的意义。

一、医疗卫生法规

（一）医疗卫生法的概念

医疗卫生法是由国家制定或认可，并由国家强制力保证实施的关于卫生方面法律法规的总和，是我国法律体系的重要组成部分。医疗卫生法通过规定人们在医疗卫生和医疗实践中的各种权利和义务，调整医疗法律关系和医疗卫生秩序，它反映了医疗卫生领域内人与自然、人与人之间的关系。

（二）医疗卫生法的基本原则

医疗卫生法的基本原则是指贯穿于各种医疗卫生法律和法规之中的，对调整保护人民健康而发生的各种社会关系具有普遍指导意义的准则。

1. 预防为主的原则　指医疗卫生工作要坚持预防为主的方针，正确处理防病与治病的关系。其目的是建立和改善合乎人们生理需要的生活、生产、工作和学习环境，保护健康，防止疾病的发生和流行。

2. 卫生保护的原则　是指人人有获得卫生保护的权利。如《职业病防治法》是为了预防、控制、消除职业病的危害，保护劳动者生命健康权而制定的。

3. 公平的原则　是指每个公民都有依法享有改善卫生条件、平等获得基本医疗和保健的权利。国家颁布的《关于卫生改革与发展的决定》，对于优化和调整卫生资源的配置，满足不同层次的医疗服务需求，协调城乡医疗保健活动，人人平等享有卫生资源而起到积极的推动作用。

4. 保障健康的原则　其本质是协调个人利益与社会健康利益之间的关系。如对于从事医疗、护理的专业人员，在从业前应依法取得执业证书，否则不得从事医疗、护理工作。

5. 患者自主的原则　是指患者自己行使卫生法规所赋予的患者权利。目前，我国现行的法律法规已经从不同角度对患者的权利作出了明确、具体的规定。如知情权、同意权、隐私权、申诉权、赔偿请求权等。

（三）医疗违法行为及法律责任

1. 医疗违法行为　是指个人、组织所实施的违反医疗卫生法律、法规的行为。根据违法性质及法律责任承担方式的不同，可以分为医疗卫生行政违法、医疗卫生民事违法、医疗卫生刑事违法。

2. 医疗违法法律责任　违法行为的个人和单位必须承担相应的行政责任、民事责任及刑事责任。

(1) 行政责任：指个人、组织实施违反医疗卫生法律法规的一般违法行为而承担的法律后果，分为行政处罚和行政处分。① 医疗卫生行政机关对违法的医疗机构给予警告、责令限期停业整顿或吊销执业许可证等为行政处罚。② 对负有责任的医务人员依法给予警告、记过、记大过、降级、开除等为行政处分。

(2) 民事责任：指根据民法及医疗卫生法律法规的规定，个人或组织对实施侵害他人人身、财产权的民事不法行为应承担的法律后果。医疗机构及其医务人员对医疗事故需要承担损害的赔偿责任。

(3) 刑事责任：指行为人实施了犯罪行为，严重侵犯医疗卫生管理秩序及公民的人身健康权而依刑法须承担的法律后果。刑法规定：医务人员由于严重不负责任，造成就诊人员死亡或严重损害就诊人员健康的，处 3 年以下有期徒刑或拘留役。

二、护理立法

(一) 概念

护理法是指由国家制定或认可关于护理人员资格、权利、责任和行为规范的法律法规，是以法律的形式对护理人员在教育培训和服务实践方面所涉及的问题予以规定。护理法中确立了护理的概念、独立性，规定了护士的执业、考试、注册制度及违法行政处分原则等。护理法受宪法的制约，对护理工作者有约束、监督和指导的作用。

(二) 护理立法的意义

1. 促进护理管理法制化，提高护理质量　护理法的实施使护理管理法制化，从而保证了护理工作的稳定性及连续性，防止护理差错事故的发生，保证了护理工作的安全及护理质量的提高。

2. 促进护理学科的发展　护理立法可有效促进护理专业向专业化、科学化、现代化、标准化的方向发展，为护理专业人才的培养和护理活动的开展制定法制化的规范和标准。

3. 促进护理人员不断学习和接受培训　护理法规定的护士资格、注册、执业范围等，是不可变更的，以法律的手段促进护理人员不断学习和更新知识，从而促进护理专业的整体发展。

4. 维护护士的基本权益　通过护理立法，使护理人员的地位、作用和职责范围有明确的法律依据，使护理人员在从事护理工作、履行自己的法定职责时能够受到法律的保护，增强了护士的使命感和安全感。

5. 维护服务对象的正当权益　对于不合格或违反护理准则的行为，服务对象可根据法律条款追究护理人员的法律责任，从而最大限度地保护了服务对象的合法权益。

（三）护理立法概况

1. 世界各国护理立法概况 护理立法始于20世纪初。1919年英国率先颁布了《英国护理法》。1921年荷兰颁布了《护理法》。1947年国际护士委员会发表了一系列有关护理立法的专著。1953年WHO发表了第一份有关护理立法的研究报告。1968年国际护士委员会制定了护理立法史上划时代的文件——《系统制定护理法规的参考指导大纲》，为各国护理法必须涉及的内容提供了权威性的指导。WHO 1984年的调查报告显示，欧美地区18国、西太平洋地区12国、中东地区20国、东南亚地区10国及非洲地区16国，都已制定了相应的护理法规。

2. 中国护理立法概况 我国的护理法规隶属于卫生法规系统，国务院在新中国成立后颁发了一系列的法令、指令、暂行规定、办法等，用以规范医疗护理工作中的各项活动。1979年卫生部颁布《卫生技术人员职称及晋升条例（试行）》《关于护理工作的意见》。1981年卫生部颁布《关于在〈卫生技术人员职称及晋升条例（试行）〉中增设主管护师职称等几个问题的通知》。1982年卫生部颁发《全国医院工作条例》，对护理工作提出了较为具体的要求；同年4月，又颁布了《医院工作制度》和《医院工作人员职责》，明确提出了护理工作制度，对医院各类护理人员的职责也做了明确的规定。1993年卫生部颁发《中华人民共和国护士管理办法》，明确了护士执业考试、注册的资格。1997年卫生部颁发《关于进一步加强护理工作的通知》《继续护理学教育试行办法》。2002年卫生部医政司颁发《医疗事故处理条例》，明确发生差错事故的法律责任。2008年国家颁布《护士条例》（参见附录1），并于同年5月12日起正式施行。该条例的制定标志着我国护理管理工作正逐步走上规范化、法制化轨道。

三、护理工作中的法律问题

（一）护理工作中的法律范围

护理工作中的法律范围是指法律所适应的效力范围，包括管辖范围、时间范围和对象范围。在立法上一般从对象范围方面加以规定。

1. 护理质量标准 护理质量标准清楚地限定了护士职责的法律范围，使护士在工作中有标准可循。护理质量标准一般来源于以下几个方面：

（1）护理法律法规：由国家或地方政府制定的护理法律法规，对不合格或违反法律法规的行为，服务对象有权依法追究护理人员的法律责任。

（2）专业团体的规范标准：由护理专业团体根据护理法律法规制定的各种护理标准和规范操作，明确护士在工作中的行为规范和要求。

（3）医疗机构的有关政策和制度：各级医疗机构对护理工作制订了详细的工作要求和规范，护士应熟知自己工作单位的制度和规范，并严格执行。

2. 护士执业考试和执业注册制度 护理工作必须由具有护士资格的人员来执行。护生通过执业考试合格后才能获得护士资格，考试合格者必须经过卫生行政机关许可注册后，才能成为法律意义上的护士。护士执业制度的建立，不仅保证了护理质量和护理对象的安全，同时也保证了注册护士的合法权益。

(二) 护士与护生的法律责任

1. 护士的法律责任

(1) 处理和执行医嘱：包括及时、准确执行医嘱，如患者提出疑问应核实医嘱的准确性；如患者病情发生变化，应及时报告医生，与医生协商暂停或调整医嘱；慎对口头医嘱及“必要时”的医嘱；必须执行口头医嘱时，护士应向主管医生复诵一遍口头医嘱，双方确认无误后方可执行；明知医嘱有错误，但是护士不提出疑问，或由于疏忽大意忽视了医嘱中的错误，由此造成的严重后果，护士与医生共同承担法律责任。

(2) 护理记录：护理记录内容必须认真、全面、准确、真实，不能凭空捏造和主观臆断。若护理记录时出现笔误或其他正当理由造成的错误记录时，应保证在原记录清楚、可辨认的前提下进行修改。修改时要求使用不同颜色的墨水，注明修改时间并签名。因抢救危重病人未及时记录病历的，应在抢救结束后 6 h 内据实补记，并加以注明。

(3) 麻醉药品及物品的管理：病房的麻醉药品由专人负责、加锁保管，并建立交接班制度。护理人员利用职务之便，将这些药品提供给不法人员倒卖或吸毒者自用，这在行为事实上已构成了参与贩毒、吸毒罪。另外，护理人员如借助工作之便将公共物品占为己有，情节严重者，可被起诉犯盗窃公共财产罪。

2. 护生的法律责任　护生由于尚未获得执业资格，从法律意义上讲，必须在执业护士的严密监督和指导下，为病人实施护理。护生在执业护士的监督下发生差错事故，除本人承担一定的责任外，带教老师也应承担相应的法律责任。如护生擅自行事造成病人的伤害，就要个人承担法律责任。因此，带教老师应严格带教，护生应谦虚谨慎，防止差错和事故的发生。

(三) 护理工作中潜在的法律问题

1. 侵权与犯罪

(1) 侵权：是指侵害了国家、集体或者他人的财产或人身权利。包括侵犯患者的健康权、生命权、隐私权等。侵权行为可通过民事方式如调解、赔礼、赔物、赔款等方式来解决。

(2) 犯罪：是指一切触犯国家刑法，会依法受到惩罚的行为。犯罪根据个人主观意向的不同，分为故意犯罪和过失犯罪。① 故意犯罪是指明知自己的行为会发生危害社会或他人的结果，仍希望或放纵这种行为的发生。② 过失犯罪是指当预见自己的行为可能会发生危害的后果，因疏忽大意而没有预见，或虽有预见而轻信能够避免，以致发生不良后果。根据我国刑法规定，刑法可分为主刑和附加刑。主刑有：拘役、管制、有期徒刑、无期徒刑、死刑；附加刑有：罚金、剥夺政治权利、没收财产。

2. 疏忽大意与渎职罪

(1) 疏忽大意：行为人因不专心履行职责，而损害了患者生活利益和健康恢复的进程，则构成了侵犯行为。如护士使用热水袋温度过高而烫伤病人，但未造成严重后果，则不构成犯罪。

（2）渎职罪：行为人在履行职责的过程中，因失职导致患者残废或死亡，就构成了渎职罪。渎职可以通过以下四个方面来判断：① 护士有义务提供恰当的护理给患者；② 护士未履行职责；③ 患者受到伤害；④ 护士没有履行职责而造成患者的伤害。

（四）护理工作中常见导致过失的原因及应对

1. 常见导致过失的原因

（1）法律意识淡薄：护士法制观念缺乏，法律意识淡薄是护士普遍存在的现象。没有意识到护理工作具有高风险的职业特点，因此，容易疏忽大意造成护理差错或事故，从而引起法律纠纷。

（2）缺乏规范管理：医院机构管理不健全，缺乏监督管理力度，使护士在工作中未严格执行规章制度和操作规程，从而给患者造成不同程度的损害。

（3）超负荷的工作量：护士常面临急症抢救或重症监护等，工作紧张忙碌，加之护理人员短缺，护士承担繁重的工作任务，工作强度大，容易引起差错或事故的发生。

（4）专业知识缺乏：护士自身的专业理论知识和实践技能知识缺乏，不能随着护理学科的发展而与时俱进，无法适应新形势的变化，无法满足患者的需求，如对各种抢救仪器、操作规程未达到熟练化的程度等。

（5）忽视维权意识：维护患者的合法权益是每个医务人员应尽的义务，如护士在执行护理操作中应向患者提供与疾病有关的诊断、治疗、检查、护理等方面的信息，以满足患者的知情权，同时，护士也容易忽视自身的合法权益不被侵犯。

2. 护理工作中法律问题的应对

（1）强化法制观念：护士应不断学习法律知识，掌握法律内容及要求，明确法律与护理工作的关系，并将法律知识运用到临床护理实践中，依法从事护理工作。

（2）规范护理行为：护士在工作中应严格执行专业团体及工作单位的操作规程及质量标准要求，严格遵守医院的规章制度，并及时、准确、客观地做好护理记录，从而防止法律纠纷的发生。

（3）合理调配人力资源：避免护士的超负荷工作状态，应重视护士的身心健康，合理配备医院的人力资源，提高护理质量，减少护理缺陷。

（4）注重提高自身的专业水平：护士应不断更新专业知识，熟练掌握新技术的使用，用法律的武器保护自己，不断给自己充电，使自己更快更好地熟练掌握新知识、新理论、新技术。

（5）增强维护患者及自身权益的意识：护士应维护患者的合法权益，树立以人为本的观念，严格遵守各项护理制度，如护士职责、交接班制度、分级护理制度等，以保护患者的权益。同时，护士也应时刻用护理法律法规约束自身的护理行为，为患者进行护理活动时，避免引起法律纠纷，增强维护自身权利的意识。

【知识链接】

举证责任倒置

所谓举证责任倒置，是指基于法律规定，将指出主张的原告就某种事由不负担举证责任，而由被告就某种事实存在或不存在承担举证责任，如果被告不能就此举证证明，则推定原告的事实主张成立的一种举证责任分配制度。

在一般证据规则中，"谁主张谁举证"是举证责任分配的一般原则，而举证责任的倒置则是这一原则的例外。举证责任倒置以立法的明确规定为前提，在规定举证责任倒置时，一般考虑两个方面的因素：一是举证难易程度；二是保护弱者。其法律依据是最高人民法院《关于民事诉讼证据的若干规定》第四条："因医疗行为引起的侵权诉讼，由医疗机构就医疗行为与损害后果之间不存在因果关系及不存在医疗过错承担举证责任"的规定。

举证责任倒置是减少和解决医疗纠纷的关键所在，护士在日常护理工作中应具备举证倒置的相关法律意识，正确维护病人及自身的权益，注意收集记录资料以证明自身医疗行为的合法性，从而降低职业风险。

四、医疗事故

在医疗实践中时常发生医疗纠纷，引起医疗纠纷最常见的原因就是医疗事故，为了正确处理医疗事故，保证医疗安全，2002 年 4 月 4 日，国务院颁布了《医疗事故处理条例》，自 2002 年 9 月 1 日起施行。2002 年 7 月 31 日卫生部颁布了《医疗事故技术鉴定暂行办法》《医疗事故分级标准(试行)》。

(一) 医疗事故

1. 概念 医疗事故是指医疗机构及其医务人员在医疗活动中，违反医疗卫生管理法律、行政法规、部门规章和诊疗护理规范、常规等，过失造成患者人身损害的事故。

2. 医疗事故的分级 《医疗事故处理条例》规定，根据对患者人身造成的损害程度，医疗事故分为四级。

(1) 一级医疗事故：造成患者死亡、重度残疾的。

(2) 二级医疗事故：造成患者中度残疾、器官组织损伤导致严重功能障碍的。

(3) 三级医疗事故：造成患者轻度残疾、器官组织损伤导致一般功能障碍的。

(4) 四级医疗事故：造成患者明显人身损害的其他后果的。

3. 不属于医疗事故的情形 《医疗事故处理条例》规定了不属于医疗事故的特殊情形包括以下几类。

(1) 在紧急情况下为抢救患者生命而采取紧急医学措施造成不良后果的。

(2) 在医疗活动中由于患者病情异常或者患者体质特殊而发生医疗意外的。

(3) 在现有医学科学技术条件下,发生无法预料或不能防范的不良后果的。

(4) 无过错输血感染导致不良后果的。

(5) 因患者及家属方面的原因延误诊疗致不良后果的。

(6) 因不可抗力致不良后果的。

(二) 医疗事故的预防和处理

1. 医疗事故的预防

(1) 加强安全医疗教育:定期组织全院职工进行卫生管理法律、法规、规章和诊疗护理规范培训,提高医务人员对医疗事故的防范意识,并不定期地进行医疗安全、质量意识教育,及时传达上级卫生部门的有关医疗安全方面的文件和规定。医院应建立医疗安全目标责任制,尽最大可能预防医疗事故的发生。

(2) 完善各项医疗规章制度:完善急诊抢救制度、交接班制度、查对制度、死亡和疑难病例讨论制度、会诊制度、三级查房制度等。重视病历书写质量,遵守病历保管规定,规范填写病人知情同意书。要加强对一次性医疗用品、医疗植入物准入的管理。

(3) 建立医疗安全目标管理责任制:医院各科室成立医疗安全小组,制定医疗安全管理制度,开展以科室为单位的安全质量活动,医疗服务质量监控办公室定期监察医疗缺陷、差错、事故或存在的不安全因素,分析原因,提出措施,及时消除事故隐患。

2. 医疗事故的处理

(1) 医疗事故的报告:医务人员在医疗活动中发生或者发现医疗事故,或可能引起医疗事故的医疗过失行为及发生医疗事故争议时,应当按照规定逐级报告。负责医疗服务质量监控的部门接到报告后,应当立即调查、核实,将有关情况如实向本地医疗机构的负责人报告,并向患者及家属通报、解释。发生重大医疗事故,如导致患者死亡或者可能为二级以上的医疗事故,导致 3 人以上人身损害后果等情况时,医疗机构应当在 12 h 内向所在地卫生行政部门报告。

(2) 医疗事故的技术鉴定:科学公正的医疗事故鉴定是处理医疗事故的关键,鉴定结论是判定是否为医疗事故及事故等级的依据。该条例规定医疗事故的鉴定主体为各地方“医学会”,从而保证鉴定专家组织的中立。医学会应建立鉴定专家库,鉴定成员从专家库中随机抽取“单数”的组成人员,实行合议制。同时与医疗事故争议当事人有其他关系、可能影响公正鉴定的人员应当回避。

(3) 医疗事故的赔偿:医疗事故的赔偿应考虑医疗事故等级、医疗过失行为在医疗事故损害后果中的责任程度,以及医疗事故损害后果与病人原有疾病状况之间的关系来确定具体赔偿数额。

《医疗事故处理条例》的制定和实施,对正确处理医疗事故,保证医患双方的合法权益,促进医学科学发展有着重要意义,它标志着我国医疗事故的处理开始纳入了规范化和法制化管理的轨道。

【小结】

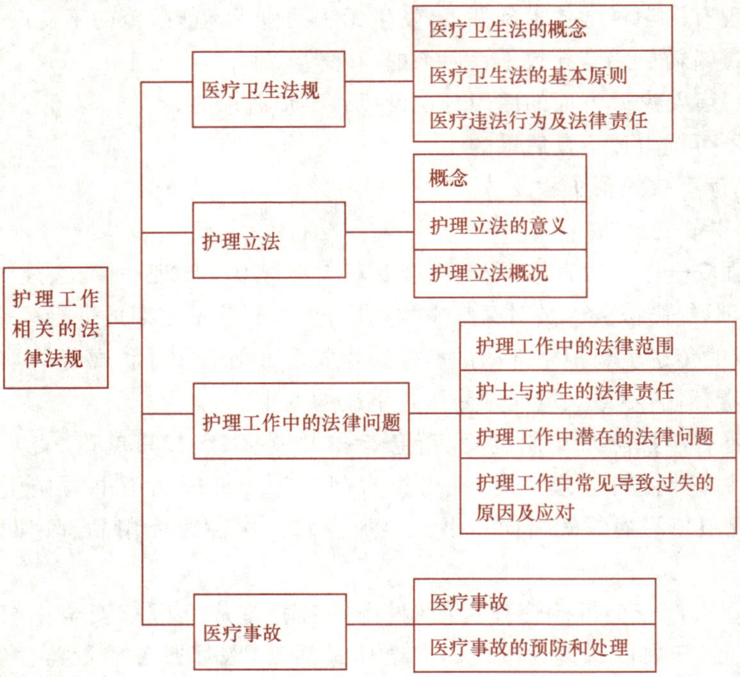

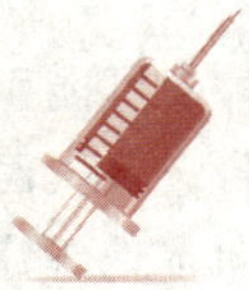

【思考训练】

1. 护理工作中常见的法律问题有哪些？如何应对？
2. 你能说出医疗事故的分级吗？
3. 在护理工作中，如何预防医疗事故的发生？

第二节　健康教育指导能力

【案例】

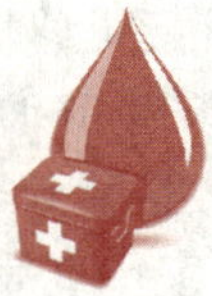

郑某，男，47岁。离异、初中文化，自由职业，工作无规律，独居，有10余年饮酒史，饮啤酒2 500 ml/d。近日无明显诱因出现腹胀不适、食欲减退、乏力，在兄弟的陪同下，到医院就医，经B超检查诊断为“酒精性肝硬化、腹水”而入院治疗。患者对疾病的病因、治疗、用药注意事项、预后、保健知识均不了解，渴望护士给予提供有关知识。

【案例分析】

1. 案例特征

(1) 患者疾病是因长期不良的生活习惯和心理压力过大造成的。

(2) 患者文化程度较低，缺乏酗酒对身体有害的基本知识。

(3) 患者渴望了解有关疾病的病因、治疗、用药注意事项、预后、预防保健知识，说明患者知识缺乏。

2. 需解决的问题

(1) 为患者进行健康教育。

(2) 为了提高健康教育效果，护士应掌握健康教育知识和指导能力。

3. 需完成的学习任务——健康教育指导能力

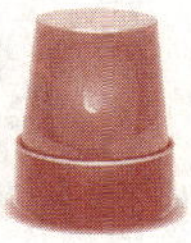

任务目标

能采取不同的健康教育方法，对服务对象进行有效的健康教育。

学习目标

1. 能叙述健康教育的概念。
2. 了解健康教育的目的和意义。
3. 掌握健康教育的方法及在护理实践中的应用。

教学活动方式

案例分析、多媒体展示、讲授、角色扮演、模拟情景、小组讨论、参观等。

健康是人的基本权利，是人类社会发展的基础，追求健康也是人类永恒的主题。要帮助个体、家庭和社会了解保健知识，改变不良的生活行为习惯，树立健康意识，养成良好的健康行为，提高全民的健康水平和生存质量，健康教育是促进这项全民健康活动的重要措施和可靠保证。

一、概念

1. 健康教育　是通过有计划、有组织、有评价的、系统的社会教育活动，将有关卫生保健知识传播给人们，帮助人们树立健康意识，促使人们改变不良的生活习惯和行为，自觉地采纳有益于健康的行为和生活方式，降低或消除影响健康的危险因素，达到预防疾病、促进健康和提高生活质量的目的。

2. 健康促进　是指以健康教育及政策、组织、法律、经济等手段，干预对健康有害的生活方式、行为和环境，以发挥健康潜能，促进健康行为，提高健康水平。

3. 卫生宣传　通常是为普及卫生知识而向民众进行的单向宣传，是健康教育活动的一个重要组成部分，是实现健康教育目的的一种手段。

【知识链接】

我国健康教育发展

我国健康教育发展经历了三个阶段，即卫生宣传阶段、健康教育阶段、健康促进阶段。

20世纪80年代初期，处于卫生宣传阶段。

20世纪80年代中期，发展健康教育阶段。

20世纪90年代中期以来，进入健康促进发展阶段。

受多种因素影响，目前我国各地普遍存在卫生宣传、健康教育、健康促进三个工作阶段并存的状况。

【知识链接】

健康促进概念进展

健康促进是20世纪70年代提出的一个公共卫生概念，是健康教育发展的新阶段。第一届国际健康促进大会于1986年在加拿大渥太华召开，此次大会发表的《渥太华宪章》指出："健康促进是促使人们提高、维护和改善他们自身健康的过程。"这为健康促进提出了宏观的概念性定义。

美国健康教育学家劳伦斯·格林指出："健康促进是包括健康教育及能促使行为和环境有益于健康的相关政策、法规、组织的综合。"

1995年WHO西太区办事处发表《健康新地平线》重要文献中指出："健康促进是指个人与其家庭、社会和国家一起采取措施，鼓励人们采取有利于健康的行为，增强人们改进和处理自身健康问题的能力。"

二、健康教育的目的和意义

1. 健康教育的目的

(1) 实现"人人享有健康保健"的目标。

(2) 提高人群自我保健意识、自我护理能力，提高生活质量。

(3) 降低发病率，减少医疗费用，促进社会进步和经济持续发展。

2. 健康教育的意义

(1) 健康教育是预防和控制疾病最有效的、便捷的手段之一。

(2) 健康教育是一项投入少、产出多、效益大的保健措施。

(3) 健康教育是卫生创建工作的基础，是实现人人享有健康保健的基本途径。

(4) 健康教育是顺应医学模式的转变，有利于护理学科的发展。

三、护理专业人员在健康教育中的作用

护士是21世纪实现人人享有卫生保健的主要力量，健康教育是护理工作的一个重要组成部分，护士在帮助护理对象获得健康知识、预防疾病、提高自我保健能力、建立健康行为的教育活动中，扮演着教育者、组织者和联络者的角色，其在健康教育中的作用主要体现在：

(1) 为服务对象提供有关健康的信息。

(2) 帮助服务对象认识影响健康的因素。

(3) 帮助服务对象确定存在的健康问题。

(4) 指导服务对象采纳健康行为。

(5) 开展健康教育的研究。

四、健康教育基本原则

1. 科学性原则　健康教育内容必须科学、正确、翔实，注意应用新的科学研究结果，实事求是，数据可靠。及时摒弃过时内容，切忌片面、绝对和哗众取宠。

2. 通俗性原则

(1) 健康教育资料编写：应将深奥难懂的医学知识转变成服务对象看得懂、听得懂的，通俗易懂的卫生常识。

(2) 语言形式：针对难懂的医学术语，教育讲解过程可用通俗易懂的语言、公众化语言，形象生动的比喻，结合采用日常生活用语、俗语、方言等，以便更好的帮助服务对象理解。

3. 可行性、实用性原则　健康教育的内容、方法、方式均应建立在符合当地经济、社会、文化及风俗习惯的基础上，要充分考虑人们的生活方式或行为习惯，受文化背景、社会习俗、经济条件、饮食习惯、卫生服务、环境状况等客观因素的制约。只有充分体现健康教育的可行性、实用性，才能有效达到健康教育之目的。

4. 针对性、因人施教原则　由于健康教育对象存在年龄、性别、职业、文化程度、健康状况、个性、心理状态等的差异性，因此，在健康教育之前首先要对服务对象进行全面、客观的评估，在充分了解基本情况的基础之上制订切实可行的健康教育计划，根据个体或群体特点应用不同的文字资料、教育方式和方法，因人施教，以取得良好的教育效果。

5. 直观性、多样化原则　为了提高服务对象对健康教育知识的学习兴趣和理解，可充分运用影像、图片、照片、动画、音响等形象、生动的，直观的、多样化的现代技术手段，以提高健康教育效果。

6. 合作性、参与性原则

(1) 卫生保健服务体系中，要求个人、家庭、社区、卫生专业人员、卫生服务机构和政府共同承担健康促进的责任。

(2) 健康教育活动中，既需要受教育对象、教育者及其他健康服务者共同参与，也需要父母、子女、同事、朋友等家庭和社会等支持系统的共同参与合作。

五、健康教育的程序

健康教育是一个连续不断、循环往复的系统过程，包括五个步骤：评估、设立目标、制订计划、实施计划及评价效果。

(一) 评估

评估是指在收集教育者与受教育者主、客观资料的基础上，对其需求做出初步估计的过程。其目的是为制定有针对性的教育目标和计划提供依据。

1. 受教育者的学习需求和能力　主要了解受教育者对学习的需求和学习能力，以及影响健康教育效果的相关因素。其评估项目、内容和目的如表10-1所示。

表10-1　受教育者学习需求和能力的评估

评估项目	具体内容	评估目的
学习能力	受教育者的年龄、健康状态、视力、听力、记忆力、反应速度等	确定受教育者是否能够学习和有无学习能力
社会文化背景	受教育者的文化程度、职业、经济收入、住房条件、居住地区（农村、城市）、生活方式、饮食习惯、睡眠习惯、烟酒嗜好、运动情况、性生活等 受教育者的价值观和信仰	及时发现不良生活方式对疾病的影响 评估受教育者对疾病的看法和教育的态度
心理状况和需求	受教育者对于疾病的适应模式和对学习的认知能力	及时发现受教育者的不良心理因素，有针对性地开展心理健康教育，为学习创造良好的心理条件
学习兴趣和态度	受教育者有无学习愿望 对健康教育是接受还是反对 在行动上是否做好了学习的准备	及时发现和纠正受教育者对学习的消极态度
以往学习经历	有无疾病史、住院史 以往住院时是否接受过健康教育，效果如何 以往健康教育对个人健康行为的影响如何 以往是否阅读过与其疾病有关的资料 是否认识与其有相同疾病的人	消除以往学习经历给受教育者造成的消极影响 对有抵触和消极态度者，护士应特别注意要采取热情、接纳的态度和灵活的教学技巧，帮助患者转变观念，消除影响，建立学习信心

续表

评估项目	具体内容	评估目的
学习准备与支持系统	受教育者：参与学习的情况、身体状况、是否知道入院后教育的内容、自我护理能力如何 家属：是否准备参与学习、对学习的态度及其焦虑程度如何、能否承担督促患者建立健康的行为和进行家庭护理的责任	受教育者及其家属的学习准备是实施教育计划的必要保证
学习需要	根据患者入院时、手术前后、特殊检查治疗前后、护理操作前后、出院前等不同阶段诊治护理的学习需求适时评估	确定患者的学习需要

2. 评估教育资源　教育资源包括：教学环境、教学资料（如教材、课件、小册子）、教学设备（电脑、投影仪）等，应根据受教育者参与人员、人数、所需时间等要求，针对所具备的教学资源，选择合适的教育方法和内容。

3. 评估教育者　应对教育者自身的健康教育知识、水平、教育计划、备课、教具等全面评估，以提高教育效果。

（二）设立合理的教育目标

教育目标既是健康教育预期达到的结果，又是实施教育计划的行为导向。其目的是为教育计划的实施提出标准和要求，也可以作为评价教育效果的依据。教育目标应根据受教育者学习需求的评估结果设立，其要求及相应内容如表 10－2 所示。

表 10－2　设立教育目标要求及相应内容

目标要求	内　容
要有针对性	针对受教育者健康知识缺乏程度、健康教育的态度、受教育者的学习能力
具有可行性	必须是受教育者能达到的，切合实际的，鼓励受教育者参与共同制订
应具体、明确、可测量	具体说明需要改变的行为、改变的程度及预期时间
必须以受教育者为中心	充分尊重受教育者的愿望，帮助其正视自己的健康问题，与其讨论后共同确定学习目标

（三）制订教育计划

教育计划既是组织健康教育活动的依据，又是实现健康教育目标的保证。护士应按照教育计划要求，有效地组织实施教学活动。教育计划的内容包括：确定教学内容、选择教学方法、确定健康教育的时间和场所。具体内容和要求如表10－3所示。

表10－3 教育计划的内容和要求

计划内容	要求
确定教学内容	① 选择受教育者最想知道、最重视、对其行为最有影响的内容，以符合受教育者的利益和满足其学习的需求 ② 必须与建立健康行为相结合，通过知识灌输和行为指导学习后，促进其行为发生改变 ③ 要选择符合受教育者学习能力的内容：基本、简单、重要、实用，通过反复学习，以加深印象或熟练某种技能
确定健康教育的时间和场所	应根据人力、物力及相关资源的情况，合理安排教育活动的时间和地点
选择教学方法	根据教育的目的选择合适的教学方法，如讲授法、个别会谈法、讨论法、示范、参观等

（四）实施教育计划

实施教育计划是关键步骤，它是教育实践的主体。教育计划能否顺利实施及实施效果的好坏对健康教育质量会产生直接的影响。在教与学的互动过程中，许多因素均可以影响受教育者的学习效果。护士在教学计划过程中应尽力排除这些影响因素，并采取相应措施（表10－4）。

表10－4 影响教育计划实施的因素及对策

影响因素		相应对策
教育者因素	教育意识、知识、技能和沟通技巧	护士应提高自身教育者角色的认知、教育知识、技能及沟通技巧
	人际关系	应建立良好的教育者、受教育者及其他参与教育活动人员的关系
学习者因素	健康状况	正确评估受教育者的健康状况，并根据需要制订教育对策
	学习动机	选择受教育者最需要的相关学习材料和教学内容，以激发其学习动机
	学习的心理准备	心理学家认为学习前轻度焦虑有利于学习
	学习方式	了解和采用受教育者喜爱的教育方式，最好采用理论与实践相结合的方式
	学习的反馈	及时反馈学习结果，有利于改变或修正学习方法，从而提高学习效果
环境因素	学习的时间	时间安排应因人而异，以适合受教育者本人的进度学习
	学习的环境	注意环境应通风、光线良好，安静整洁，最好在专门的场所进行

（五）评价教学效果

教学效果评价是健康教育的一个重要组成部分，其目的是根据评价结果及时修改和调整教学计划，改进教学方法、完善教学手段，以取得最佳的教学效果。它贯穿整个教学过程，可以是阶段性的、过程性的和结果性的评价。其方法有：提问法、观察法、问卷调查法、书面测评法等。

评价时应注意：① 教育目标及计划是否切实可行。② 提供的教学内容是否真正被需要。③ 预期的教学效果是否真正达到。④ 教学时间与场所是否需要调整。⑤ 教育者的资历与授课水平是否影响教学效果。⑥ 其他影响教学效果的因素是否存在。

六、常用健康教育方法

健康教育的方法很多，护士可依据教育的目的，针对不同受教育者，选择恰当的教育方法。

（一）专题讲座法

1. 定义　专题讲座是针对某个健康方面的问题，以课堂讲授的形式，采用口头，配合书面或结合课件、投影等方式，向学习者传递健康教育知识的方法。

专题讲座法是一种较正式的传统健康教育方式，也是最常用的健康教育方法。一般是由卫生专业技术人员对有关健康的某个专题做讲座。通过课堂讲授向受教育者传递健康知识，帮助掌握健康知识，采纳正确的健康行为。

2. 适用范围　这种方法适用于各种大小团体、社区。

3. 优点　① 能在有限的时间内讲授较多的知识，利于教学活动按计划进行。② 容易组织，信息传递快捷，能在有限的时间内将知识系统完整地传授给许多人。③ 较经济，工作效率高。

4. 缺点　① 单向沟通，讲授者不易了解听众对讲授内容的反应。② 人数太多时无法达到预期的效果。③ 针对性差，受教育者缺少参与的机会，影响意见和需要的表达。④ 不易激发学习兴趣，不利于受教育者学习主动性和积极性的调动。

（二）个别会谈法

1. 定义　个别会谈法是由健康教育工作者根据受教育者已有的知识经验，借助启发性问题，通过口头问答的方式，引导受教育者通过比较、分析、判断等思维活动，以获取知识的方法。

个别会谈式教育简单易行，一般会谈时应该注意与受教育者建立良好的关系，及时了解其所存在的困难及问题，以便实施相应的健康教育。

2. 适用范围　往往针对门诊患者、住院患者和居家患者的具体健康问题进行。

3. 优点　此法针对性强，信息反馈及时，效果较好。

4. 缺点　不够经济，教育人员和教育时间需量大。

（三）讨论法

1. 定义　讨论法是以受教育者为主体，教育者给予组织、引导，围绕受教育者共同关心的问题，通过交流、讨论、切磋等方式各抒己见，教育者控制场合气氛，再于归纳、总结，从而达到教学目标的方法。

2. 适用范围　小组或团体学习。应用讨论法时，一般学习者人数以5～20人为宜。

3. 优点　① 所有人员共同参与讨论，组员之间可以相互影响，互相学习。② 有利于提高受教育者的学习兴趣。③ 有利于受教育者态度及行为的改变。④ 适用范围广，如各种慢性病心理护理、社区居家护理及自我护理训练等。

4. 缺点　① 可能会出现以一人为主导，参与活动人少的不平衡现象。② 场合把控不当易出现讨论离题现象。③ 此法较耗时。

（四）示范法

1. 定义　示范法是指健康教育工作者通过讲解和示范动作，让受教育者观察其行为、动作、技巧、步骤和要领，通过指导、学习、领会和反复训练，达到掌握知识、技能、技巧和改变行为的过程。

2. 适用范围　适用于传授某项技术、技巧和技能。如自我注射胰岛素；自测血糖、尿糖；自我检查乳房；肢体功能锻炼；产妇产程中正确的呼吸方法；分娩时腹压的应用；母乳喂养的方法；婴儿沐浴等。

3. 优点　① 教育者讲解与示范动作相结合，理论结合实践。② 可配合各种教学设备和教具，形象、直观。③ 可模拟和反复训练，可操作性强。

4. 缺点　易受场地、设备等教学条件的限制。

（五）视听教学法

1. 定义　视听教学法是利用宣传材料或折叠卡、挂图、幻灯、投影、电影、视频，以及图表、模型、标本的展示，系统地向人们讲解健康知识与技能的教学方法。

2. 适用范围　适用于各种有条件展示视听材料的个体或群体的健康教育场所。

3. 优点　① 通过视、听等感官刺激，激发学习兴趣，提高学习效果。② 有声、有色、形象生动，使受教育者在没有压力及紧张的气氛中获得健康知识。

4. 缺点　成本高，需要一定的设备和经费保障。

（六）其他方法

常用的有角色扮演法、实地参观法、计算机辅助法、大众传播媒体及其他形式。

七、实施健康教育时的注意事项

（1）根据服务对象的需要制订健康教育计划。

（2）教学内容应从简单到复杂，从具体到抽象，循序渐进。

（3）根据服务对象的特点，选择适宜的教学方法。

（4）在传授知识过程中，应注意理论与实践相结合。

（5）为服务对象创造良好的学习环境和氛围，以提高教学效果。

根据本节案例特征，患者缺乏有关疾病病因、治疗、用药注意事项、预后、预防保健等知识，渴望护士给予提供相关知识，护士应给予进行针对性的健康教育。其基本工作过程如表10－5所示。

表 10-5　健康教育工作过程情境

工作过程	任务情境		要点说明
	角色	行为	
评估	护士	微笑、热情来到患者床前:“您好！您叫什么名字?”	对受教育者的学习需求和能力进行评估
	患者	“郑华。”	
	护士	“郑华,您现在感觉好一些吗?”	
	患者	“好些了,没原来那么难受。”	
	护士	“现在想向您了解一些基本情况,请您配合,行吗?”	
	患者	“行!”	
	护士	“您有长期喝酒的习惯？有多少时间?”	
	患者	“平时喜欢独自斟饮一些来解闷,有十几年了。”	
	护士	“一般喝什么酒？一天会喝多少量?”	
	患者	“我就喜欢喝啤酒,不多,一次喝5～6瓶吧。一天1～2次。”	
	护士	“您知不知道,这样喝酒是一种不良的生活习惯？会对身体产生危害?”	
	患者	“不知道。因为独自一人,工作又不稳定,一天要是没酒喝就会觉得生活很没劲。” “护士,我的病是什么原因造成的？能不能治好?”“现在医生给我又是打针又是吊瓶,还有这么多药,我好害怕吃药,少吃一点行不行?”	
	护士	微笑:“别急,您的病与您长期酗酒的不良生活习惯有关,需要长期服药治疗,一定要配合医生、护士的治疗和护理。”“下午2:30,我们一起到306健康宣教室,我给你们讲讲这种疾病病因、治疗用药注意事项、疾病的保健等知识。”	
	患者	“那感情好,护士您一定给我多讲讲。”	
	护士	“好的。”对患者亲属:“你下午一起陪同来学习,好吗?”	
	患者亲属	“好的,谢谢!”	
	护士	准备有关酒精性肝硬化腹水的参考书籍;电脑、音像;准备分发给患者及亲属的健康教育处方宣传单、小册子等	评估教育资源
		制订计划、讲义、课件、视频、图片	评估教育者
设立合理的教育目标	护士	制订教育目标 ① 使患者及亲属了解酒精性肝硬化的病因、治疗方法 ② 住院期间了解并能复述本病的预防保健知识 ③ 学会观察和记录尿量、腹围和体重的方法 ④ 改变不良的生活行为习惯,注意休息,生活规律 ⑤ 能注意饮食,并遵医嘱用药,配合医疗和护理	要以患者及亲属的学习愿望为中心;内容具有针对性、可行性、具体、明确、可测量

续表

工作过程	任务情境		要点说明
	角色	行为	
制订教育计划	护士	酒精性肝硬化病因及措施：酒精性肝硬化是由于长期酗酒及生活不规律导致慢性酒精中毒引起；必须戒酒，注意休息，保持生活规律，才有利于疾病的恢复 腹水形成的原因及防治腹水增长的方法及配合注意事项 用药注意事项：要在医生指导下，按时应用利尿药；不得私自更改剂量或偷偷停药 应用利尿药期间学会观察：每日测腹围、体重，记尿量，以便了解效果，及时调整用药 注意饮食：限制钠盐摄入，平时不要吃过咸的饭菜 在治疗腹水期间易发生的问题和症状：易发生电解质紊乱及可能出现的症状，一旦发生异常，要及时报告医护人员；讲解经常抽血监测电解质的意义	确定教学内容
		时间：下午 2:30；地点：306 健康宣教室；对象：患者及亲属	确定健康教育的时间和场所
		讲授法：结合电脑：课件、视频、图片等提高学习效果	选择教学方法
实施教育计划	护士	提前准备好环境，通风、光线良好，安静整洁；设备良好、教育材料齐全	等待患者及亲属到来
	患者及亲属	按时到达，就座	护士热情接待，安排就座
	护士	应用沟通技巧，与患者及亲属进行有效沟通，使教与学在互动过程中，达到良好的学习效果	
评价教学效果	护士	应用提问、观察等方法，在学习过程中，阶段性、结果性的对患者及亲属对所学知识了解和掌握情况及时反馈，适时进行评价，不断调整和完善	贯穿整个教学过程
	患者	能说出自己疾病的病因；能叙述饮食、保持生活规律等保健知识；能叙述治疗腹水期间易发生的问题和症状，懂得应及时报告医护人员；能掌握尿量、腹围、体重的观察方法	效果评价

【小结】

- 健康教育指导能力
  - 概念
    - 健康教育
    - 健康促进
    - 卫生宣传
  - 健康教育的目的和意义
    - 健康教育的目的
    - 健康教育的意义
  - 护理专业人员在健康教育中的作用
  - 健康教育基本原则
    - 科学性原则
    - 通俗性原则
    - 可行性、实用性原则
    - 针对性、因人施教原则
    - 直观性、多样化原则
    - 合作性、参与性原则
  - 健康教育的程序
    - 评估
      - 受教育者的学习需求和能力
      - 评估教育资源
      - 评估教育者
    - 设立合理的教育目标
    - 制订教育计划
    - 实施教育计划
    - 评价教学效果
  - 常用健康教育方法
    - 专题讲座法
    - 个别会谈法
    - 讨论法
    - 示范法
    - 视听教学法
    - 其他方法
  - 实施健康教育时的注意事项

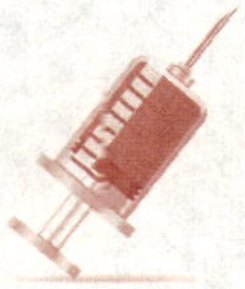

【思考训练】

1. 何为健康教育？其与健康促进和卫生宣传有何不同？
2. 健康教育有何目的和意义？护理专业人员在健康教育中有何作用？
3. 健康教育应遵循哪些基本原则？健康教育基本程序有几个步骤？
4. 常用健康教育有几种方法？它们各自有什么优缺点？

第三节　职业生涯规划能力

【案例】

护生倪华在三年中专护理专业学习中，就有一个梦想，一定要实现大学梦。由于毕业当年所在地市、县级医院不再招聘中专毕业生，倪华就回自己家乡卫生院应聘并被录用。但倪华为了实现自己的大学梦，充分利用工作之余自学文化课。工作认真、虚心求教，第二年被单位派去参加全县护理技能大赛，不负众望，夺得技能竞赛冠军，第三年被委以病区护士长职务。第三、四年，倪华积极改进护理工作环境，与病区主任医生共同创建了急诊科、抢救室等，取得了很大成绩。第五年倪华参加全国成人高考，进入医科大学护理专业脱产学习。专科毕业后被县医院聘用，到更高一级医院工作的倪华，将自己所学的专业知识和技能充分应用于护理工作中，工作态度和能力受到病人、病人家属、单位及社会的认可。很快被医院任命护士长，为了适应工作岗位和医院的发展，又参加全国成人考试，进入高等院校护理专业函授学习，并获得本科文凭。通过不断努力奋斗，职称从护士逐级晋升为主任护师，使专业技术路径得到顺利发展。作为护理专业高级人才，很快她被医院委以护理部主任职务，管理路径也得到顺利发展，使她的能力得到更大的发挥。

【案例分析】

1. 案例特征　这是一个护理职业生涯发展很成功的案例。护士倪华的职业生涯发展与其本人在中专时期就开始规划蓝图是分不开的。

(1) 一定要实现大学梦想的规划，使倪华从中专、大专教育，一直到本科毕业，学历得到不断的提高。

(2) 倪华的工作环境随自身学历、知识和能力的提高，而发生良性的变化。

(3) 职称和工作职务的不断升迁，使她专业技术路径和管理路径都得到很好的发展。

2. 需解决的问题

(1) 你看了本案例，是否有为自己的理想职业进行蓝图规划？你知道应如何进行生涯规划？

(2) 学习职业生涯规划知识、规划步骤和规划能力，寻求职业发展方向。

3. 需完成的学习任务——职业生涯规划能力

任务目标

1. 树立职业生涯规划理念，尝试职业生涯蓝图规划。
2. 培养职业生涯规划意识和能力。

学习目标

1. 阐述职业生涯规划的概念。理解职业生涯规划对自我发展的重要性。

2. 熟悉护士职业生涯规划步骤及职业生涯发展方向。

教学活动方式

多媒体展示、角色扮演、模拟情景、小组讨论、竞赛等。

随着大学生就业人数的增多及护理专业人才需求层次的提高，就业压力及盲目就业等问题不断凸显。大学生如何定位，如何规划自己的职业生涯，是整个教育和社会所关注的话题。目前，护理人才的流失也严重阻碍了护理专业的发展，许多学者提出职业生涯规划是影响护理人员工作专业化、事业化、离职率及工作满意度的主要原因之一。可见，要促进我国护理事业的发展，职业生涯规划在护理职业生涯发展中起着举足轻重的作用。

职业生涯规划是指在对个体职业生涯的主客观条件进行测定、分析、总结、研究的基础上，确定其最优的职业奋斗目标，并为实现这一目标做出行之有效的安排。职业生涯规划不只是协助个人按照自己的资历条件找一份好工作，更重要的是尽可能规划未来职业发展历程；考虑个人的价值、智能、兴趣，以及助力和阻力，进一步详细评估外环境的优势和限制，设计出合理可行的职业发展方向，充分发挥自身优势，激发潜能，弥补不足，实现自己的人生目标。

一、概念

1. 职业生涯　是一个人在其一生中所承担工作的历程，主要指专业发展过程，是个体获得职业能力、培养职业兴趣、职业选择、就职到退出职业劳动的完整职业发展过程。

2. 职业生涯规划　是个人规划其未来生涯发展的过程，即设定个人生涯目标、然后设计完成生涯目标发展活动的过程。

3. 护理职业生涯规划　是护生计划自己在护理专业生涯中，根据其专业发展和个体需要，获取相关的知识与技术，拟定计划达到的目标、设计达到目标的活动，并通过自身的努力，最终达到既定目标的行为历程。

二、职业生涯规划理论及进展

(一) 职业生涯规划理论

职业生涯规划在国外得到广泛认可的理论有三种：一是美国约翰·霍普金斯大学霍兰德(Holland)教授的职业选择模型，他强调经历、人格与职业的匹配。二是美国学者梅尔斯(Myers)和布里格斯(Brigs)的职业规划和个性测评理论，它强调职业与个性类型的吻合。三是美国麻省理工大学施恩(Schein)教授的职业锚理论，强调个人价值观、能力及兴趣对职业选择的影响。

(二) 职业生涯规划理论进展

职业生涯规划(career planning)理论起源于20世纪初期，原本为职业指导(occupation guidance)，为辅导者提供与谋职有关的信息，解决就业问题，是西方人力资源管理的内容之一。随着西方人本主义理论流派走向成熟，20 世纪中叶在以注重个体生涯发展历程为重心的背景下，金斯伯格等人提出“职业发展是一个与人的身心发展相一致的过程”；舒伯的“生涯发展理论”指出“职业指导既协助个人发展并接受统一完整的自我形象，同时发展适当的职业角色形象，使个人在现实世界中接受考验，并转化为实际的职业，以满足个人需要，同时造福社会。”金斯伯格和舒伯提出的生涯发展理论，由此开始出现了生涯辅导并逐渐代替职业指导。

【知识链接】

职 业 锚

“锚”是指抛到水底可以使船稳定的器具。职业锚，实际就是人们选择和发展自己的职业时所围绕的中心，是指当一个人不得不做出选择的时候，他无论如何都不会放弃的职业中的那种至关重要的东西或价值观。

职业锚理论是由在职业生涯规划领域具有“教父”级地位的美国麻省理工大学斯隆商学院、美国著名的职业指导专家施恩提出的。他认为人的职业生涯发展是一个持续不断探索的过程，在这个过程中，每个人都会根据个人的能力、动机、天分、需要、态度和价值观等，逐渐形成较为明显的与职业有关的自我概念和明显占主导地位的职业定位。

三、护理职业生涯规划的意义

1. 护理教育　职业规划是大学生适应社会经济发展的需求，通过在校开设护理职业生涯规划课程教学，以及教师有计划在其各门课程教学中融入职业生涯规划教育理念，帮助学生树立职业生涯规划意识，对护生的职业成长将产生重要的指导意义。

(1) 在护生生涯规划抉择中，能有效预防或调整其出现及存在的问题。

(2) 有利于自我定位，能使护生学会客观评价自我、正确认识专业，将理想与现实有机结合。

(3) 可帮助护生有效地解决专业成长过程中所面临的各种问题，降低护理执业期中的阻力与挫折，增加专业认同感。

(4) 能帮助护生开拓美好前程，促进护生的专业成长。

(5) 能让护生认清自己、明确目标、挑战自我、超越自我，为所规划的发展蓝图而不断奋斗。

2. 护理管理　医院发展离不开护士综合素质的提高，而护士个人的发展也离不开医院的管理环境，无论是护理管理者，还是护士个人都应该重视职业生涯规划。组织通过护士职业发展管理，帮助护士达到其执业期望，使组织整体事业和护士个人职业发展管理统一起来，个人利益和整体利益和谐的统一，最终实现发展的双赢。

(1) 将职业生涯规划引入护理管理领域，有利于留住人才、吸引人才。

(2) 职业生涯规划可为护理工作环境创造一种职业发展的文化氛围，有利于促进护士素质的提高和职业发展。

(3) 良好有效的职业生涯规划能给护士一个有成就感的职业目标及实现途径，可降低从业失败和减少离职率。

(4) 有助于减低护士工作中的阻力与挫折，降低摸索与尝试错误的机会。

(5) 通过专业生涯规划的途径，使护士在专业成长过程中达到自我实现的最高境界。

(6) 职业生涯管理使医院组织和护士个人发展统一起来，达到组织和个人同步发展。

四、护理职业生涯规划步骤和内容

职业生涯规划是有步骤进行的，主要为：评估、计划及实施、评价与反馈等。

(一) 护生学习期职业生涯规划

1. 规划主要内容　一年级了解自我，加深对护理专业的认识；二年级预定感兴趣的职业，对所学专业精深、广博，拓宽专业知识面；三年级注重职业技能和创业能力培养，有目的地提升职业修养，做好从学生到职业者的角色转换准备，以面对严峻的就业形势。

2. 规划步骤　学生如何进行规划和校方如何帮助其规划，是学生与学校双方互为的活动。主要步骤为：评估（收集相关信息资料，对自我和专业进行评估）、计划及实施（确立职业发展目标与策略，并付诸实施）、评价与反馈（对所实施的职业规划发展进行评价与反馈）等。

(1) 评估

1) 收集相关信息资料，及时传递职业信息：学校相关部门及教师帮助学生对其外因，即社会环境因素和医院因素进行分析，及时传递医院近期和远期的护理岗位、各岗位所需能力、条件、待遇、考核等有关信息，指导学生学会多渠道收集与职业有关信息，以助护生更好确定自己职业发展道路。

2) 护生自我认定：教师在传授知识的同时，帮助学生分析其内因，引导学生如何对自身的需要、能力、兴趣、性格等做出全面分析，以确定个人具有哪些能力？判断什么样的职业比较适合自己？从而使护生正确进行自我定位。

3) 专业特点评估：既要强调专业积极的一面，也要分析执业中将会面临的困难和问题。① 积极面：随着社会进步和人们的生活水准提高及健康保健意识的增强，护理专业是当今的热门专业，社会需求量大、就业面广、就业率高等是专业积极的一面；② 负性面：在积极、乐观看待护理专业良好一面的同时，也要看到学校教育与现实工作的期望值差异、书本知识与临床实际工作的脱节、职业理想与现实社会对护理工作歧视的反差、护士与医生所受到的不平等待遇、护理工作责任重、超负荷工作量、职业风险性大、工作压力大、护理工作的特殊性和复杂的人际关系等负性的一面。通过分析使学生正确面对护理专业，从容选择护理职业。

(2) 计划与实施

1) 制定职业生涯目标：在确定适合自己专业的基础之上，制定职业生涯目标。根据在校教育、就业（或升学）、执业期等不同阶段，合理制定切实可行的短期、中期、长期（人生职业最终目标）等各期目标。① 在学习期间如何完成每学期、每学年的课程学习，注意自身职业形象修养；通过英语等级考试、计算机等级考试、职业技能鉴定；完成临床实践实习、获取毕业证书、护士执业资格证书等。② 设定就业目标，应在临床实习期间如何通过学校、网络、同学、朋友、家人等多方多渠道，及时收集就业信息；如何书写就业推荐书、做好面试和理论考试准备；如何出色完成从学生到职业者的角色转换等目标。③ 执业期间，根据人生职业最终目标分别设定短、中、长期目标，进行护士执业期生涯规划。

2）制定行动方案与实施：将所制定的目标转化成具体的措施和方案，如详细的各种学习计划、训练计划、培训计划等，并将付诸实际行动之中（即实施）。

（3）评价与反馈：通过职业规划发展的实施，在发展各阶段中适时将行动结果与目标进行比较，做出客观的评价，为及时调整规划作反馈依据。

（二）护士执业期生涯规划

根据影响职业生涯发展的内在因素和外在因素，应做到“知己知彼”，充分评估自身条件和外在环境，通过分析、比较内因及外因，找出最适合自己的专业发展途径，对未来职业的选择和适应做出抉择。

1. 评估

（1）自我认知和定位：① 熟悉自己应掌握的专业知识和技能；② 剖析自己的人生观、价值观、兴趣、性格等特征；③ 分析自己在家庭、社会、工作中的角色期望；④ 充分了解自己的优势与不足；⑤ 形成客观、全面的自我认知和定位；⑥ 找出适合自己的职业发展方向。

（2）执业分析：① 关注护理专业发展、了解护理职业特点和专业发展途径；② 分析护理专业积极面和存在的问题、困难等负面因素；③ 明确护士应具有的职业素质、职业道德和职业能力要求；④ 就业机会、专业结构、升迁机会、经济环境，以及国家政策；⑤ 根据自身条件设计执业之路。

2. 计划与实施

（1）确立职业发展目标：确立了未来专业发展方向后，应及早拟定自我未来的专业发展目标与计划。目标应包括短期、中期和长期的具体目标。① 短期目标通常是近期内所能完成的专业发展目标；② 中期目标是整个生涯发展的中途目标；③ 长期目标是执业发展最终追寻的结果。制定目标应根据自己实际情况而定，要切实可行，不好高骛远。

如刚就业助产护士制定的工作目标：执业第一年要做到“三基三严”理论、基本护理操作考核必须达标，能够独立完成本职工作，顺利完成专科轮转；执业第二年应掌握妇产科接生技术、新生儿心肺复苏技术和成人心肺复苏技术，掌握产房常见的危急重症抢救，顺利通过助产评估考核；中期目标为实现学历提高、专业进修；长期的目标是成为一名助产专科护士；人生目标成为具有丰富的临床实践经验、妇产专科领域具有较高护理水平的临床护理专家。

(2) 制定及执行行动策略：当确立职业生涯发展目标后，应开始拟定行动策略，设计达到目标的活动过程。在拟定行动策略时，应注意整体的配合性，多参考护理前辈的经验，选择最适合自己的行动。① 早期阶段注意加强专业基础训练，及时更新知识，培养处理问题能力，克服依赖心理，主动开展工作，正确分析工作中不足，总结和积累经验。② 中期注重精通业务，参与教学和管理工作。③ 后期注重锻炼和培养具有解决护理工作中疑难问题能力，具有丰富的临床实践经验和较强的科研能力。

3. 评价与反馈　社会和专业环境总是在不断地发生变化和发展，制订的职业生涯规划也需要根据变化和发展的社会和专业环境，以及个人情况做出客观的评价和反馈。根据反馈的实际问题及时做出必要的调整，用最有效的方法和途径达到生涯发展的理想目标。如本案例护士倪华五年后终于实现自己的大学梦，并由于自身学历的提高从而改变了工作单位。倪华根据新工作环境和个人情况适时评价和调整执业生涯规划，使专业技术路径和管理路径都得到良性发展，最终实现人生目标。

五、护理职业生涯发展方向

作为一名护士，是否将其所从事的护理工作视为谋生的职业，还是终生发展的事业，这对护士在其职业生涯中的发展是至关重要的。一个护士在其职业生涯过程中，其职业生涯发展是多方向的。每个人应根据自身情况、社会发展、就业岗位等需求，有目标、有计划的规划和选定发展方向。

(一) 执业期的不同发展方向

1. 执业前的执业注册　护生在实习后期，毕业及就业前必须参加国家卫生部组织的护士执业资格考试，并取得《护士执业证书》，通过注册后开始从事护理专业工作。

【知识链接】

我国护士执业资格考试及执业注册

护士执业资格考试是为贯彻国家人事部、卫生部《关于加强卫生专业技术职务评聘工作的通知》等相关文件的精神，于 2001 年开始正式实施的。护士执业资格考试实行国家统一考试制度。统一考试大纲，统一命题，统一合格标准。护士执业资格考试原则上每年举行一次，护士执业资格考试报名在每年 2～3 月份进行，采用网上报名和现场确认方式进行。

2008 年 1 月 31 日，国务院颁布《护士条例》和《护士执业注册管理办法》，明确规定了护士执业注册及执业注册管理办法，于同年 5 月 12 日起施行。

国家护士执业资格考试是评价申请护士执业资格者是否具备执业所必需的护理专业知识与工作能力的考试。通过考试取得的资格代表了相应级别技术职务要求的水平与能力,作为单位聘任相应技术职务的必要依据。

(1) 适用人员范围:《护士执业资格考试办法》第十二条及《护士条例》第七条规定,在中等职业学校、高等学校完成国务院教育主管部门和国务院卫生主管部门规定的普通全日制 3 年以上的护理、助产专业课程学习,包括在教学、综合医院完成 8 个月以上护理临床实习,并取得相应学历证书的,可以申请参加护士执业资格考试。

(2) 考试科目:2011 年护士执业资格考试科目改革为专业实务和实践能力两个科目,一次考试通过两个科目为考试成绩合格。

2. 学历的发展　由于多层次的护理教育体系,学校培养和造就出不同层次学历的护理专业人才,为了适应社会不同岗位对不同层次护理人才的需求,个人可以根据自身和社会需求情况,适时提升学历层次以适应职业生涯的发展。

(1) 就业前学历提升方向:各层次学历的护理专业学生,有的直接选取就业,有的选取继续学习提升学历,从而增加就业筹码。各层次学历护理专业学生学历提升方向及要求如表 10－6 所示。

表 10－6　各层次学历护理专业学生学历提升方向及要求

各层次学历	学历提升方向及要求
中职	在即将毕业前可报考“高职高专”考试,通过“高职单招”进入高职高专院校或本科院校的高等专科护理专业学习,学制一般为三年,毕业后可获取“大专”学历
高职高专	在即将毕业前可报考“专升本”考试,通过高等院校的护理专业本科学习,学制一般为二至三年,毕业后可获取“本科”学历或学士学位
本科	在即将毕业前可报考“硕士研究生”考试,通过高等院校的护理专业硕士研究生课程学习,学制一般为三年,毕业后可获取研究生学历及硕士学位
硕士	可参加“博士研究生”考试,通过高等院校的护理专业博士学位课程学习,学制一般为三年,通过博士学位的课程考试和论文答辩,成绩合格,达到规定学术水平者,毕业后可获取博士学位
博士	博士,通常是最高一级学位。《中华人民共和国学位条例暂行实施办法》规定,博士学位的条件是高等学校和科研机构的博士学位研究生,或具有博士学位研究生毕业同等学力者,通过博士学位的课程考试和论文答辩,成绩合格,达到规定学术水平者,可授予博士学位

中国学位与研究生教育信息网:www.cdgdc.edu.cn

(2) 就业后的学历提升:这类学历发展属于“在职”学历提升,即在就业后的执业过程中，护士根据自身学历层次和岗位职业、知识的需求，选择第二学历或更高学历的深造机会，从而提升自身学历，以适应社会发展和自身职业生涯发展的需求。

国家提供了多种继续教育的途径，主要有成人高考、高等教育自学考试、广播电视大学、网络教育等多种渠道。成人高考主要有脱产学习和业余学习、函授学习等学习方式。

1）广播电视大学：广播电视大学无需参加高考或成人高考，教学主要有网上课堂和面授两种方式。对于居住地不稳定、可能需要长期出差在外的人来说，可以考虑选择广播电视大学进行学习，因为其保留学籍时间较长。如果更换了工作地点或居住地，只需要所注册的电视大学出具一份推荐信，学生可以在其他城市的电视大学继续学习，且无须支付其他的额外费用。

2）网络教育：高等网络教育（远程教育），是另一种成人教育形式，其本质是函授教育的延伸。网络教育有两种授课方式，一是通过网络进行在线授课，学员可以通过网络浏览课件，完成作业，通过 BBS 进行提问和沟通；二是集中面授，不少希望进入自己心仪的名校进行学习的外地学生，可以通过报考网络学院，接受远程授课以完成学业。

3）自学考试：① 性质：高等教育自学考试，是个人自学为主，社会助学和国家统一考试的一种高等教育形式。它以无须参加成人高考的宽进政策、注册入学的方式，获得了大批青年学子的青睐。② 特点：允许任何人报考，学习上不受任何时间、任何地点的影响，从而解决了工学矛盾。③ 颁发证书：考生参加单科考试，合格一门，发一门的合格证书，所有科目合格后，颁发学历证书。④ 考试：每年有两次考试，考生根据情况选择考试科目。自学考试最困难的是它的考试关，正因为它的严肃性，在成人教育系列中，自学考试的含金量也是最高的。若要真正学习知识，而又没有整块时间用来学习的人，参加自学考试是最佳选择。

4）函授教育：要经过全国成人高考、招生入学。函授教学过程主要由自学、面授和考试等环节组成。其特点主要有：① 学员在教师书面指导下自学，充分利用业余时间，按照函授教学计划、教学大纲学习；② 学习形式灵活机动；③ 专业设置针对性强、实用，学员不脱产学习，收效快。

成人高考、自学考试、电大、网络教育都颁发国家承认的学历证书，毕业证书获得者的待遇与普通高校同类毕业生相同，都可以参加硕士研究生考试、公务员考试、司法考试等。符合相关条件者，都可以申请获得学士学位。

5）在职护理硕士专业学位："护理硕士专业学位"英文名称为"Master of Nursing Specialist"，简称 MNS。① 招生对象：一般为学士学位获得者或具有同等学力者，并已通过注册护士资格考试。② 培养目标是：培养具备良好的政治思想素质和职业道德素养，具有本学科坚实的基础理论和系统的专业知识、较强的临床分析和思维能力，能独立解决本学科领域内的常见护理问题，并具有较强的研究、教学能力的高层次、应用型、专科型护理专门人才。③ 课程设置：充分反映护理实践领域对专门人才的知识与素质要求，以培养学生的临床护理实践能力为主，同时注重培养研究能力和教学能力。④ 培养模式:采取以临床实践为主,辅以一定的课程学习和科研训练。学位论文须与培养临床护理决策能力紧密结合,临床实践与课程考试合格,并通过学位论文答辩者,授予护理硕士专业学位。

3. 就业方向　由于社会老年化、人们的健康理念变化和保健意识增强,护理专业人员已成为21世纪人人享有卫生保健的主要力量,因此,护理专业人员就业面广。

(1) 临床护理:主要在省、市、县各级综合医院、中医院、妇幼保健院、专科医院、传染病院;乡镇卫生院;中、高等院校校医院或医务室、大型厂矿企业医院或医务室;外资医院、民营医院、中外合资医院等从事临床护理工作。

(2) 社区护理:社区医疗服务中心、养老院、疗养院、康复治疗中心、小学及幼儿园校医务室等,从事医疗护理保健工作。

(3) 护理教育:中、高等医学院校,从事护理教育、科研及管理等工作。

(4) 各类需有护理专业背景的行业:如医疗器械公司、医药公司、医学美容机构、卫生行业杂志编辑部、出版社等相关企事业单位。

(5) 国外、境外等就业。

4. 职称——专业技术路径发展

(1) 职称含义:职称通常是指专业技术人员的专业技术水平、能力,以及成就的等级称号,反映专业技术人员的学术和技术水平、工作能力和工作成就。就学术而言,它具有学衔的性质;就专业技术水平而言,它具有岗位的性质。

(2) 职称路径发展:专业技术人员拥有何种专业技术职称,表明其具有何种学术水平或从事何种工作岗位,象征着一定的身份。但层次高低设置与所在单位的性质和级别有关,单位级别越高其发展层次越高。护理专业技术人员在不同行业中职称发展如表10-7所示。

表10-7　护理专业技术人员在不同行业中职称发展

行　业	职　称
临床护理	护士:是指经执业注册取得护士执业证书,依照《护士条例》规定从事护理活动,履行保护生命、减轻痛苦、增进健康职责的卫生技术人员。护士一词来自1914年钟茂芳在第一次中华护士会议中提出将英文nurse译为"护士",经大会通过,一直沿用至今
	护师:护师是护理人员的初级技术职称,相当于医师或技师,通常是本科/大/中专学历的护士工作一/三/五年后通过考试获得
	主管护师:护理人员的中级技术职称
	副主任护师/主任护师:副主任护师是护理人员的副高级技术职称。主任护师是护理人员的高级技术职称

续表

行　业	职　称
护理教育	中等专业学校职称发展层次从低到高依次为：助理讲师（初级）、讲师（中级）、高级讲师（高级） 高等院校职称发展层次从低到高依次为：助教（初级）、讲师（中级）；高级：副教授、教授
杂志社、出版社编辑部	若在杂志社、出版社编辑部从事编辑工作者，其职称发展大部分按编辑系列发展，从低到高依次为：助理编辑（初级）、编辑（中级）、副编审和编审（高级）；部分编辑部则随医院护理职称系列（即临床护士发展方向）

5. 职务——护理管理路径发展

（1）职务含义：职务指职位规定应担任的工作；释义为：各行各业职位的称呼。是指组织中承担相同或相似职责或工作内容的若干职位的总和。

（2）职务路径发展：在护理职业的执业发展中，临床护士其职务提升层次分别为：护士长、科护士长、护理部副主任、护理部主任、医院副院长（分管护理）等（表 10－8）。

表 10－8　护理管理职务

职　务	含　义
护士长	是护理系统的基层领导干部，是科室护理工作的具体领导者和指挥者，是医院护理队伍中的管理者和组织者。科室护理质量的高低与护士长本身的素质和管理水平有直接的关系
科护士长	作为护理管理系统中的中层管理者，在护理部主任和大科主任双重领导下，全面负责大科（简称科）内所管辖病区护理管理的督促、检查和指导工作。在医院管理系统中起着沟通上下信息的桥梁作用和协调科内外关系的作用
护理部主任（副主任）	护理部主任（副主任）是医院护理管理指挥系统的负责人，是医院指挥调度机构的成员。根据医院中心工作，研究护理工作特点规律，进行护理工作的计划、组织、协调、控制，达到提高护士积极性，检查护理服务系统，优化护理效应，保证护理服务质量 护理部副主任协助护理部主任负责相应工作

6. 医院岗位就业方向

（1）不同种类的医院：① 按收治范围划分：综合性医院和专科医院。② 按特定任务划分：军队医院、企业职工医院、医学院校附属医院。③ 按地区划分：城市医院（省、市、区、县、街道医院）、农村医院（乡、镇医院）。④ 按所有制划分：全民所有制医院、集体所有制医院、个体所有制医院、中外合资医院。⑤ 按经营目的划分：非营利性医院、营利性医院。

（2）不同等级的医院：1989 年，国家卫生部颁布了《综合医院分级管理标准》，根据医院的任务、功能、技术水平、设施条件、医疗服务质量和科学管理的综合水平，将医院分为三级(一、二、三级)十等(每级设甲、乙、丙三等,三级医院增设特等)。

(3) 医院内的组织机构:随着现代社会的发展,医院因规模、任务不同,级别不同,医院的机构设置也不同,医院中的业务组织和临床科室的开设数量,可根据本院专业特色、人才情况而增减。当前医院的组织机构模式,大致可分为三大系统,即诊疗部门、辅助诊疗部门和行政后勤部门(图 10-1)。

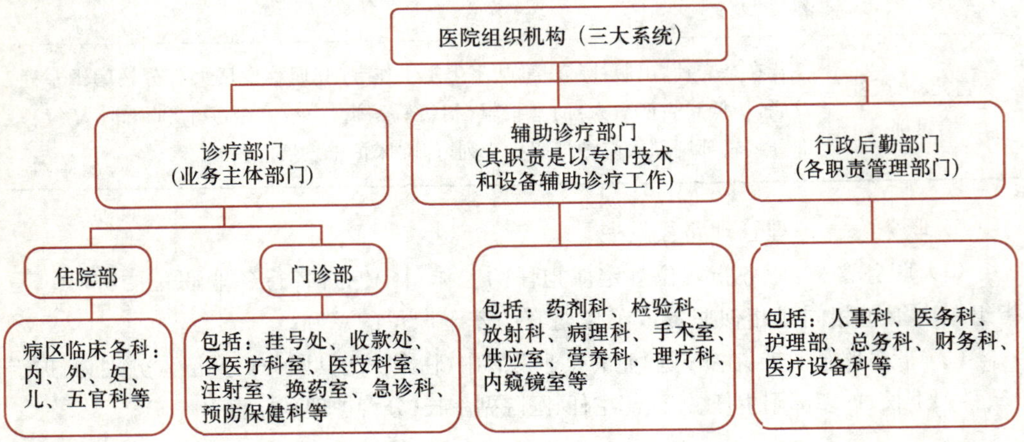

图 10-1 医院组织结构图

(4) 科室设置:各级医院根据医院级别、规模大小设置不同科室。大致如下:① 内科:心内科、肾内科、神经内科、消化内科、呼吸内科、血液内科、风湿免疫科、内分泌科等;② 外科分为:心胸外科、神经外科、普通外科(腹部外科、乳腺外科、甲状腺外科等、血管外科)、泌尿外科、骨科、烧伤和整形外科、小儿外科等。③ 妇产科:妇科、产科、新生儿室。④ 还有其他专科:儿科、口腔科、手术室、重症监护室、门诊部、急诊科、传染科、皮肤科、肿瘤科、康复科、干部病房等。

7. 境外就业　前提需通过 TOEFL(托福,美国留学英语测试)或 IELTS(雅思),欲赴美从业者还需通过 CGFNS(赴美护理资格考试)、RN(注册护士)等考试,方可在境外就业。

(1) TOEFL(Test of English as a Foreign Language):TOEFL 是由美国教育考试服务处 ETS(Educational Testing Service)举办,是针对非英语国家留学生的一种入学英语水平考试。美国教育考试服务处由 1965 年开始承办此项考试的管理工作,至今为止,美国和加拿大共有 2300 多所院校规定,凡是外国学生申请入学学习的,必须提供 TOEFL、GRE、GMAT 或 TSE 的某一项或两项标准化考试证明,只有达到学校所要求成绩的报考者,才能取得入学和申请奖学金的资格。欧洲(如英国)、大洋洲(如澳大利亚、新西兰),以及东南亚一些国家和地区也都已承认 TOEFL 考试成绩。近几年来,国内的联合国驻华机构和外企及合资企业在招聘录用职员时,或国际组织在测试职员的英语水平时,也都参考 TOEFL 考试成绩。

(2) 雅思(IELTS):IELTS 国际英语水平测试由英国剑桥大学测试中心(The

University of Cambridge Local Examinations Syndicate - UCLES)、澳大利亚高校国际开发署(IDP Education Australia)及英国文化委员会(The British Council)共同举办,1990 年 4 月在中国开始推广。

英国、澳大利亚、新西兰、加拿大,以及许多国家的院校均采用并认可这一语言测试系统。加拿大、澳大利亚、新西兰等国家的移民局均将这种考试成绩作为技术移民及其他类移民中衡量英语语言能力的唯一标准。以上国家的学校和培训进修项目及许多国家的院校都接受这一考试成绩,并设立不同的成绩合格标准。IELTS 考试分常规类(General Training)和学术类(Academic)两类。因本考试有口语项目,因此会比 TOEFL 更具有可信度。

(3) CGFNS(美国国外护士学校毕业生审查委员会):是在美国劳工部和卫生教育与福利部(现为卫生与大众服务部)的要求下,由美国护士协会和全国护理联合会于 1977 年成立的。该委员会的工作任务是对国际上具有护士教育背景的毕业生进行资格审核,以确保合格的人选在美国通过注册护士执照考试(NCLEX-RN)后从事护士职业。CGFNS 提供的证书项目使具有国际教育背景的护士能够在申请进入美国之前,把握他们通过美国护士执照考试的机会。

1) 证书获得:该证书项目由资质审核、一项为期一天的护理知识资格考试和一项英语水平考试构成。考生只有成功地满足了该项目上述三项条件后,方可获得 CGFNS 颁发的证书。

2) 考试时间:CGFNS-CP 护理知识资格考试目前在中国每年举行三次,分别为 3 月、7 月和 11 月。考试分为两部分,上午进行第一部分考试,时间为 2 小时 30 分钟;第二部分下午进行,时间为 1 小时 50 分钟。

3) 证书申请:CGFNS-CP 证书项目资格申请由申请人通过网上或书面直接向 CGFNS 递交,审核通过后,将被告之具体的考试时间和地点。考试结果由 CGFNS 直接通知考生。

(4) RN(注册护士):NCLEX-RN 的全称是"National Council Licensure Examination for Registered Nurses"即"全国注册护士协会执照考试",简称 RN。通过了该专业执照考试,并取得该注册护士执照,才能在美国从事护理工作。

1) 先决条件:外籍考生必须在其本国拥有护士执照,并受过全面的护理教育。先取得 CGFNS 机构颁发的"护士资格证书",以此作为参加注册护士执照考试的先决条件。美国有一些州护士局要求外籍护士,英文 TOEFL 分数线在 550 分以上,才可以参加注册护士执照考试。

2) 报考最基本的条件是:① 政府认可的高中毕业;② 政府认可、至少 2 年的护理专科学校毕业,并已从事过内科、外科、妇科/新生儿科、小儿科和精神科护理的理论与临床实习;③ 有政府认可的一级护士执业许可证。

8. 专科护士　专科护士指在某一专业领域受过高级/特定专业教育并具有实践经验的注册护士,可包括护理麻醉师(nurse anesthetist)、护理助产士(nurse midwife)、临床护理专家(clinical nursing specialist,CNS)、开业护士(nurse practitioner)

等。专科护士应有相应的教育准入标准(如美国为本科后教育)和资格考核制度,发展专科护士是我国护理事业发展的趋势之一。

(1) 临床护理专家(CNS):1980年美国护理协会定义:临床护理专家(CNS)是指在护理专业的某一特殊领域内,通过学习和实践达到硕士或博士水平,具有较高水平的专业护理知识和技能,具有丰富的临床实践经验的专家型临床护理人员。国内通常只在某专科领域具有较高护理水平的人才,他们通过临床护理、教学、会诊、研究和变革等活动促进护理学的发展。

(2) 开业护士(NP):开业护士是承担高级临床护理角色的执业护士,并根据法律规定在一定范围内具有诊断、处方、转治建议的权限。在美国开业护士由美国护士资格认证中心负责,主要工作场所在初级保健机构工作,如医生office、健康维持组织(HMO)和社区公共卫生诊所,包括学校、工厂和家庭护理机构。但同时也在急诊医院(包括公立和私家医院)。国外的培养途径:需经过本科后教育或硕士教育,护理学院大多开设专门的NP培养项目。

NP在美国已有50～60年的历史。但在我国除了香港NP的发展已处于初级阶段外,它还是一块尚未开垦的领域。

(3) 护士门诊:是指具有医学专业背景的护士在取得相关资格证后像医生一样坐诊给患者看病,她们具备护士的操作技能,同时也有专业的医学知识,兼具医疗和护理的双重技能,可以解决一些专业疾病的治疗需求,与普通医生不同的是,她们不具有处方权。这一行业出现,一改人们以往认为护士只是执行打针、发药、测体温等简单工作的印象。除了为服务对象提供专业、方便的服务外,其主要功能是进行健康宣教。目前一些医院已开展有造口、伤口、哮喘、糖尿病、PICC(经外周中心静脉置管)、产前及产后等门诊服务。

(4) 社区护理(community nursing):是公共卫生学和护理学的结合,以人的健康为中心,以需求为导向,贯穿服务对象生命全过程,以社区为范畴,家庭为单位,个人为对象(三位一体预防模式),以妇女、儿童、老年人、慢性病人、残疾人等为重点,集预防、保健、医疗护理、康复、健康教育、计划生育指导"六位一体",是有效、经济、方便、综合、连续的基层护理服务。

社区护理成为医疗卫生服务新的增长点;社区护理成为公共卫生服务的重要组成部分;社区护理队伍将占护理人员总数的一半以上。美国1993年从事社区护理的护士已经达到总数的33.5%,而我国2003年从事社区护理的护士不到护士总数的10%。在社区护理中,护士承担多种角色,即社区保健的管理者、监督者、服务者、教育者。

(二) 执业期的不同发展阶段

1. 职业发展模式和理论研究

(1) 临床护士5阶梯发展模式:1984年美国Benner P以经验学习理论为据,提出"从新手到专家"(from novice to expert)的临床护士5级阶梯模式,将护士执业发展分为5个阶段:新手(novice)、入门(advanced beginner)、称职(competent)、熟练(proficient)、专家(expert)。各个阶段定义如表10-9所示。

表 10-9 各个阶段定义

阶段	定义
新手(novice)	定义为刚入护理行业之门的人员如护士学生
入门(advanced beginner)	定义为能在督导下完成护理法律、法规、专业常规所规定的护理任务
称职(competent)	定义为那些经过数年临床实践,能够将书本知识应用到现实护理中并能从繁多的护理任务中区分重要的和一般的,且能按照护理任务的轻重缓急给予时间先后的安排
熟练(proficient)	定义为有能力整体性的洞察所护理的患者,能区分患者需求的轻重缓急,能熟练地将知识、技能正确应用到所护理的患者,能预见患者潜在的问题和病情进展,护理行为娴熟,并经常能靠直觉发现问题
专家(expert)	定义为在临床环境中有能力凭直觉提出解决复杂问题或复杂患者的护理方法,这种能力是基于对该专科领域的丰富的经验和充裕的知识,并致力于研究该专科领域患者的需求及引导该专科护理的发展

各阶段特征:在未进入专科的特殊领域之前,临床护士职业阶梯为 4 级,简称为 N1、N2、N3、N4,第 5 级(N5)定为临床护理专家(CNS)。① N1:着重基本护理能力;② N2:重点在护理重症病人所需的能力;③ N3:转向整体性护理实施能力和教学能力;④ N4:承担科学研究和专科护理能力;⑤ N5:必须是"具有硕士或以上学历的注册护士,有丰富的临床经验且精通某临床专科特殊领域的知识和技能并有较高的护理水平"。

(2) 其他学者职业发展理论

1) 有学者根据美国职业管理学家萨柏(Super)的职业发展阶段理论,将护士执业发展分为 4 个阶段:探索期(工龄 0～2 年);确立期(工龄 2～5 年);维持期(工龄 5～15 年);消退期(工龄 15 年以上)。

2) 有学者将生涯发展途径分为 4 个阶段,如表 10-10 所示。

表 10-10 生涯发展途径 4 阶段理论

阶段	理论
学习期	从学校毕业进入护理专业的初期。此期需从事常规性工作,承担较重的工作负荷,逐步培养处理临床问题的能力,因此会承受较多的压力与挫折
独立期	新毕业护士进入了专业独立阶段。此期除了继续加强临床工作技能外,还应积极参加各项专业训练与学习,更新知识,为日后自身专业的发展奠定基础
顾问期	由于工作兴趣与学习能力的不断提高,专业自信增强,不再以本身拥有的知识而满足,将积极参与更多的活动,并为新毕业护士做榜样
领导期	随着专业技术与管理经验的积累和增加,部分护理人员将成为管理人才,在组织内外发挥其影响力

2. 执业发展阶段的适应特征 每个刚踏入护理工作岗位的护理毕业生，都要经历从不适应到适应的过程。但在其执业生涯发展各阶段的适应，会因个人主客观条件和职业适应能力的差异而有所不同，通常会经历兴奋好奇期、矛盾冲突期、调整平衡期及稳定发展期四个阶段。每个阶段的适应特征如表10-11所示。

表10-11 执业发展阶段的适应特征

阶 段	特 征
兴奋好奇期	刚走出校门，充满激动、兴奋；刚踏入护理专业新环境，充满新鲜、好奇；渴望尽快了解护理职业岗位的性质和特点、物质待遇、职业发展前景；希望自己能在职业岗位大显身手，实现理想和抱负；但个别护士会表现复杂的消极心理
矛盾冲突期	随着工作的深入和时间的流逝，学校教育与现实工作的期望值差异；书本知识与临床工作实践的脱节；职业理想与现实社会对护理工作歧视的反差；护士与医生所受到的不平等待遇；护理工作责任重大、超负荷工作量、职业高风险性、工作生活压力大；护理工作的特殊性和复杂的人际关系等矛盾因素出现，终将导致心理冲突的产生
调整平衡期	经过矛盾和冲突，多数护士能面对现实，顶住压力，立足护理职业本位，放弃幻想和过高期望，磨炼自己、调整心态、协调关系、寻找职业发展新突破口，适时调整心态，及时调整执业发展方向；但也有少数人怨天尤人、逃避现实、意志消沉
稳定发展期	通过磨炼、坚持和调整，基本完成从护生角色向护理职业人角色的转换，能重新制定新的职业兴趣、理想和方向，积极主动融入护理职业环境中，得到稳健发展

六、注重培养护生职业生涯规划意识和能力

(1) 学校要开设护理职业生涯规划课程，通过系统、规范的教育，引导学生学习和掌握自身职业生涯规划知识和能力。

(2) 多学科课堂教学中渗透和灌输职业生涯规划理念，培养学生树立职业生涯规划意识。

(3) 多方开展职业生涯规划实践性活动，通过学习、模拟、训练、竞赛等方式培养学生职业生涯规划能力。

(4) 根据学习不同发展时期，及时跟踪、评价和反馈，帮助学生不断矫正不足和错误。

(5) 与社会、临床紧密合作，使学生对专业性质、特点等外在影响因素有个更加客观、全面的了解，培养学生做好面对现实，从容执业的稳定心理。

(6) 聘请成功案例现身说法，鼓舞和激励学生树立成功信心，教育学生根据自身个性特征尽早规划人生。

【小结】

- 职业生涯规划能力
  - 概念
    - 职业生涯
    - 职业生涯规划
    - 护理职业生涯规划
  - 职业生涯规划理论及进展
    - 职业生涯规划理论
    - 职业生涯规划理论进展
  - 护理职业生涯规划的意义
    - 护理教育
    - 护理管理
  - 护理职业生涯规划步骤和内容
    - 护生学习期职业生涯规划
      - 规划主要内容
      - 规划步骤
        - 评估
        - 计划与实施
        - 评价与反馈
    - 护士执业期生涯规划
      - 评估
      - 计划与实施
      - 评价与反馈
  - 护理职业生涯发展方向
    - 执业期的不同发展方向
      - 执业前的执业注册
      - 学历的发展
      - 就业方向
      - 职称——专业技术路径发展
      - 职务——护理管理路径发展
      - 医院岗位就业方向
      - 境外就业
      - 专科护士
    - 执业期的不同发展阶段
      - 职业发展模式和理论研究
      - 执业发展阶段的适应特征
  - 注重培养护生职业生涯规划意识和能力

【思考训练】

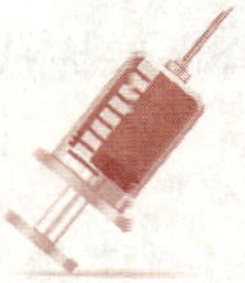

1. 护理职业生涯规划有哪些步骤和内容?
2. 护士执业发展有哪些方向?
3. 护士执业有哪些发展阶段?各阶段有什么特征?
4. 你将如何帮助自己成功把握执业发展方向,并稳步健康发展?

附录1:护士条例

(2008年1月31日公布,自2008年5月12日起施行)

第一章 总 则

第一条 为了维护护士的合法权益,规范护理行为,促进护理事业发展,保障医疗安全和人体健康,制定本条例。

第二条 本条例所称护士,是指经执业注册取得护士执业证书,依照本条例规定从事护理活动,履行保护生命、减轻痛苦、增进健康职责的卫生技术人员。

第三条 护士人格尊严、人身安全不受侵犯。护士依法履行职责,受法律保护。

全社会应当尊重护士。

第四条 国务院有关部门、县级以上地方人民政府及其有关部门,以及乡(镇)人民政府应当采取措施,改善护士的工作条件,保障护士待遇,加强护士队伍建设,促进护理事业健康发展。

国务院有关部门和县级以上地方人民政府应当采取措施,鼓励护士到农村、基层医疗卫生机构工作。

第五条 国务院卫生主管部门负责全国的护士监督管理工作。

县级以上地方人民政府卫生主管部门负责本行政区域的护士监督管理工作。

第六条 国务院有关部门对在护理工作中做出杰出贡献的护士,应当授予全国卫生系统先进工作者荣誉称号或者颁发白求恩奖章,受到表彰、奖励的护士享受省部级劳动模范、先进工作者待遇;对长期从事护理工作的护士应当颁发荣誉证书。具体办法由国务院有关部门制定。

县级以上地方人民政府及其有关部门对本行政区域内做出突出贡献的护士,按照省、自治区、直辖市人民政府的有关规定给予表彰、奖励。

第二章 执业注册

第七条 护士执业,应当经执业注册取得护士执业证书。

申请护士执业注册,应当具备下列条件:

(一)具有完全民事行为能力;

(二)在中等职业学校、高等学校完成国务院教育主管部门和国务院卫生主管部门规定的普通全日制3年以上的护理、助产专业课程学习,包括在教学、综合医院完成8个月以上护理临床实习,并取得相应学历证书;

(三)通过国务院卫生主管部门组织的护士执业资格考试;

(四)符合国务院卫生主管部门规定的健康标准。

护士执业注册申请,应当自通过护士执业资格考试之日起3年内提出;逾期提出申请的,除应当具备前款第(一)项、第(二)项和第(四)项规定条件外,还应当在符合国务院卫生主管部门规定条件的医疗卫生机构接受 3 个月临床护理培训并考核合格。

护士执业资格考试办法由国务院卫生主管部门会同国务院人事部门制定。

第八条　申请护士执业注册的，应当向拟执业地省、自治区、直辖市人民政府卫生主管部门提出申请。收到申请的卫生主管部门应当自收到申请之日起 20 个工作日内做出决定，对具备本条例规定条件的，准予注册，并发给护士执业证书；对不具备本条例规定条件的，不予注册，并书面说明理由。

护士执业注册有效期为 5 年。

第九条　护士在其执业注册有效期内变更执业地点的，应当向拟执业地省、自治区、直辖市人民政府卫生主管部门报告。收到报告的卫生主管部门应当自收到报告之日起 7 个工作日内为其办理变更手续。护士跨省、自治区、直辖市变更执业地点的，收到报告的卫生主管部门还应当向其原执业地省、自治区、直辖市人民政府卫生主管部门通报。

第十条　护士执业注册有效期届满需要继续执业的，应当在护士执业注册有效期届满前 30 日向执业地省、自治区、直辖市人民政府卫生主管部门申请延续注册。收到申请的卫生主管部门对具备本条例规定条件的，准予延续，延续执业注册有效期为 5 年；对不具备本条例规定条件的，不予延续，并书面说明理由。

护士有行政许可法规定的应当予以注销执业注册情形的，原注册部门应当依照行政许可法的规定注销其执业注册。

第十一条　县级以上地方人民政府卫生主管部门应当建立本行政区域的护士执业良好记录和不良记录，并将该记录记入护士执业信息系统。

护士执业良好记录包括护士受到的表彰、奖励以及完成政府指令性任务的情况等内容。护士执业不良记录包括护士因违反本条例以及其他卫生管理法律、法规、规章或者诊疗技术规范的规定受到行政处罚、处分的情况等内容。

第三章　权利和义务

第十二条　护士执业，有按照国家有关规定获取工资报酬、享受福利待遇、参加社会保险的权利。任何单位或者个人不得克扣护士工资，降低或者取消护士福利等待遇。

第十三条　护士执业，有获得与其所从事的护理工作相适应的卫生防护、医疗保健服务的权利。从事直接接触有毒有害物质、有感染传染病危险工作的护士，有依照有关法律、行政法规的规定接受职业健康监护的权利；患职业病的，有依照有关法律、行政法规的规定获得赔偿的权利。

第十四条　护士有按照国家有关规定获得与本人业务能力和学术水平相应的专业技术职务、职称的权利；有参加专业培训、从事学术研究和交流、参加行业协会和专业学术团体的权利。

第十五条　护士有获得疾病诊疗、护理相关信息的权利和其他与履行护理职责相关的权利，可以对医疗卫生机构和卫生主管部门的工作提出意见和建议。

第十六条　护士执业，应当遵守法律、法规、规章和诊疗技术规范的规定。

第十七条　护士在执业活动中，发现患者病情危急，应当立即通知医师；在紧急情况下为抢救垂危患者生命，应当先行实施必要的紧急救护。

护士发现医嘱违反法律、法规、规章或者诊疗技术规范规定的，应当及时向开具医嘱的医师提出；必要时，应当向该医师所在科室的负责人或者医疗卫生机构负责医疗服务管理的人员报告。

第十八条　护士应当尊重、关心、爱护患者，保护患者的隐私。

第十九条　护士有义务参与公共卫生和疾病预防控制工作。发生自然灾害、公共卫生事件等严重威胁公众生命健康的突发事件，护士应当服从县级以上人民政府卫生主管部门或者所在医疗卫生机构的安排，参加医疗救护。

第四章　医疗卫生机构的职责

第二十条　医疗卫生机构配备护士的数量不得低于国务院卫生主管部门规定的护士配备标准。

第二十一条　医疗卫生机构不得允许下列人员在本机构从事诊疗技术规范规定的护理活动：

（一）未取得护士执业证书的人员；

（二）未依照本条例第九条的规定办理执业地点变更手续的护士；

（三）护士执业注册有效期届满未延续执业注册的护士。

在教学、综合医院进行护理临床实习的人员应当在护士指导下开展有关工作。

第二十二条　医疗卫生机构应当为护士提供卫生防护用品，并采取有效的卫生防护措施和医疗保健措施。

第二十三条　医疗卫生机构应当执行国家有关工资、福利待遇等规定，按照国家有关规定为在本机构从事护理工作的护士足额缴纳社会保险费用，保障护士的合法权益。

对在艰苦边远地区工作，或者从事直接接触有毒有害物质、有感染传染病危险工作的护士，所在医疗卫生机构应当按照国家有关规定给予津贴。

第二十四条　医疗卫生机构应当制订、实施本机构护士在职培训计划，并保证护士接受培训。

护士培训应当注重新知识、新技术的应用；根据临床专科护理发展和专科护理岗位的需要，开展对护士的专科护理培训。

第二十五条　医疗卫生机构应当按照国务院卫生主管部门的规定，设置专门机构或者配备专（兼）职人员负责护理管理工作。

第二十六条　医疗卫生机构应当建立护士岗位责任制并进行监督检查。

护士因不履行职责或者违反职业道德受到投诉的，其所在医疗卫生机构应当进行调查。经查证属实的，医疗卫生机构应当对护士做出处理，并将调查处理情况告知投诉人。

第五章　法律责任

第二十七条　卫生主管部门的工作人员未依照本条例规定履行职责，在护士监督管理工作中滥用职权、徇私舞弊，或者有其他失职、渎职行为的，依法给予处分；构成犯罪的，依法追究刑事责任。

第二十八条　医疗卫生机构有下列情形之一的，由县级以上地方人民政府卫生主管部门依据职责分工责令限期改正，给予警告；逾期不改正的，根据国务院卫生主管部门规定的护士配备标准和在医疗卫生机构合法执业的护士数量核减其诊疗科目，或者暂停其 6 个月以上 1 年以下执业活动；国家举办的医疗卫生机构有下列情形之一、情节严重的，还应当对负有责任的主管人员和其他直接责任人员依法给予处分：

（一）违反本条例规定，护士的配备数量低于国务院卫生主管部门规定的护士配备标准的；

（二）允许未取得护士执业证书的人员或者允许未依照本条例规定办理执业地点变更手续、延续执业注册有效期的护士在本机构从事诊疗技术规范规定的护理活动的。

第二十九条　医疗卫生机构有下列情形之一的，依照有关法律、行政法规的规定给予处罚；国家举办的医疗卫生机构有下列情形之一、情节严重的，还应当对负有责任的主管人员和其他直接责任人员依法给予处分：

（一）未执行国家有关工资、福利待遇等规定的；

（二）对在本机构从事护理工作的护士，未按照国家有关规定足额缴纳社会保险费用的；

（三）未为护士提供卫生防护用品，或者未采取有效的卫生防护措施、医疗保健措施的；

（四）对在艰苦边远地区工作，或者从事直接接触有毒有害物质、有感染传染病危险工作的护士，未按照国家有关规定给予津贴的。

第三十条　医疗卫生机构有下列情形之一的，由县级以上地方人民政府卫生主管部门依据职责分工责令限期改正，给予警告：

（一）未制订、实施本机构护士在职培训计划或者未保证护士接受培训的；

（二）未依照本条例规定履行护士管理职责的。

第三十一条　护士在执业活动中有下列情形之一的，由县级以上地方人民政府卫生主管部门依据职责分工责令改正，给予警告；情节严重的，暂停其 6 个月以上 1 年以下执业活动，直至由原发证部门吊销其护士执业证书：

（一）发现患者病情危急未立即通知医师的；

（二）发现医嘱违反法律、法规、规章或者诊疗技术规范的规定，未依照本条例第十七条的规定提出或者报告的；

（三）泄露患者隐私的；

（四）发生自然灾害、公共卫生事件等严重威胁公众生命健康的突发事件，不服从安排参加医疗救护的。

护士在执业活动中造成医疗事故的，依照医疗事故处理的有关规定承担法律责任。

第三十二条　护士被吊销执业证书的，自执业证书被吊销之日起2年内不得申请执业注册。

第三十三条　扰乱医疗秩序，阻碍护士依法开展执业活动，侮辱、威胁、殴打护士，或者有其他侵犯护士合法权益行为的，由公安机关依照治安管理处罚法的规定给予处罚；构成犯罪的，依法追究刑事责任。

第六章　附　　则

第三十四条　本条例施行前按照国家有关规定已经取得护士执业证书或者护理专业技术职称、从事护理活动的人员，经执业地省、自治区、直辖市人民政府卫生主管部门审核合格，换领护士执业证书。

本条例施行前，尚未达到护士配备标准的医疗卫生机构，应当按照国务院卫生主管部门规定的实施步骤，自本条例施行之日起3年内达到护士配备标准。

第三十五条　本条例自2008年5月12日起施行。

附录 2：护理学导论课程模块框架

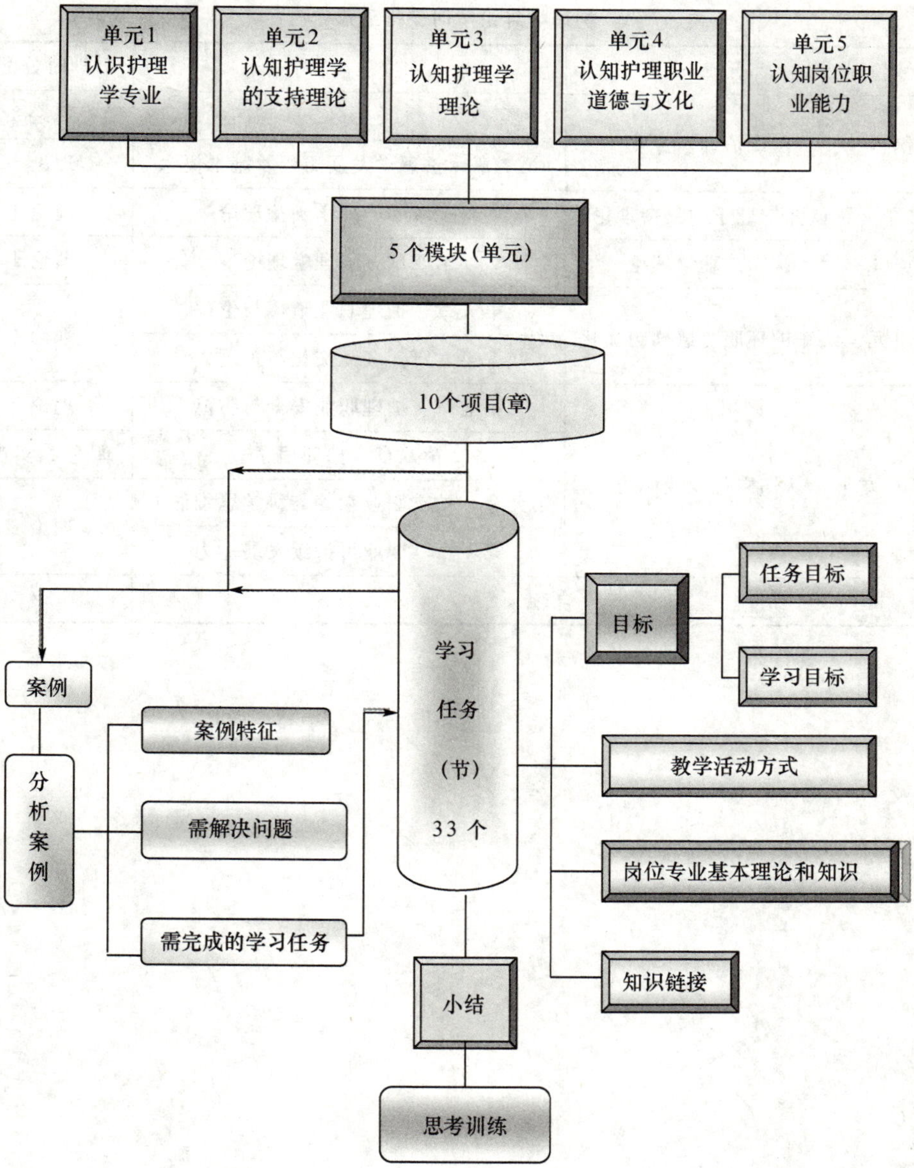

附录3:护理学导论学时安排建议

护理学导论学时安排建议

单　元	章　节	学时分配
第1单元　认识护理学专业	第一章　人类生命与护理的关系	理论2
	第二章　护理学发展历程及基本概念	理论4
第2单元　认知护理学的支持理论	第三章　护理学支持理论	理论4
第3单元　认知护理学理论	第四章　护理学理论	理论4
第4单元　认知护理职业道德与文化	第五章　护理职业道德与伦理	理论4
	第六章　多元文化与护理	
第5单元　认知岗位职业能力	第七章　护理职业安全与防范	理论2
	第八章　护理程序	理论4、实践2
	第九章　护士职业素养与科学思维能力	理论6
	第十章　职业可持续发展能力	
合计		32

参考文献

陈翠香.护理学导论.北京:中国科学技术出版社,2010
陈继红.护理学概论.北京:人民军医出版社,2003
陈明瑶,袁丽蓉.护理导论.北京:科学出版社,2010
陈晓霞.护理学导论.武汉:华中科技大学出版社,2011
冯先琼.护理学导论.北京:人民卫生出版社,2008
符丽燕,朱念琼,康丹.临床护理专家的研究进展[J].护理研究,2005,19(2)下半月版:283-285
高燕.护理礼仪与人际沟通.北京:高等教育出版社,2008
姜安丽.新编护理学基础.北京:人民卫生出版社,2006
姜安丽.护理教育学.2版.北京:人民卫生出版社,2010
晋溶展,黄金.护士职业生涯规划管理的研究进展[J].护理学杂志,2009,42(10):91-93
李丽娟.化学消毒护士职业暴露危险与防范[J].国际护理学杂志,2008,27(3):265
李丽娟.化学因素护理职业暴露危险与防范[J].中国误诊学杂志,2007,7(23):5471
李丽娟.基础护理与技术.北京:人民卫生出版社,2011
李小妹.护理学导论.3版.北京:人民卫生出版社,2013
李晓松.护理学导论.3版.北京:人民卫生出版社,2014
李映兰.现代护士职业安全.长沙:湖南科学技术出版社,2004
刘东玲,蔺敏,陈辉.护生专业生涯规划[J].卫生职业教育,2007,25(5):87-88
刘喜文.护理学导论.北京:人民军医出版社,2007
刘莹.实用护士礼仪学.北京:科学技术文献出版社,2005
钱建国.大学生职业规划与就业指导.北京:人民出版社,2007
乔改红,王建宁.护士职业发展阶段与需要的研究现状[J].中国实用护理杂志,2009,25(12B):78-79
秦敬民.医学伦理学.北京:人民卫生出版社,2009
全国护士执业资格考试用书编写专家委员会.全国护士执业资格考试指导.北京:人民卫生出版社,2011
绳宇,沈宁.护理基础学导论:人与社会.北京:中国协和医科大学出版社,2003
史先辉.护理学导论.北京:人民卫生出版社,2006
唐晓林.大学生职业生涯规划与就业指导.北京:中国言实出版社,2006
王吉善.患者安全是医疗质量的核心[J].中国卫生质量管理,2008,15(1):10-12
王建荣,张黎明.临床护理病案分析.北京:科学出版社,2008
王娟,朱念琼.大学生生涯规划及其对护理教育的意义[J].护理学杂志,2006,1(10)(外科版)
王维利,谢晖.护理学导论.北京:人民卫生出版社,2009
王益锵,护理美学.北京:人民卫生出版社,2005
王渝云.护理学导论.北京:中医古籍出版社,2009
吴蓉,赵国琴.护理学导论.西安:第四军医大学出版社,2010
谢田.护理概论与护理技术.北京:高等教育出版社,2005

熊蕊,秦军,陈荣凤.护理学导论.武汉:华中科技大学出版社,2011
徐小兰.护理学基础.北京:高等教育出版社,2010
徐筱萍.临床护士职业防护.上海:上海科学技术出版社,2010
颜丽青.产科学.北京:高等教育出版社,2005
杨新月.护理学导论.北京:高等教育出版社,2009
杨蕴彤,宋大伟.大学生职业发展与就业指导.长春:吉林大学出版社,2009
殷磊,李小萍.专业生涯规划与专业成长[J].中华护理杂志,2004,39(10)777-779
殷磊.护理学基础.3版.北京:人民卫生出版社,2004
余江萍.护理学导论.合肥:安徽科学技术出版社,2009
张美琴.护理学基础.北京:北京交通大学出版社,2011
张淑卿,周晓峰,介玉娇.护理安全管理是高质量护理的保证[J].中国当代医院管理杂志,2008,6(7):93-94
章晓幸.基础护理.北京:高等教育出版社,2010
赵秋利.社区护理学.2版.北京:人民卫生出版社,2006
郑丽花,吴兰迪,陈沁等.护理人员职业安全防护的研究进展[J].中华护理教育,2009,6(4)168-170
郑修霞.妇产科护理学.4版.北京:人民卫生出版社,2007
周春美.护理学基础.上海:上海科学技术出版社,2010
左月燃.护理安全.北京:人民卫生出版社,2009

高等职业教育护理专业教学资源库平台使用说明

1. 登录www.cchve.com.cn，在专业列表中选择“护理专业”。

2. 自行注册账号，登录后可看到相关课程及资源，还可进入课程中心进行选课。